中西医结合诊疗与康复系列丛书

总主编 李 冀 于 波 吴树亮

血液病诊疗与康复

主编 刘述川 杨东光

科学出版社

北 京

内 容 简 介

本书为"中西医结合诊疗与康复系列丛书"之一,分为总论和各论两部分,总论对造血组织、血液系统疾病及其健康评估与管理进行概述。各论以常见的血液病为主线,介绍其发病机制、诊疗最新研究进展,重点介绍疾病的临床表现、相关检查、诊断、西医治疗、中医辨证论治和康复治疗。西医的发病机制阐述力求跟进最新研究进展,而治疗则确保符合指南的要求,并引入最新批准应用于临床的新疗法。中医部分是在西医病名的框架下进行辨证论治,组方既符合历代中医文献对各病的阐述,又针对各血液病的自身特点。书中方剂多为经典成方或引自专业文献,具有权威性和实用性。康复部分结合各病的最新康复进展,对康复理念和方法进行了专业且实用的指导。

本书适用于血液内科、中西医结合血液内科、康复科的医生、研究生作为临床应用参考,也可供医学爱好者阅读参考。

图书在版编目(CIP)数据

血液病诊疗与康复 / 刘述川,杨东光主编. —北京:科学出版社,2022.6
(中西医结合诊疗与康复系列丛书 / 李冀,于波,吴树亮总主编)
ISBN 978-7-03-072467-0

Ⅰ. ①血… Ⅱ. ①刘… ②杨… Ⅲ. ①血液病－中西医结合－诊疗
②血液病－中西医结合－康复 Ⅳ. ①R552

中国版本图书馆 CIP 数据核字(2022)第 097447 号

责任编辑:刘 亚 / 责任校对:申晓焕
责任印制:苏铁锁 / 封面设计:蓝正设计

科学出版社出版
北京东黄城根北街 16 号
邮政编码:100717
http://www.sciencep.com

北京凌奇印刷有限责任公司印刷
科学出版社发行 各地新华书店经销

*

2022 年 6 月第 一 版 开本:787×1092 1/16
2022 年 6 月第一次印刷 印张:11 1/2
字数:258 000
POD定价: 68.00元
(如有印装质量问题,我社负责调换)

中西医结合诊疗与康复系列丛书

编 委 会

总主编 李 冀 于 波 吴树亮

编 委 （以姓氏笔画为序）

于 波 哈尔滨医科大学

于 梅 黑龙江省中医药科学院

马 兰 哈尔滨医科大学附属第二医院

王贵玉 哈尔滨医科大学附属第二医院

王培军 哈尔滨医科大学附属口腔医学院

冯晓玲 黑龙江中医药大学附属第一医院

乔 虹 哈尔滨医科大学附属第二医院

刘述川 哈尔滨医科大学附属第一医院

刘建宇 哈尔滨医科大学附属第二医院

关景明 哈尔滨医科大学附属第二医院

杜丽坤 黑龙江中医药大学附属第一医院

李 岩 黑龙江中医药大学附属第一医院

李 冀 黑龙江中医药大学

吴树亮 哈尔滨医科大学

赵 惠 黑龙江中医药大学附属第二医院

徐世东 哈尔滨医科大学附属肿瘤医院

徐京育 黑龙江中医药大学附属第一医院

崔清波 哈尔滨医科大学附属第六医院

程为平 黑龙江中医药大学附属第一医院

血液病诊疗与康复

编 委 会

主　编　刘述川　杨东光

副主编　廉　欣　朴红兰　刘志强

编　委　（以姓氏笔画为序）

总　序

中医被誉为"古老的东方智慧"，它蕴含着中国古代人民同疾病作斗争的过程中积累的临床经验和理论知识，是在古代朴素的唯物论和辩证法思想指导下，通过长期医疗实践逐步形成并不断发展的医学理论体系。近年来，随着理论研究的不断深入和技术的不断发展，中医学焕发勃勃生机，尤其是在新冠肺炎疫情以来，中医药抗疫效果显著，中医药的疗效日益得到公众的认可，人们深刻认识到中医药的独特地位。

中西医结合是中国传统医学与现代医学现实并存的必然结果，是科学发展和科学研究走向交叉、综合、系统化、国际化和多元化的必然趋势。旨在互相取长补短、提高临床疗效、发展新的医疗模式、创新医学理论、弘扬中华传统医药文化，以丰富世界医学，贡献全人类。

2021 年 6 月 10 日，国家卫生健康委、国家中医药局、中央军委后勤保障部卫生局联合发布《关于进一步加强综合医院中医药工作推动中西医协同发展的意见》，给中西医结合带来了前所未有的发展契机，这也必将带来对中西医结合人才培养和知识储备的巨大需求。鉴于此，我们集合了中医和西医领域的专家学者，从中西医结合的角度，精心编写了这套"中西医结合诊疗与康复系列丛书"，以飨读者（分册书名见下页）。希望本丛书能为广大医疗工作者解决中西医结合领域的诸多问题提供思路和方法，能对我国中西医结合事业的发展有所裨益。

丛书编委会
2021 年 7 月

中西医结合诊疗与康复系列丛书

目 录

总 论

各 论

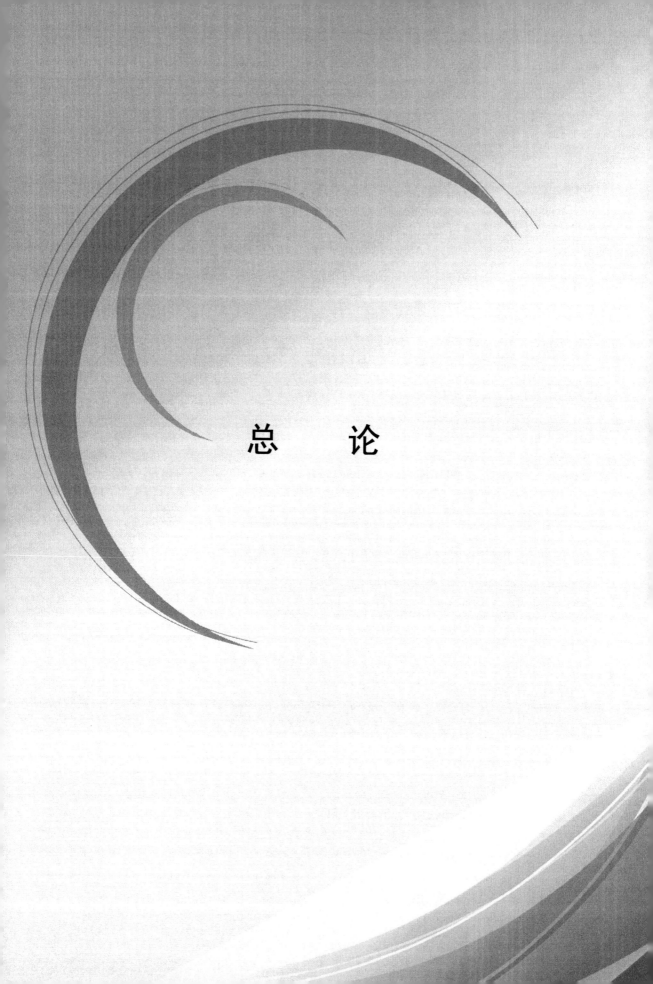

总　　论

第一章

血液系统疾病概述

第一节　造血组织的结构及其生成调节

人类的骨髓、胸腺、淋巴结、肝、脾、胚胎及胎儿的造血组织，在生命的不同时期分别承担着造血任务，称造血组织。胎儿出生后，骨髓腔里的骨髓是造血发生的主要部位。当骨髓腔储备血力量不足，需要动用骨髓以外的器官（如肝、脾）参与造血时，称髓外造血。血液系统疾病的发生，不仅与造血细胞相关，还受位于骨髓中的非造血细胞及其分泌产物提供的细胞和分子影响，并可能有肝、脾等髓外器官的参与。本节就造血组织的结构及其生成、调节机制进行详细阐述。

一、造血细胞与造血发生

造血干细胞（HSC）起源于骨髓，是血液细胞与免疫细胞的共同起源，其在生物体的整个生命周期中都受到细胞自主程序和环境因素的严格控制。在发育过程中，HSC 首先出现于主动脉-性腺-中肾区（AGM），并迁移到胎盘、胎儿肝和脾等不同的造血器官，不断自我更新和扩张，达到稳态。胎儿出生后，大多数 HSC 在骨髓中，并休眠以维持终身造血功能，少量 HSC 在血液或脾等外周组织中可以被发现。

骨髓是 HSC 的主要发生和存在部位。骨髓分为红骨髓和黄骨髓，红骨髓具有活跃的造血功能。胎儿出生之后，红骨髓仅集中在颅骨、脊椎骨、肩骨、骨盆带、肋骨和胸骨，其余部位的红骨髓则逐渐退缩而被富含脂肪细胞的黄骨髓取代。HSC 是终身造血的核心，它有两个基本的特征：一是自我更新的能力，即每个 HSC 都可以分裂成两个 HSC；二是分化为所有成熟血细胞的能力，称为多能。HSC 的活性限制在 HSC 谱系的 $Lin^{-/low}Scal^{+}c\text{-}kit^{+}$(也称为 LSK)部分，由功能异质的多能长期造血干细胞（LT-HSC）和其产生的短期造血干细胞（ST-HSC）组成，LT-HSC 具有长期重建潜能，可进一步分化为多能 ST-HSC，随后分化产生共同淋巴样祖细胞（CLP），能够产生完整的淋巴系细胞（包括自然杀伤细胞、B 淋巴细胞和 T 淋巴细胞），或共同髓样祖细胞（CMP），后者能够向髓系分化，定向为巨核细胞-红细胞祖细胞（MEP）和粒细胞-巨噬细胞祖细胞（GMP），并进一步在骨髓（BM）中形成所有成熟的髓系细胞。

二、骨髓微环境与造血调节

（一）骨髓微环境的组成和功能

骨髓造血龛概念的提出者认为，造血龛为骨髓微环境内的特殊结构，该结构不仅为 HSC 提供居住场所，还提供必要的自分泌、内分泌和旁分泌信号，以及细胞与细胞直接的相互作用，以维持 HSC 自我更新和向所有谱系血细胞的分化。此后，对造血龛的认识逐渐丰富。骨髓微环境不是一个造血龛，而是几个"微龛"的集合，它们由不同的细胞群同时产生，并诱导 HSC 产生归巢、动员、静止、自我更新或谱分化等不同的反应。截至目前，研究证实的造血龛组成具体功能如下。

1. 骨内膜龛

在稳态条件下，HSC 靠近骨内膜表面生长。对小鼠的研究表明，在移植时，HSC 优先迁移到骨内膜区域，与骨内衬细胞密切相关。此外，从该区域分离的 HSC 具有更高的增殖潜力和更好的长期造血重建潜力，而分化的造血祖细胞主要存在于血管周围的中央骨髓区。

2. 成骨细胞

成骨细胞谱系的细胞对 HSC 的作用包括：①促进 HSC 的自我更新和扩增，但可能对 HSC 的扩展能力有限。骨形态发生蛋白（BMP）Ⅰ A 型受体的条件缺失或成骨细胞特异性激活甲状旁腺激素（PTH）导致成骨细胞数量增加，与 HSC 数量增加有关。②成骨细胞数量减少促进髓系扩增，但抑制淋巴细胞和红系扩增。这种转变类似于造血衰老的特征，可能是骨髓中急性髓细胞性白血病（AML）更容易植入和形成的先决条件。③调节 HSC 归巢，紧密黏附在骨膜表面的 HSC 表现出较高的增殖和长期植入潜力。

成骨细胞对 HSC 的作用机制可能为成骨细胞分泌调节 HSC 归巢、动员、静止的细胞因子和生长因子，如 CXC-趋化因子配体 12（CXCL12）、干细胞因子（SCF）、骨桥蛋白（OPN）、粒细胞集落刺激因子（G-CSF）、AnnexinA2（ANXA2）、血管生成素 1（ANG1）或血小板生成素（TPO）。CXCL12［或称基质衍生因子 1（SDF-1）］主要由未成熟的成骨细胞产生，但也由内皮细胞产生，并控制 HSC 的归巢、保留和再增殖。OPN 是一种糖蛋白基质成分，在骨膜内表面 HSC 的增殖和分化、迁移和调节中起着至关重要的作用。G-CSF 是支持骨髓生成所必需的，主要由成骨细胞释放。成骨细胞和内皮细胞均高表达的 ANXA2 调节 HSC 的归巢和植入。成骨细胞表达的 ANG1 与其受体 Tie-2 相互作用，促进 HSC 的静止和黏附。成骨细胞 TPO 的表达参与 LT-HSC 静止的调节。成骨细胞中 PTH 信号通路活化后 Jagged-1 表达增强，随后的 Notch-1 在 HSC 中活化，这一改变在增加成骨细胞数量的同时，促进 HSC 的自我更新和再增殖。

细胞内的典型 Notch 信号对体内 HSC 的维持并不重要，HSC 中 Notch 信号的激活是由骨髓造血龛中的细胞诱导的。事实上，内皮细胞中的典型 Notch 信号缺陷改变了造血稳态，导致骨髓增殖性疾病的发生。根据其与 HSC 的靠近程度，骨内膜龛间充质干细胞（MSC）表现出不同的分子特征：最靠近骨内膜龛的 MSC 表达了三个先前与 HSC 生物学无关的分子［RNase 血管生成素、细胞因子白细胞介素（IL）-18 和黏附分子栓塞素］，这些分子参与 HSC 的静息调节。

3. 骨细胞

骨细胞占成熟骨细胞的90%，骨细胞嵌在骨基质中，并延伸以长投影形状与周围的骨细胞及骨内成骨细胞连接。鉴于其解剖位置，骨细胞对 HSC 池的影响可能不是直接的，而是通过骨内成骨细胞达到的。骨细胞通过对 G-CSF 的分泌和响应参与了 HSC 的控制。骨细胞中 Gs-α 信号的中断导致骨丢失和髓系扩增，部分与骨细胞释放 G-CSF 相关。骨细胞的消融不会影响 HSC 的数量，但会损害 HSC 被 G-CSF 动员的能力。骨细胞特异性激活 PTH 受体 1（PTHR1），尽管扩大了成骨细胞池，但不足以增加 HSC 的数量或增强其功能。此外，骨细胞中 β 连锁蛋白（β-catenin）的激活增强了 Notch 信号通路的成分，但不改变造血或其存活。

4. 血管周围龛

血管周围龛是骨髓进行气体交换、输送营养和清除废物必不可少的结构。HSC 与血管周围和内皮的基质细胞共存于促进其生长和扩张的环境中。休眠（静止）的 HSC 位于小动脉附近，尤其是骨膜表面，而不是血窦附近，这表明在骨髓中静止和增殖的 HSC 各有其单独的血管周围龛。

5. 内皮细胞

内皮细胞排列在血管内层，血管将氧气和营养物质输送到细胞，并形成了血管周围龛。造血干细胞、造血祖细胞，定位于血管内皮表面的内皮结构附近。对骨髓造血龛的体内成像显示，HSC 位于位置上紧密靠近的内皮细胞和骨内成骨细胞之间的区域，这表明这两种细胞类型可能是特定造血龛的重要组成部分。内皮细胞通过细胞间的直接接触及分泌血管分泌因子调控 HSC。尽管内皮细胞中 SCF 的特异性缺失不会导致 HSC 功能的丧失，表明内皮细胞可能不直接支持 HSC。但内皮细胞分泌的 CXCL12、血管内皮生长因子 A（vascular endothelial growth factor A，VEGF-A）、成纤维细胞生长因子 2（fibroblast growth factor 2，FGF2）、ANG1、血小板反应素-1（thrombospondin 1，TSP1）和 Notch 配体，已经被证实具有维持干细胞池和调节 HSC 的自我更新的作用。事实上，无论是小动脉还是血窦细胞都与其附近的 MSC 共同作用，一起支持 HSC。

6. 表达瘦素受体的血管周围细胞

脂肪细胞特异性激素瘦素的受体是 MSC 的一个成熟标志。事实上，成年小鼠骨髓中 94% 的成纤维细胞集落形成单位（CFU-Fs）是瘦素受体阳性（LepR⁺）细胞。无论是 LepR⁺基质细胞还是含 CXCL12 丰富的网状（CAR）细胞都主要在血窦周围重叠排列，对于 HSC 的维持至关重要。维持 HSC 的重要生长因子（包括 CXCL12 和 SCF）也主要由这些细胞分泌。这些基质细胞负责将成人骨髓中的 MSC 转化为脂肪（脂肪细胞）、骨（成骨细胞）和软骨（软骨细胞）。

7. 表达神经上皮干细胞蛋白的间充质干细胞

神经上皮干细胞蛋白（巢蛋白）阳性（Nestin⁺）为 MSC 的另一个标志，MSC 含有所有的骨髓成纤维细胞集落形成单位活性。此外，这些 Nestin⁺细胞与 HSC 共定位于血管周围区域，Nestin⁺耗竭导致 HSC 动员。Nestin⁺产生参与 HSC 维持的可溶性因子，如 CXCL12 和 SCF，于是有研究者猜想 MSC 直接与 HSC 形成造血龛并维持 HSC 的活性。小动脉的低渗透性被认为提供了一个"代谢不活跃"的微环境,有利于 HSC 的静止。

8. CXCL12 丰富的 CAR 细胞

CAR 细胞是高表达 CXCL12 的一类 MSC,CXCL12 在促进 HSC 增殖中发挥重要作用。大多数表达 CXCL12 的细胞为 LepR$^+$,与内皮细胞密切相关,使 LepR$^+$细胞和内皮细胞 CXCL12 表达缺失,可以去除成人骨髓中所有静止和连续移植的 HSC。

9. 交感神经系统(SNS)和胶质细胞

SNS 是 HSC 骨髓造血龛的调节因子。由交感神经产生的儿茶酚胺通过血液循环或以旁分泌方式从神经末梢分泌传递到骨髓生境。SNS 通过直接作用于 HSC 或通过微环境间接影响 HSC 从骨髓向外周血流的迁移。抑制 CXCL12 可促进 HSC 迁移,骨髓中的成骨细胞可以通过 SNS 调节及抑制 CXCL12 的产生,影响 HSC 释放。骨髓中的胶质细胞与 HSC 密切相关,清除胶质细胞导致休眠的 HSC 缺失,最终导致 HSC 数量减少。

(二)炎症因子对造血的调节

1. 炎症因子的来源

维持 HSC 所必需的炎症因子包括 CXCL12、SCF、血管生成素、血小板生成素、FGF 和 IL-6 等。其中许多细胞因子并非完全由单一的龛细胞产生,而是由多种龛细胞共同产生。在这些龛细胞中,最突出的是骨髓血管周围区域的基质细胞群体,包括 CAR 细胞、LepR$^+$细胞、神经胶质抗原 2(NG2)阳性细胞和 Nestin$^+$细胞。这些细胞及表达 CXCL12 的内皮细胞是骨髓中 SCF 的主要来源。

Nestin$^+$细胞为间充质干细胞,该细胞进一步被细分为 Nestin^{high} 细胞和 Nestin^{low} 细胞。成人 HSC 的功能与 Nestin^{high} 细胞密切相关,其静止受 NG2$^+$的小动脉血管周围基质细胞调节,去除 Nestin^{high} 细胞耗竭导致 HSC 进入循环并远离动脉。小动脉 NG2$^+$细胞中 CXCL12 选择性缺失导致 HSC 减少并改变其在骨髓中的定位,而 LepR$^+$细胞中的 SCF 缺失同样导致 HSC 减少。事实上,绝大多数 LepR$^+$群体也表达了高水平的 SCF 和 CXCL12,这表明 CAR、LepR$^+$ 和 Nestin$^+$细胞,这三个血管周围群体之间有相当大的重叠。然而,这三种血管周围细胞分泌不同的炎症因子,以维持不同的血管壁龛中 HSC 的功能。

2. 炎症因子的作用

当机体处于感染、自身免疫和组织损伤等状态时,成熟的免疫细胞不仅具有防御功能,还通过分泌炎症因子刺激免疫的激活。长期以来,骨髓一直被认为是免疫特权器官,免疫反应很少,因此骨髓内的 HSC 被认为不受免疫刺激的影响。然而,最近的研究表明,成人 HSC 实际上不仅能够对炎症信号做出反应,而且能够分泌促炎因子/趋化因子,包括干扰素(IFN)-α、肿瘤坏死因子(TNF)、肿瘤生长因子(TGF)、IL-1、IL-6 和模式识别受体(PRR)。

IFN-α 是一种调节细胞生长和分化的 I 型干扰素,其抗病毒作用已被证明能调节龛细胞和 HSC 功能。IFN-γ 是免疫细胞在病毒或细菌感染时产生的抗病毒细胞因子,在感染期间和正常造血过程中,IFN-γ 通过其稳态表达直接促进 HSC 增殖。TNF-α 在小鼠卵黄囊和胎儿肝中表达丰富,暗示其在胚胎造血中具有潜在作用。TGF-β 被称为血液发育的负调节因子,其激活会损害小鼠胚胎中的内皮细胞向造血干细胞的转变。

IL 是由淋巴细胞、单核细胞、中性粒细胞和巨噬细胞等各种造血干细胞分泌的中枢炎症介质之一，其他非造血干细胞，包括成纤维细胞、内皮细胞和平滑肌细胞，也在组织损伤时分泌 IL，在已发现的 30 多个 IL 中，IL-1、IL-2、IL-3 和 IL-6 具有影响胚胎造血的作用。IL-1 在感染过程的炎症反应中起着核心作用，但也参与调节小鼠胚胎的造血。IL-2 信号参与调节胚胎淋巴细胞生成。血小板衍生生长因子受体β（PDGFRβ）信号的激活增加了斑马鱼 AGM 中 HSC 的数量，而 IL-6 突变体阻断了 HSC 的扩增，证明 IL-6 是通过 AGM 中的 PDGFRβ 信号控制胚胎 HSC 的产生。

Toll 样受体（TLR）属于 PRR 家族，可发现病原体并在天然免疫中发挥重要作用，TLR4-NF-κB 信号轴是 HSC 出现的必要条件。前列腺素 E2（PGE2）是一种炎症相关分子，可调节稳态 HSC 循环和内皮细胞功能。通过前列腺素 E4（PGE4）抑制 PGE2 信号可导致脊椎动物造血干细胞和祖细胞（HSPC）动员增强。在稳态下，前列腺素表达低，但在炎症时被上调，如血清中 G-CSF 水平升高可引起 HSPC 动员。基质金属蛋白酶（matrix metalloproteinase，MMP）是调节细胞外基质（extracellular matrix，ECM）重塑的炎症介质。

TPO 及其受体髓系增殖性白血病（MPL）最初被确定为刺激巨核细胞生成和血小板产生的细胞因子信号。然而，TPO-MPL 信号也被广泛地描述为直接调节造血干细胞和祖细胞的少数细胞因子之一。通过 TPO 信号刺激 HSC 自我更新的能力，促进开发和利用 TPO 模拟药物来治疗 HSC 功能受限的造血疾病。

最近，炎症因子开始被认为是 HSC 产生和发展的中介。感染能够激活 HSPC，并通过炎症细胞因子（如 IFN、IL 和 TNF）和病原体相关分子模式（如感知免疫细胞产生的 TLR 配体）诱导其迁移、增殖和分化。胎儿 HSC 也能够对炎症信号做出反应，即使在没有任何感染的情况下也是如此。在发育过程中，一些促炎细胞因子，如 AGM 通过 IL-1 和 IFN-γ 信号，参与 HSC 的出现和迁移。PDGFβ 信号也是胎盘生态位的关键组成部分，调节 AGM 中 HSC 的产生。值得注意的是，炎症信号并不总是积极影响 HSC 的发展，因为 TGF-β 已被证明会损害 HSC 的产生。

总之，了解 HSC 在发育过程中的动态，特别是炎症驱动的 HSC 的迁移，有助于为 HSC 动员和在移植等临床环境中归巢，以及在血液系统恶性肿瘤中致敏和根除白血病前克隆，开发新的治疗方法。

三、淋巴组织的组成和结构

淋巴组织分为初级淋巴组织和次级淋巴组织。初级淋巴组织包括骨髓和胸腺，是淋巴细胞从祖细胞发育成为具有功能的和成熟的淋巴细胞的场所。骨髓是各类血细胞的发源地，也是 B 细胞发育成熟的场所。从骨髓来的祖细胞在胸腺分化成成熟胸腺衍生（T）细胞。次级淋巴组织包括淋巴结（lymph node，LN）、脾和外周淋巴组织，是 T、B 细胞进一步成熟、定居的场所，也是机体免疫细胞监测的场所。次级淋巴组织提供了维持免疫稳态和促进快速有效免疫反应的基础设施。骨髓已在上文论述，本部分具体讲述初级淋巴组织胸腺和次级淋巴组织。

（一）初级淋巴组织——胸腺

胸腺主要由胸腺细胞（即处于不同分化阶段的 T 细胞）和胸腺基质细胞［包括胸腺上皮

细胞、巨噬细胞和树突状细胞（DC）]组成，是 T 细胞产生和成熟的主要淋巴器官。

胸腺分左右两叶，每一叶被纤维性隔膜分成很多小叶，各小叶均分为皮质和髓质两部分，皮质又分为深皮质区和浅皮质区，含有一些致密的胸腺细胞群（主要是不成熟的 T 细胞），少量的胸腺上皮细胞、巨噬细胞和 DC。浅皮质区内含有包绕胸腺细胞并通过激素和细胞因子促进其发育的胸腺上皮细胞，称为胸腺抚育细胞。髓质内常见胸腺小体，该小体由松散排列的成熟胸腺细胞和鳞状上皮细胞组成，呈同心圆状紧密排列。这些小体具有调节 T 细胞发育的作用。胸腺上皮细胞（TEC）是胸腺间质中最丰富的细胞群，根据它们在胸腺皮质或髓质内的定位，进一步分离为皮质 TEC 和髓质 TEC（cTEC 和 mTEC）。cTEC 可辅助进行 T 细胞阳性选择，而 mTEC 则可诱导高自反应 T 细胞的阴性选择，高自反应 T 细胞是建立中心自耐受所必需的细胞。cTEC 的免疫表型为 $EpCAM^+Ly^-51^+CD45^-$ 并表达角蛋白 8（KRT8），而 mTEC 的特征是对荆豆凝集素 1（UEA-1）的反应性，表型为 $EpCAM^+UEA-1^+CD45^-$，角蛋白 5（KRT5）阳性。

胸腺是 T 细胞发育的场所。前胸腺细胞来源于骨髓并转移至胸腺，在胸腺成熟为 T 细胞。T 细胞的成熟伴随着胸腺细胞相继获得各种 T 细胞的标记，包括 CD2、CD3、CD4、CD8、CD5和 T 细胞受体（TCR）。末端脱氧核苷酸转移酶（TdT）存在于前胸腺细胞和未成熟胸腺细胞中，而成熟 T 细胞中却没有。TdT 可促进未成熟胸腺细胞 TCR 基因重排。细胞前体存在于胸腺内独特的微环境中。骨髓来源的 $CD34^+$ 前 T 细胞通过小血管进入皮质，是 CD4 和 CD8 抗原双阴性的。随着胸腺细胞在皮质内增殖与分化，胸腺细胞获得 CD4 和 CD8 抗原。随着胸腺细胞向髓质迁移，它们随后又获得 CD3 抗原和 T 细胞抗原受体。在皮质，胸腺细胞被诱导表达趋化因子受体 CCR7，可引导这些胸腺细胞迁移至胸腺髓质中产生 CCL19 和 CCL21 的细胞后进一步成熟。成熟中的 T 细胞在胸腺内进行阴性和阳性选择，双阳性（$CD4^+$和$CD8^+$）胸腺细胞最初的阳性选择步骤是专门由胸腺皮质上皮细胞介导的，发育中 T 细胞识别主要组织相容性复合物（MHC）分子。有 TCR 的胸腺细胞能与胸腺皮质上皮细胞表达的 MHC 分子相互作用，并进行增殖，而 TCR 缺陷的胸腺细胞发生凋亡。当这些阳性选择的细胞向髓质迁移时，通过与胸腺髓质上皮细胞相互作用进行阴性选择，确保对自身 MHC 分子反应过强的所有 T 细胞都被清除。表达自身免疫调节基因（AIRE）是这些胸腺髓质上皮细胞所特有，AIRE 编码一个转录调节因子，可促进一大批编码蛋白的基因转录物的异位表达，在通常情况下，这些基因只在外周已分化器官表达。这使胸腺髓质上皮细胞表达很多不同的自身抗原，这些抗原被呈递给发育中的胸腺细胞。那些含有 TCR 的胸腺细胞中与髓质上皮 MHC 分子发生太过强烈反应的将发生凋亡。大多数发育中的胸腺细胞被破坏。这样，只有那些对自身 MHC 分子有适当亲和力、对自身抗原没有反应的 T 细胞能进入胸腺髓质，经历终末成熟阶段，最后通过输出淋巴管离开胸腺，成为有功能的 $CD4^+$ 或 $CD8^+$ 单阳性初始 T 细胞。

（二）次级淋巴组织

1. 脾

脾作为最大的次级淋巴器官，是先天和适应性免疫调节的关键部位；它含有身体三分之一的免疫细胞，包括巨噬细胞、DC 及 T 和 B 细胞的各种亚群。成人脾较重要的功能之一是从衰老的红细胞中回收铁，去除血液携带的抗原，储存单核细胞、血小板和红细胞。脾实质由白髓及红髓两部分组成，白髓及红髓被边缘区（MZ）隔开。"淋巴样"白髓包括动脉周围淋巴鞘（PALS）和淋巴滤泡（主要由 T 细胞和 B 细胞组成）。而"血样"红髓形成富含单核细胞的脾索，位于充满血液的血窦之间，使该区域具有特征性的红色外观。感染异物、老化的血细胞和微粒物质通过脾索和血窦窦腔时，可被其中的巨噬细胞吞噬。MZ 含有大量独特的常驻免疫细胞，包括 MZ 巨噬细胞、边缘嗜金属巨噬细胞和 MZ B 细胞，能有效清除抗原。

白髓的特殊基质细胞，如滤泡树突状细胞（FDC）和 podoplanin/gp38$^+$成纤维细胞网状细胞（FRC），可分泌各种趋化因子，对其正常功能至关重要。例如，FDC 产生 CXCL13，可吸引 CXCR5$^+$MZ B 细胞，该细胞携带从动脉血中清除的抗原。MZ B 细胞将这些抗原传递给常驻的 FDC，并由 FDC 将这些抗原呈递给淋巴细胞。此外，FRC 网络形成一个富含细胞外基质和趋化因子［例如，C-C 基序趋化因子配体（CCL）19 和 CCL21］的管道，辅助完成 CCR7T 细胞和活化的 DC 之间的汇合。虽然肿瘤引流淋巴结被认为是抗原呈现给 T 细胞的特权部位，但脾作为主要的抗原过滤器，可能激活 T 细胞，从而消除肿瘤，甚至可能建立细胞休眠。

2. 淋巴结

淋巴结是次级淋巴组织。人类拥有数百个淋巴结，这些淋巴结被战略性地放置在全身各处，身体浅表部位的淋巴结常位于凹陷隐蔽处（如颈部、腋窝、腹股沟等）；内脏的淋巴结多成群分布于器官门附近，沿血管干排列，组织或器官的淋巴液均引流至局部淋巴结。全身淋巴液都可以快速进入其邻近的淋巴结，淋巴结形成抗原过滤网络的一部分，对淋巴液内含有的抗原进行有效的免疫。

淋巴结的分区，由靠近胶原性包膜的下方起向内依次为浅皮质区、深皮质区和髓质区。浅皮质区内含大量 B 细胞聚集形成的初级淋巴滤泡，受抗原刺激后，淋巴滤泡内出现生发中心，内含大量增殖分化的 B 淋巴母细胞，后者可向内转移至淋巴结中心部髓质的髓索，分化为浆细胞并产生抗体。深皮质区是血液中的淋巴细胞进入淋巴结实质的通道，其内定居大量 T 细胞、DC 和 NK 细胞。髓质分髓索和髓窦两部分。髓索内含 B 细胞、浆细胞、T 细胞及巨噬细胞，而髓窦内富含巨噬细胞。

淋巴结是 T、B 细胞定居和免疫应答的场所，也是淋巴液有效的过滤器。当淋巴液由输入淋巴管到达局部淋巴结时，颗粒性抗原被吞噬细胞清除，同时，不同类型的淋巴细胞、巨噬细胞和 DC 彼此相互作用，对淋巴液中携带的抗原产生免疫应答。淋巴液中的异常细胞如肿瘤细胞，也可被滞留在淋巴结内，通过抗原呈递细胞的 MHC 分子将抗原加工成肽的形式呈递给 T 细胞。TCR 的特异性、MHC 分子的结构和抗原呈递细胞（包括树突状网状细胞、巨噬细胞和 B 细胞）的性质，决定了被激活的 T 细胞类型，T 细胞的充分活化还需要共刺激信号的辅助。识别特异性抗原的 T 细胞可通过释放可溶性因子（如 IL），激活 T 细胞、B 细胞和（或）单核细胞。激活的 T 细胞也表达表面分子，如 CD40 配体（CD154），这些表面分子也能激活 B 细胞、DC 或巨噬细胞。T 细胞依赖性免疫应答包括在接触抗原后几天内形成早期生发中心。此时淋巴滤泡中混有 B 细胞及激活的 CD4$^+$T 细胞。T-B 协同作用涉及辅助性 B 细胞抗原 CD40 和活化 T 细胞上表达的 CD154 抗原。活化 B 细胞转化呈现出中心母细胞形态，并且成为早期生发中心数量最多的细胞。随后，B 母细胞生成较小的 B 细胞，即中心细胞。B 细胞在生发中心内经历亲和性成熟。在这一过程中，编码 B 细胞表面免疫球蛋白的基因发生高频突变，称为体细胞超突变。表达的免疫球蛋白对抗原亲和力低或无抗原亲和力的 B 细胞发生凋亡。

由此产生的细胞碎片能被染色，主要见于巨噬细胞中，这种巨噬细胞被特称为有着色小体巨噬细胞。另外，表达的表面免疫球蛋白对抗原有高度亲和力的 B 细胞被选择进行增生和分化为记忆 B 细胞或浆细胞。除了促进 B 细胞的激活之外，CD4$^+$T 细胞和 CD8$^+$T 细胞还可产生循环记忆 T 细胞。特异性抗体释放之后，可形成抗原-抗体复合物，并被扣留在生发中心的滤泡 DC 表面。这些抗原-抗体复合物形成一层由小珠状免疫复合物覆盖的小体，称为免疫复合物包裹体。免疫复合物包裹体可被 B 细胞和 DC 呈递给 CD4$^+$T 细胞。当抗原再次进入宿主时，其似乎也有助于高水平抗体的回忆性反应。T 细胞和 B 细胞的记忆功能依赖于抗原的持续存在。NK 细胞是天然免疫系统的效应细胞，能够通过激活和抑制受体传递的信号的微妙平衡来识别和杀死应激、转化或病毒感染的细胞，并分泌各种效应分子。根据 CD56 的细胞表面密度和 CD16（FcγRIIIa）的表达情况，可将 NK 细胞分为两个主要亚群。CD56 弱阳性 CD16 强阳性 NK（CD56^{dim}CD16^{bright}NK）细胞亚群表达 KIR 和（或）CD94/NKG2A 分子，主要在外周血表达，而 CD56 强阳性 CD16 阴性/弱阳性 NK（CD56^{bright}CD16$^{neg/dim}$NK）细胞表达 CD94/NKG2A，淋巴结深皮质区的 NK 细胞为这类细胞，CD56^{bright}CD16$^{neg/dim}$NK 细胞产生细胞因子，包括 IFN-γ、TNF-α 和粒细胞-巨噬细胞集落刺激因子（GM-CSF），并在促炎因子刺激下增殖。越来越多的证据表明，CD56 强阳性 NK（CD56^{bright}NK）细胞是 CD56 弱阳性 NK（CD56^{dim}NK）细胞的直接前体细胞，在分化为后者之后从淋巴结输出。

3. 外周淋巴组织

外周淋巴组织包括黏膜相关淋巴组织（MALT）、咽部淋巴组织的咽淋巴环（Waldeyer 环，又称韦氏环）、回肠的派尔集合淋巴结（又称 Peyer 斑）和扁桃体。MALT 是弥散分布的淋巴细胞簇群，保护呼吸道和胃肠道上皮。与呼吸道上皮相关的淋巴细胞簇群有时被称为支气管相关淋巴组织。与肠道上皮相关的淋巴细胞簇群有时被称为肠道相关淋巴组织（GALT）。GALT 中的淋巴细胞主要位于上皮细胞层内，或在固有层散在或聚集成群。后者包括扁桃体、增殖腺、阑尾和见于回肠中的特殊化了的淋巴结构，称为 Peyer 斑。大多数上皮内的淋巴细胞为 CD8$^+$T 细胞，其中 10%表达 y/8 形式的 TCR。另外，肠道固有层含有一群混合的细胞，包括活化的 CD4$^+$T 细胞及最近描述的异质性的固有淋巴细胞（ILC）。ILC 是目前已知黏膜免疫中的关键成员，释放免疫调节因子，并产生 IL-22 支持上皮的动态平衡。与淋巴结和脾淋巴细胞滤泡类似，固有层的黏膜滤泡含有的绝大多数为 B 细胞，它们有时组成生发中心。具有滤泡和生发中心结构的单个淋巴小结见于呼吸道、消化道（特别是在回肠）、泌尿道、阴道的黏膜和黏膜下层。肠道内特殊化上皮细胞表面覆盖的微褶皱通过胞饮作用转运抗原物质，可能随后激活免疫反应。慢性炎症时，淋巴小结可形成一种局限的淋巴细胞中心，具有显著的淋巴滤泡活性。咽部淋巴组织的 Waldeyer 环和回肠的 Peyer 斑含有明显聚集的小结节样淋巴组织。这些辅助性淋巴组织没有包膜，输入或者输出淋巴管。MALT 富含浆细胞和嗜酸性粒细胞。浆细胞是分泌性免疫球蛋白的来源，这些分泌性免疫球蛋白被转运到气管及胃肠道管腔内。支气管和肠道黏膜中的浆细胞绝大多数都含 IgA。IgA 从浆细胞中释放，然后与黏膜上皮内合成的分泌片段结合形成分泌型 IgA。分泌型 IgA 穿过黏膜上皮的微绒毛被分泌到管腔，可在此阻止病原体在黏膜生存。沿黏膜覆盖管道分布的淋巴小结是 IgA 生成细胞的前体细胞，这些小结形成了一道屏障，以抵抗很多微生物和抗原的侵袭。Peyer 斑是最重要的和高度组织化的肠道相关淋巴组织。它们见于回肠的固有层（靠近回结肠交界处），由多达 50 个或众多被单层柱状上皮覆盖的淋巴小结组成。Peyer 斑在年轻人发育良好，但随年龄增长而退化。来自肠道上皮的抗原被称为 M 细胞的特殊化的上皮细胞所收集，可产生针对肠道病原体的特异性免疫反应。Peyer 斑是 B 细胞对这些抗原发生反应，分化为肠道中所见的浆细胞的场所。扁桃体是咽部淋巴组织 Waldeyer 环的主要组成成分。它们被各种很深的分支状凹陷的上皮表层所覆盖，这些凹陷也称为隐窝。融合的淋巴小结就位于隐窝旁边，生发中心也明显可见。一层致密结缔组织形成的假包膜包围着扁桃体，其中的隔膜形成小叶。与 Waldeyer 环的其他淋巴组织一起，扁桃体提供了阻止病原体进入口咽部的第一道屏障。

参 考 文 献

宁楠楠，周光飚. 2018. 威廉姆斯血液学. 第 9 版. 北京：人民卫生出版社：47-77.

周晋. 2018. 内科学. 第 9 版. 北京：人民卫生出版社：532-535.

Marta Galán-Díez，Álvaro Cuesta-Domínguez，Stavroula Kousteni. 2018. The Bone Marrow Microenvironment in Health and Myeloid Malignancy. Cold Spring Harb Perspect Med，8（7）：a031328.

Silvia P，Lorenzo M，Alessandro M. 2016. Human NK Cell Subsets Redistribution in Pathological Conditions：A Role for CCR7 Receptor. Front Immunol，7：414.

（刘述川）

第二节　血液系统疾病的分类

血液系统疾病指原发（如白血病）或主要累及血液和造血器官（如缺铁性贫血）的疾病。血液系统疾病分类如下。

（1）红细胞疾病：缺铁性贫血（iron deficiency anemia，IDA）、巨幼细胞贫血（megaloblastic anemia，MA）、与骨髓浸润相关的贫血（anemia associated with bone marrow infiltration）、获得性和遗传性再生障碍性贫血（acquired and hereditary aplastic anemia）、纯红细胞再生障碍性贫血（pure red cell aplasia，PRCA）、慢性病的贫血（chronic anemia）、先天性红细胞生成异常性贫血（congenital abnormal dyserythropoietic anemia，CDA）、阵发性睡眠性血红蛋白尿症（paroxysmal nocturnal hemoglobinuria，PNH）、红细胞膜疾病［包括遗传性椭圆形红细胞增多症（hereditary elliptic polycythemia）、异形红细胞增多症（heterocytosis）、东南亚卵圆形红细胞增多症（southeast asian obocytosis）、棘状红细胞增多症（chorea-aeanthocytosi，CHAC）、严重肝病的棘状红细胞增多症（acanthocytosis in severe liver disease）、神经棘红细胞增多症（neuroacanthocytosis，NA）、遗传性口形红细胞增多症（hereditary mouth polycythemia）、遗传性干瘪红细胞增多症（hereditary dry red cell syndrome）、获得性口形红细胞增多症（acquired polycythemia stomata）］、红细胞酶相关疾病［主要包括葡萄糖-6-磷酸脱氢酶缺乏症（glucose-6-phosphate dehydrogenase deficiency）、丙酮酸激酶缺乏症（pyruvase kinase deficiency）］、珠蛋白生成障碍性贫血（globin-producing aplastic anemia）、镰状细胞贫血及相关疾病（sickle cell anemia and related diseases）、高铁血红蛋白血症和其他异常血红蛋白血症（methemoglobin and other abnormal haemoglobinemia）、红细胞破碎性溶血性贫血（red blood cell broken hemolytic anemia)。

（2）中性粒细胞、嗜酸性粒细胞、嗜碱性粒细胞和肥大细胞疾病：嗜酸性粒细胞增多症、高嗜酸性粒细胞增多症、嗜碱性粒细胞减少症、嗜碱性粒细胞增多症、肥大细胞增多症、中性粒细胞异常、中性粒细胞减少与中性粒细胞增多症、中性粒细胞功能异常。

（3）单核细胞和巨噬细胞疾病：单核细胞减少症（monopeni）、单核细胞增多症（mononucleosis）、组织细胞增多症（histiocytosis）[包括朗格汉斯细胞组织增生症（Langerhans cell histiocytosis）、恶性组织细胞或树突状细胞肉瘤（malignant histiocytic or dendritic cell sarcoma）、幼年性黄色肉芽肿、埃德海姆-切斯特病（Erdheim-Chester 病）、噬血细胞性淋巴组织细胞增生症、罗萨伊-多尔夫曼病（Rosai-Dorfman 病）]、戈谢病（Gaucher 病）和相关的脂质贮积病（gaucher disease and associated lipid storage disorders）。

（4）淋巴细胞和浆细胞疾病：淋巴细胞增多症（lymphocythemia）[包括原发性淋巴细胞增多症如各种类型的淋巴细胞白血病和反应性淋巴细胞增多症（lymphocytic leukemia and reactive lymphocytosis），如单核细胞增多症（mononucleosis）]和淋巴细胞减少症（lymphopenia）（根据病因分为遗传性获得性和特发性淋巴细胞减少症）、免疫缺陷性疾病（immunodeficiency disease）、单核细胞增多综合征（mononucleosis syndrome）。

（5）恶性髓细胞疾病：真性红细胞增多症（polycythemia vera，PV）、原发性血小板增多症（essential thrombocythemia，ET）、原发性骨髓纤维化（primary myelofibrosis，PMF）、骨髓增生异常综合征（myelodysplastic syndrome，MDS）、急性髓细胞白血病（acute myelocytic leukemia，AML）、慢性髓细胞白血病（chronic myeloid leukemia，CML）。

（6）恶性淋巴组织疾病：急性淋巴细胞白血病（acute lymphoblastic leukemia，ALL）、慢性淋巴细胞白血病（chronic lymphocytic leukemia，CLL）、毛细胞白血病（hairy cell leukemia，HCL）、大颗粒淋巴细胞白血病（large granular lymphocytic leukemia，LGLL）、淋巴瘤[霍奇金淋巴瘤（Hodgkin lymphoma，HL）、弥漫大 B 细胞淋巴瘤（diffuse large B cell lymphoma，DLBCL）、滤泡性淋巴瘤（follicular lymphoma，FL）、套细胞淋巴瘤（mantle cell lymphoma，MCL）、边缘区 B 细胞淋巴瘤（marginal zone B cell lymphoma，MZL）、伯基特淋巴瘤（Burkitt lymphoma，BL）、皮肤 T 细胞淋巴瘤（cutaneous T-cell lymphoma，CTCL）、蕈样霉菌病和塞扎里综合征（Sezary 综合征）]。

（7）浆细胞肿瘤：原发性单克隆丙种球蛋白病（primary monoclonal gamma globulin disease）、骨髓瘤（myeloma）、免疫球蛋白轻链型淀粉样变性（immunoglobulin light chain amyloidosis）、巨球蛋白血症（macroglobulinemia，WM）、重链病（heavy chain disease）。

（8）凝血障碍与血栓：血小板减少症（thrombocytopenia），肝素诱导的血小板减少症（heparin-induced thrombocytopenia），反应性血小板增多症（reactive thrombocytopenia），遗传性血小板聚集性疾病（hereditary disease of platelet mass），血管性紫癜（vascular purpura），血友病 A 和血友病 B（hemophilia A 和 hemophilia B），遗传性凝血因子 Ⅱ、Ⅴ、Ⅴ+Ⅷ、Ⅶ、Ⅹ、Ⅺ和Ⅷ缺乏症（hereditary clotting factor Ⅱ，Ⅴ，Ⅴ+Ⅷ，Ⅶ，Ⅹ，Ⅺ and Ⅻ deficiency），遗传性纤维蛋白原异常（hereditary fibrinogen abnormality）、von Willebrand 病（VWD）、抗体介导的凝血因子缺乏（antibody-mediated coagulation factor deficiency），肝病和肝移植相关的止血功能紊乱（hemostatic dysfunction associated with liver disease and liver transplantation），弥散性血管内凝血（disseminated intravascular coagulation，DIC），遗传性易栓症（inherited thrombophilia），抗磷脂综合征（antiphospholipid syndrome，APS），血栓性微血管病（thrombotic microangiopathy），静脉血栓形成（venous thrombosis，VTE）。

参 考 文 献

陈竺，陈赛娟. 2018. 威廉姆斯血液学. 第9版. 北京：人民卫生出版社：425-2088.

（刘东哲）

第三节　血液系统疾病的诊断

血液系统疾病的诊断，从系统地询问全面病史开始，进行体检，并结合患者的实验室检查结果，以明确疾病性质。

一、血液病常见症状

血液病患者常出现体重减轻、发热、疲劳不适、虚弱和无力等一般症状和体征，而某些特异症状和体征对疾病更具有诊断意义。头痛可由贫血或者红细胞增多症引起，也可能是白血病或淋巴瘤侵入或压迫大脑，或机会性感染中枢神经系统而导致，血小板减少或者其他出血性疾病导致颅内出血或蛛网膜下腔出血则可引起突然的剧烈头痛。外周神经病变引起的感觉异常可见于恶性贫血，也可继发于血液恶性肿瘤或淀粉样变性和长春新碱治疗。意识模糊可见于白血病颅内浸润或感染，还见于重度贫血、高钙血症、血栓性血小板减少性紫癜，或高剂量糖皮质激素治疗。意识模糊或明显智力衰退可能是恶性贫血的表现。意识障碍可能由颅内压增高所引起，见于中枢神经系统出血、白血病或淋巴瘤。结膜多血质是红细胞增多症的特点，结膜苍白则见于贫血，严重贫血和血小板减少症导致的继发性视网膜出血，有时可引起失明。巨球蛋白血症或者白血病性白细胞极度增高，导致血液严重黏滞性过高，可引起视物模糊。眩晕、耳鸣和耳"轰鸣"可见于严重贫血、红细胞增多症、高白细胞性白血病或巨球蛋白血症诱发的血液黏滞性过高等。鼻出血可发生于血小板减少、获得性或者遗传性血小板功能障碍及血管性血友病。恶性贫血常出现嗅觉缺失症或幻嗅，并见舌痛或麻刺感，缺铁性贫血或维生素缺乏也可伴有舌痛或麻刺感，巨舌见于淀粉样变性，白血病细胞浸润牙龈主要见于急性单核细胞白血病，吞咽困难可见于慢性缺铁性贫血引起的严重口腔黏膜萎缩。颈部无痛性淋巴结肿大为淋巴瘤的特征，肿大的淋巴结可因继发感染或迅速增大而产生疼痛或触痛。胸痛可由淋巴瘤、多发性骨髓瘤累及肋骨或胸骨、神经根浸润引起，白血病可出现相当严重的胸骨触痛。贫血对循环系统的影响取决于贫血程度和发生的速度，贫血或肺栓塞患者通常在用力后，或偶尔在安静时可同时发生气急和心悸。脾极度肿大可引起腹胀、少食、饱腹感、反酸、呃逆或不适；腹泻可见于恶性贫血，小肠淋巴瘤也可引起肠吸收不良；血小板减少或其他出血性疾病相关的胃肠出血常常表现为呕血、便血或黑便；高钙血症患者或接受长春花生物碱治疗的患者可发生便秘。高白细胞性白血病、原发性血小板增多症或镰状细胞贫血可引起阴茎异常勃起。某些泌尿生殖系统症状是血液系统疾病的病因，月经过多是缺铁的常见原因，而出血性疾病患者亦可发生月经过多。背痛是骨髓瘤的最常见症状之一。脾梗死可引起左肩疼痛，慢性溶血性贫血如遗传性球形红细胞增多症相关的胆囊疾病可引起右肩疼痛，血液恶性肿瘤累及骨骼可引起骨痛。皮肤表现对血液系统疾病有非常重要的意义，包括皮肤纹理或颜色的改变，瘙痒及特异或非特异皮肤病变。缺铁性贫血患者的皮肤可变得干燥，头发干而细，指甲脆。苍白是贫血患者常见的伴随症状，但有些严重贫血患者可不表现苍白。血色病患者可有青铜色或灰色皮肤色素沉着。有冷球蛋白或冷凝集素的患者，在暴露于冷空气后耳或指端可发绀。霍奇金淋巴瘤可出现皮肤瘙痒。红细胞增多症患者诉浴后皮肤瘙痒。瘀点和瘀斑最常见于血小板减少性紫癜、非血小板减少性紫癜、获得性或遗传性血小板功能障碍及血管性血友病。

二、药物和化学品接触、预防接种、营养和家族史

需询问患者所有服用的药品；如果怀疑患者接触了有毒物质，应仔细评估患者的日常活动及环境；注意疫苗接种可继发免疫性血小板减少；母乳喂养的小孩如果不补充铁则可出现缺铁性贫血，素食主义者或进食生鱼可为巨幼细胞贫血发病提供线索；家族史对研究血液病患者非常重要，注意某些血液病为常染色体隐性遗传病。

三、体格检查

对每一位患者应做详细的体检，对各系统都要认真检查，以获得对患者一般健康状况的全面了解。人体的某些部位与血液病尤其相关，因此应予以特别重视。这些部位包括皮肤、眼、舌、淋巴结、骨骼、肝、脾及神经系统。

四、实验室检查

（一）血细胞的定量定性检查

自动血细胞分析技术是现代血液学实验室的基石，可进行快速、性价比高和准确的血细胞分析，包括具有诊断价值的新指标，如血细胞计数、血红蛋白测定、网织红细胞计数等。因为血细胞的形态和功能的复杂性，血细胞形态学需要由有经验的医师直接做涂片染色，在显微镜下观察。

（二）骨髓检查

骨髓显微镜检查是血液学诊断的主要方式，包括骨髓穿刺液涂片和骨髓活检，此检查的风险小，快捷方便。白细胞减少或血小板减少，非溶血性贫血，在血液中出现有核红细胞、白细胞前体细胞、不能用合并感染解释的异常淋巴细胞及原始细胞等异常细胞时，均需通过骨髓检查确立诊断。

骨髓检查可以明确细胞增生状况、前体细胞的形态及非造血细胞浸润；还可以进行免疫表型测定、细胞遗传学检测、分子和基因组学研究、微生物的培养；此外，通过骨髓穿刺还可以储存骨髓细胞以便于以后的研究。

（三）出血性疾病检查

基本的检查包括出血时间、凝血时间、凝血酶原时间、白陶土部分凝血活酶时间、纤维蛋白原定量。此外，尚可通过血块回缩试验、血小板聚集和黏附试验以检测血小板功能，亦可通过凝血因子检测以评估体内凝血因子活性。

（四）溶血性疾病检查

通过游离血红蛋白测定、血浆结合珠蛋白测定、Rous 试验、尿潜血试验；酸溶血试验、蔗糖溶血试验；渗透脆性试验；高铁血红蛋白还原试验；抗人球蛋白试验等确定溶血原因。

（五）生化及免疫学检查

铁代谢检查有助于确诊缺铁性贫血的病因，免疫球蛋白检查有助于确诊自身免疫性血液系统疾病及淋巴系统疾病，应用特异性单克隆抗体进行免疫学分型已成为急性白血病诊断标准之一，免疫组化是淋巴瘤诊断的必需检查。

血液病的实验室检查项目繁多，应该从中选择恰当的检查来达到确诊目的，需全面考虑。

参 考 文 献

陈竺，陈赛娟.2018. 威廉姆斯血液学. 第 9 版. 北京：人民卫生出版社：3-36.

（刘东哲）

第四节　血液系统疾病的治疗

一、血液系统疾病的抗肿瘤治疗

（一）血液系统疾病的抗肿瘤药物分类

抗肿瘤药物可分为细胞毒类和非细胞毒类抗肿瘤药物两大类。细胞毒类抗肿瘤药物即传统化疗药物，主要通过抑制肿瘤细胞的 DNA 合成或直接破坏 DNA 完整性，直接抑制肿瘤细胞增殖和（或）诱导肿瘤细胞凋亡，因此对多种血液系统恶性肿瘤具有治疗作用。但这类药物安全范围窄，毒副作用严重。非细胞毒类抗肿瘤药物是一类发展迅速的具有新作用机制的药物，该类药主要以肿瘤分子病理过程的关键调控分子为靶点，包括促分化药物、分子靶向药物、免疫调节药物、表观遗传学修饰药物等。靶向药物的创新和发展，改变了白血病和淋巴瘤的治疗历史，为开发其他实体瘤的有效治疗途径提供了成功范例。

（二）血液系统疾病的抗肿瘤药物的安全使用

在血液系统恶性肿瘤的治疗过程中，安全、有效地运用化疗必须充分理解药物的作用机制、毒性、药代动力学和药物的相互作用。由于抗肿瘤化疗药物的毒副作用严重，在临床实践中，治疗方案的选择不仅要针对肿瘤的病史和发展阶段考虑药物的敏感性，还要评估每个患者对特殊药物毒性的耐受性。

　　某些治疗方案只能应用于特定年龄和生理状况的患者，不能随意扩大范围，使用于其他不符合条件的患者。如果药物主要在肝或肾清除，那么合并肝或肾功能不全的患者使用这些药物需适当调整剂量。抗肿瘤药物的配制与储存，关系到治疗效果与不良反应的发生，也是抗肿瘤药物的安全使用必须考虑的问题。抗肿瘤药物的输注时限，主要基于以下因素：①药物作用特点，包括半衰期、分布特点、作用机制等；②药物稳定性，多数化疗药物对光、热等环境敏感，稳定性差，输注时间过长可影响药物的疗效或增加不良反应的发生；③药物刺激性，刺激性强的药物输注时间过长对血管及周围组织伤害大，可能导致严重静脉炎或药物外渗；④不良反应与输注时间的相关性，输注速度的快慢，可影响骨髓抑制、神经毒性等不良反应的发生率及严重程度。

（三）血液系统疾病的抗肿瘤药物的联合化疗

　　虽然大多数白血病和淋巴瘤对药物高度敏感，但除 Burkitt 淋巴瘤（使用环磷酰胺）和毛细胞白血病（使用克拉屈滨）外，没有肿瘤可以使用单一化疗药物治愈，因此，联合化疗是白血病和淋巴瘤必需的治疗选择。此外，联合化疗还有减少耐药细胞出现的作用。联合化疗通常选择具有抗肿瘤活性的药物，或至少对肿瘤具有潜在的生物学作用。但抑制信号转导、血管生成的靶向药物和抗体药物比如曲妥珠单抗、利妥昔单抗等，虽然自身的抗肿瘤活性有限，但与其他的细胞毒性药物联合后，具有明显的协同作用。

　　联合化疗通常选择具有不同作用机制和耐药机制的药物，同时，所选择的药物的剂量限制性毒性不应重叠，否则，这些药物不能同时使用，或接近全量使用。

　　特异联合化疗方案最终应用于临床必须建立在药物联合作用的临床前试验基础上，同时也需要考虑单一药物在疾病中的治疗活性。获得最佳的药物分子和生物化学作用要依赖于用药的特殊服药方案。在设计联合化疗方案时，就必须考虑药物的药代动力学的相互作用，避免联合应用后导致单一药物剂量过低或过高。

　　在设计联合化疗方案时，要考虑的另外一个重要因素是剂量强度，即单位时间所用剂量，整个治疗过程应保持剂量强度一致。为达到这个目的，可能需要使用造血生长因子，以促进骨髓恢复，阻止因中性粒细胞减少所引起的反复发热，以便能及时进入下一个治疗周期。由于在大剂量化疗时通常进行造血干细胞的采集、储存和回输以促进造血的恢复，因此大剂量化疗的剂量限制性毒性一般影响非造血器官。化疗时选择适当的药物剂量和联合方案，要考虑许多因素：①药物的细胞周期依赖性；②通过调整药物剂量及用药时间顺序以提高药物抗肿瘤效应的临床经验；③在特定的时间维持有效的药物浓度的药代动力学；④与其他药物潜在的相互作用；⑤患者的耐受性。单药化疗和联合化疗方案需经多重临床试验以确定安全性和有效性。对于分子靶向药物，治疗目标是在长时间内维持对靶标的抑制作用，因此需要维持药物浓度仅高于对肿瘤细胞具有毒性的阈值，但同时尽量减轻对正常组织比如皮肤、肝脏和肠上皮的毒性。

（四）血液系统疾病的抗肿瘤药物的耐药

肿瘤细胞对抗肿瘤药物产生耐药性是化疗失败的重要原因。耐药大致分为天然耐药、获得性耐药性、多药耐药等类型。肿瘤耐药性产生的原因主要有以下几方面：

1. 基因突变导致耐药克隆的产生

CML 患者在接受伊马替尼治疗前，骨髓中就已存在带有 BCR-ABL 基因突变的细胞克隆，这些带有突变的细胞克隆在药物治疗选择压力下成为优势克隆，最终导致对伊马替尼耐药性的发生。同样，在非小细胞肺癌患者中亦发现在治疗前就存在带有耐药突变的细胞克隆，导致对表皮生长因子受体抑制剂治疗的耐药性。此外，许多抗肿瘤药物如烷化剂和放射线本身就是致突变原，显著增加了耐药突变体的产生，比如莫替唑胺增加碱基错配修复导致突变产生。因此，为减少耐药细胞的产生，应将具有不同耐药机制的多种药物同时使用，因为单一细胞可能同时产生多种独立的突变，导致双重或三重耐药细胞突变体的产生。在任何一个基因位点，增殖细胞产生突变的可能性在体细胞的任何一次细胞分裂过程中占 10^{-6}，在同一细胞，两种彼此独立的突变同时产生的可能性是 10^{-12}。然而，肿瘤细胞的突变率显著增高，在接受烷化剂及放射线治疗后突变率可能会进一步提高。

2. 肿瘤干细胞对药物不敏感

肿瘤干细胞（cancer stem cell，CSC）被认为是一类具有自我更新和多向分化潜能的细胞亚群，与肿瘤的恶性生物学行为如侵袭、转移、化疗耐药等密切相关。CSC 对耐药和复发的作用尚不明确，但已引起了广泛的关注。CSC 并不是固定不变的，而是处于不断转换且动态平衡的状态。肿瘤微环境（TEM）中的巨噬细胞旁分泌多种细胞因子激活下游信号通路，诱导 CSC 转化和扩增，后者亦会产生相应的生物学效应促进肿瘤相关巨噬细胞（TAM）极化为促肿瘤表型。CSC 的增殖存活与其周围的 TEM 存在千丝万缕的联系。TAM 是 TEM 中主要的浸润性免疫细胞之一，其通过旁分泌多种炎性因子和细胞因子影响着肿瘤的进展，尤其是CSC。同时，CSC 亦能驯化巨噬细胞为促肿瘤表型巨噬细胞。因此，TAM 与 CSC 的交互作用日益受到重视。包括骨髓在内的许多组织都存在干细胞，这些干细胞具有再生功能，即使只存在一个干细胞也有重建组织的可能性。同样在肿瘤中亦存在干细胞，这些肿瘤干细胞与正常组织干细胞具有许多相同的细胞表面抗原，肿瘤干细胞对 DNA 损伤、放射或化疗药物产生的活性氧不敏感，并且易于将天然毒性药物排出细胞外，这可能是导致抗肿瘤治疗失败的原因，但还需进一步深入研究。

3. 多药耐药

多药耐药（MDR）是阻碍癌症药物治疗的一个严重的问题，使得肿瘤细胞对那些来自自然生物的广谱抗肿瘤药物耐药，如紫杉烷类、蒽环类药物、长春碱、表鬼臼毒素和多种潜在的靶向药物。一种常见的机制是 ATP 结合盒（ABC）外排转运蛋白在癌细胞中的过度表达，如P-糖蛋白（P-gp/ABCB1）、多药耐药相关蛋白 1（MRP1/ABCC1），限制了肿瘤细胞与抗癌药物的暴露。开发 ABC 外排转运体抑制剂是克服 MDR 的有效方法，可增强癌细胞对化疗药物的敏感性。但到目前为止，完整的临床试验表明，那些被测试的化疗增敏剂只给癌症患者带来了有限的益处或没有益处。一些 MDR 调制剂是有毒的，而另一些则诱导不必要的药物-药物相互作用。事实上，许多 ABC 转运蛋白也在胃肠道、肝、肾、脑等正常组织中大量表达，它们在很大程度上决定了药物的吸收、分布和排泄，影响了药物在人体内的整体药代动力学特性。此外，ABC 转运蛋白如 P-gp 和 MRP1 在肿瘤中共同表达，对底物和 MDR 调节剂具有广泛、重叠的特异性。因此，需要可靠的临床前分析和模型来评估转运体介导的通量，以及在药物开发中对药代动力学的潜在影响。

4. 其他耐药机制

诱导药物靶基因的异常增殖导致对药物的高度耐药性，如二氢叶酸还原酶（DHFR）1 和 BCR-ABL 激酶基因。影响识别 DNA 损伤的突变引起耐药，如错配修复基因（*MLH6* 或 *MSH2*）的丢失，导致对顺铂、巯嘌呤和烷化剂耐药。阻断诱导凋亡的突变可使肿瘤细胞对广谱抗肿瘤药物不敏感，如 *p53* 缺失。*p53* 可促进细胞凋亡的发生、介导程序性细胞坏死的发生，并调控细胞自噬，50%的人类肿瘤含有 *p53* 基因突变。由于 *p53* 依赖的细胞凋亡是其抑制肿瘤的重要机制之一，因此，*p53* 是肿瘤治疗的重要分子靶点。*p53* 功能缺失导致临床特异性耐药的具体机制尚不清楚，但研究结果提示此突变与临床肿瘤的耐药和浸润密切相关，与药物的经典耐药机制相比，这些可能是导致临床耐药更重要的原因。

二、血液系统疾病的免疫治疗

免疫疗法通过激活患者体内的免疫反应，从而特异性识别和杀伤癌细胞，是血液系统疾病治疗的一个新方向。免疫治疗主要包括抗体治疗、疫苗及过继免疫细胞治疗等。目前，已有部分通过美国食品药品监督管理局（FDA）批准的靶向抗体治疗药物和过继免疫细胞治疗药物投入临床使用，且新的免疫活性细胞相关疗法［DC 联合细胞因子诱导的杀伤细胞、嵌合抗原受体 T 细胞（CAR-T 细胞）、T 细胞受体修饰的 T 细胞等］也进入临床试验。疫苗分为分子疫苗和细胞疫苗，目前均处于临床试验阶段。

（一）抗体治疗

目前，通过美国 FDA 批准的靶向抗体治疗药物有靶向 CD19 与 CD3 的博纳吐单抗（blincyto）、靶向 CD22 的奥英妥珠单抗（besponsa, inotuzumab ozogamicin）和靶向 CD33 抗原的吉妥珠单抗（mylotarg, gemtuzumab ozogamicin）。博纳吐单抗用于复发或难治性 B 细胞前体 ALL，该药物的III期临床研究数据显示，与接受标准护理化疗方案的患者相比，使用博纳吐单抗患者的中位总生存期延长约 1 倍，显著提高了成人患者总生存率，但存在神经毒性和诱发细胞因子释放综合征的风险。奥英妥珠单抗用于治疗 ALL，使用后患者的总生存期较标准化疗患者延长 1 个月，完全应答率提高 50%以上，且在治疗中产生不良反应的程度和比例均降低，吉妥珠单抗用于治疗 CD33 阳性 AML，可使 AML 患者 3 年无事件生存率明显提高。

（二）疫苗

癌症疫苗可以破坏肿瘤相关耐受性，激活并有选择地增殖天然效应细胞库中的肿瘤特异性淋巴细胞，同时保持对自身免疫的免疫调节保护。WT1 抗原通常在髓样恶性肿瘤中过表达，研究显示，在接种 WT1 疫苗后，AML 患者的无复发生存期及缓解期延长，WT1 疫苗耐受性良好，具有巨大潜力。PR1 蛋白是一种源自蛋白酶 3 和中性粒细胞弹性蛋白酶的人类白细胞抗原-A2 限制性肽，可优先杀死白血病细胞并有助于 T 淋巴细胞识别髓样白血病细胞。试验显示，PR1 蛋白疫苗诱导特异性免疫与患者的临床反应相关，其可通过诱导特异性免疫治疗白血病。DNA 疫苗能同时诱导体液免疫和细胞免疫，是一种新型疫苗。白血病相关 DNA 疫苗主要有融合基因 DNA 疫苗、独特型 DNA 疫苗等。修饰的安卡拉牛痘病毒是一种用于临床研究的病毒疫苗，其具有良好的安全性和对重组抗原诱导强免疫反应的特性。有人通过构建一个编码 3 种免疫显性巨细胞病毒（cytomegalovirus，CMV）抗原的重组痘病毒减毒修饰苗开发出一种三联疫苗（Triplex），该疫苗在健康成年人中耐受性良好并具有高度的免疫原性，在 CMV 血清阳性和血清阴性的参与者及以前接受过天花疫苗的受试者中均观察到了持久性 CMV 特异性 T 细胞的扩增，这一特性使该疫苗成为许多患者进行进一步治疗的优良候选者。

白血病细胞疫苗是将白血病细胞进行基因修饰，使其表达主要组织相容性复合体分子以增强白血病细胞免疫原性，通过增强表达细胞因子或炎症介质以吸引 DC，使其捕获、加工和呈递肿瘤抗原。将来源于患者的 AML 细胞整体融合到自体 DC 中，可以靶向一系列白血病抗原，接种 DC/AML 疫苗可导致肿瘤特异性 T 细胞扩增，并使部分患者的缓解期延长。目前，检查点阻断与癌症疫苗联合正在研究中，该疗法可使肿瘤特异性 T 细胞免疫增加，循环调节性 T 细胞减少，并向记忆表型转移，有可能成为小儿难治性/复发性 B 淋巴细胞白血病的有效治疗策略。

（三）过继性免疫细胞治疗

过继性 T 细胞免疫治疗是一种新的治疗恶性肿瘤的方法，通过修饰患者的 T 淋巴细胞来更有效地识别和消除癌细胞。这种策略是利用基因工程在移植的 T 细胞表面引入抗原特异性受体，然后将其注入血液。因此，它能够特异性地针对恶性细胞，从而获得更好的治疗结果和相对低的毒副作用。目前，有三种治疗癌症的过继性 T 细胞疗法，包括 TCR 修饰的 T 细胞、肿瘤浸润淋巴细胞和嵌合抗原受体 T 细胞（CART）。在这些方法中，CART 仍然是最先进和最有前途的过继性 T 细胞免疫治疗形式之一。

三、血液系统疾病的中医药治疗

血液系统疾病种类繁多，中医学文献中无对应的病名。但中医药治疗注重对整体阴阳的调整，从辨证论治出发，根据虚则补之、实则泻之、结则散之、劳则温之的治疗原则对疾病进行治疗，中医药治疗血液病有其自身优势，无论是单纯中药治疗还是中西医结合治疗，都取得了较好的疗效，体现了其整体观念、辨证论治的特色。但纵观近年的相关文献，多为小样本的临床观察研究或个人经验总结，缺乏强有力的循证医学证据，今后需要增加更多的大样本、多中心、随机对照双盲的前瞻性研究。随着基因组学、蛋白质组学和大数据分析技术的迅速发展，可在传统中医的"辨证论治""因人而异"理论的指导下，对血液病的诊断、治疗在分子层面进行总结，并将个人生活环境、个人体质纳入观察研究范围，可实现个性化、精准化的预防与治疗，以及后期调护，提高整体的治疗效果。

参 考 文 献

陈竺，陈赛娟. 2018. 威廉姆斯血液学. 第 9 版. 北京：人民卫生出版社：425-2088.

任汐鹰，刘勤献，王海英. 2018. p53 与细胞死亡. 中国生物化学与分子生物学报，34（6）：588-594.

Katarzyna Skorka, Katarzyna Ostapinska, Aneta Malesa. 2020. The Application of CAR T Cells in Haematological Malignancies. Archivum Immunologiae et Therapiae Experimentalis，68：34.

Young Hee Choi, Ai-Ming Yu. 2014. ABC Transporters in Multidrug Resistance and Pharmacokinetics，and Strategies for Drug Development. Curr Pharm Des，20（5）：793-807.

（杨东光）

第五节　造血干细胞移植

造血干细胞移植（HSCT）是指对患者进行预处理后，将正常供体或自体的造血干细胞注入患者体内，使之重建正常的造血和免疫功能的治疗方法。

一、造血干细胞移植分类

根据移植中可利用的造血干细胞来源，可将 HSCT 分为骨髓移植、外周血干细胞移植和脐血移植。根据供体和受体人白细胞抗原（HLA）匹配程度，HSCT 分为 HLA 相合、部分相合和单倍型相合移植。按 HSC 取自健康供体还是患者本身，HSCT 分为异体 HSCT 和自体 HSCT（auto-HSCT）。异体 HSCT 又分为异基因移植（allo-HSCT）和同基因移植。后者指遗传基因完全相同的同卵孪生者间的移植，供受者间不存在移植物被排斥和移植物抗宿主病（GVHD）等免疫学问题，此种移植概率不足 1%。按 HSC 取自骨髓、外周血或脐带血，又可区分为骨髓移植（BMT）、外周血干细胞移植（PBSCT）和脐血移植（CBT）。按供受者有无血缘关系而分为血缘移植（related transplantation RT）和无血缘移植（UDT）。

二、造血干细胞移植预处理方案

除了重度联合免疫缺陷病受者不需预处理及未曾输血的血清淀粉样蛋白（SAA）患者可采用单药进行预处理外，其他疾病的预处理均采用联合化疗和（或）放疗。对于恶性肿瘤患者，预处理的最主要目的就是减少肿瘤负荷，尽可能地清除肿瘤。而在异基因移植中，预处理还要达到充分抑制宿主免疫功能的目的。

根据预处理方案是否含放疗，可分为含放疗的预处理方案和不含放疗的预处理方案两类。含放疗的全身照射（TBI）联合细胞毒性药物应用最为广泛，细胞毒性药物最为常用的是环磷酰胺（Cy），最经典亦最为广泛应用的不含 TBI 预处理方案为白消安+CTX 方案（BuCy）。恶性血液病主要采用一般强度的预处理方案、减低剂量预处理（RIC）方案和加强的预处理方案。一般强度的预处理方案常用的有经典 TBICy 和 BuCy 方案及其改良方案。TBI 是最早应用于自体或异基因移植治疗的预处理方案，对多种血液系统肿瘤、淋巴肿瘤都具有显著疗效，能诱导完全的免疫抑制，并清除睾丸和中枢神经系统等庇护所的病灶。TBI 剂量可达 12～13.2Gy，但可导致白内障、甲状腺功能低下、儿童患者的生长发育受抑及发生继发性肿瘤。采用超分割照射的方法，即每天进行 2～3 次的分次、小剂量照射，持续数天，在有效抑制白血病细胞再增殖的同时，可减少肺和胃肠道毒性，使得高剂量全身照射更安全。RIC 方案相关毒性低，联合充分的免疫抑制，使异基因移植适用于年龄更大和本来无法做高剂量预处理的患者，该方案主要包括氟达拉滨的方案和（或）减少原有组合中细胞毒性药物剂量、增加免疫抑制剂如抗胸腺细胞球蛋白（ATG）的方案。RIC 适用于处于相对惰性疾病状态的患者，尤其是对非恶性疾病的患者诱导免疫耐受。RIC 的一个共同特征就是至少在移植初期未彻底清除宿主的造血系统，因此绝大多数患者在获得完全供者干细胞植入后数月都会处于一种供受者嵌合状态。加强的预处理方案一般在经典方案基础上加了诸如 Ara-C、依托泊苷（Vp16）、Mel、TBI 或氟达拉滨、噻替哌等药物，常用于难治和复发的恶性血液病患者。

三、造血干细胞移植适应证和时机

HSCT 可应用于恶性的或非恶性的血液系统疾病中。一般情况下，自体 HSCT 适合对常规剂量治疗敏感的恶性疾病，并且使用的治疗药物不会严重损害骨髓，包括大多数淋巴瘤。这类疾病的特点是肿瘤细胞可被预处理方案中的细胞毒性药物清除，而自体骨髓回输则起到促进造血恢复的作用。相反，allo-HSCT 通常用于起源于骨髓的恶性血液病的治疗，如 CML、AA、骨髓增生异常综合征和骨髓增殖性肿瘤。对于那些具有广泛骨髓侵犯的疾病，如低分化淋巴瘤和骨髓瘤，究竟选择自体 HSCT 或 allo-HSCT 相对比较困难。一般而言，allo-HSCT 更有利于控制疾病复发，但与自体移植相比，相关的风险因素更高。因此，对于这些患者，需要综合考虑患者的情况，如并存疾病、年龄、有无合适的供者、疾病本身特征和患者的意愿等，来决定进行自体 HSCT 或 allo-HSCT。对于某些血液病，如骨髓增生异常综合征、骨髓增殖性肿瘤和AA，则选择 allo-HSCT 治疗最为合适。

高剂量预处理联合 allo-HSCT 通常适用于 60 岁或以下的患者，而与 RIC 合并的异基因移植已成功应用于 80 岁的患者。与 allo-HSCT 相反，自体 HSCT 依赖于高剂量预处理的抗肿瘤功效，所以无法在降低预处理强度的同时保证功效。因此，自体 HSCT 的年龄限制通常比allo-HSCT 更严格，因前者的候选者必须能够耐受强化的高剂量化疗。对 75 岁以上的患者提供自体 HSCT 是非常不易的。合并其他脏器疾病是干细胞移植预后的一个重要影响因素。

移植最好是在治疗的早期进行。移植时的疾病状态是影响 allo-HSCT 或者自体 HSCT 后的患者长期无病生存的最重要因素，少量的残留病灶、细胞遗传学和分子生物学异常的存在和（或）持续的免疫表形和髓外及结外疾病使接受 allo-HSCT 的恶性血液病患者的复发风险增加。移植后完全缓解（CR）的急性白血病患者预后好于移植后有活动性疾病的患者。因此，具有预后不良遗传特征的白血病和淋巴瘤患者，均应考虑在疾病的早期进行干细胞移植。

四、移植供者的选择

HLA 相合的同胞是 allo-HSCT 的首选供者，次选供者为单倍体相合亲属、非血缘志愿供者和脐血。在没有相合的同胞供者时，供者的选择应结合患者情况（病情是否为复发高危、年龄、身体状况）、备选供者具体情况及移植单位的经验综合考虑。单倍体相合供者移植无须长时间等待，能够取到足够数量的细胞，对于高危的恶性血液病患者，移植后血液病复发率较非血缘移植低，但急性 GVHD（aGVHD）发生率较非血缘移植略高；非血缘移植机会少，对 HLA 配型的相合程度要求高，存活率和无病存活率与单倍体相合的供者移植相似；脐血移植细胞数量受一定限制，GVHD 发生率低且程度轻，造血重建较慢，感染发生率较高，治疗恶性血液病时可以达到与非血缘供者移植相似的疗效。

五、移 植 康 复

（一）移植康复过程

进行骨髓移植的患者，需要在骨髓移植前、骨髓移植过程中、骨髓移植后分三个阶段进行康复训练，各个阶段的不同时期，设定不同的康复训练方案和目标。

1. 移植前康复

骨髓移植前多数患者已接受化疗、放疗等治疗，与同性、同龄的健康人相比存在缺乏运动而肌力下降，因此应室内或室外逐渐增加活动，以恢复体力和增强抵抗力，可预防肢体功能障碍、减慢肢体功能丧失的速度，有助于改善病情。

2. 移植过程中康复

骨髓移植过程中，由于应用大量免疫抑制剂，患者出现免疫功能缺损，此时机体对细菌感染高度敏感，要减少和避免感染发生。因在无菌舱观察治疗时间长，患者缺乏活动量而肌力和肌肉耐力降低，容易出现失用综合征。在康复治疗师的指导下，根据患者血液检查恢复情况，指导其适当进行床上等限定范围内的活动，患者接受安全的康复训练可以预防失用综合征并提高患者的生存质量。

3. 移植后康复

骨髓移植后患者的免疫系统未完全恢复，要加强个人卫生、清洁周围环境、减少和避免细菌等原因造成的感染、注意饮食卫生。根据患者的恢复情况，选择适当的运动可提高肌肉的力量和耐受力，避免骨骼和关节因受压造成损伤。

（二）移植康复训练

骨髓移植全过程需要康复治疗师指导和陪同，移植前需要进行身体功能的评估，其目的主要是了解存在的问题、功能状态及障碍程度，了解康复潜能和可能影响因素，并准备制订康复计划，比如建议一周做 2～3 次的康复训练，或每天进行简单的运动训练。康复训练 1～2 周后再次评定，或病程较长的患者可 3～4 周评定一次。评定目的是了解功能有无改善，判定治疗效果，并决定是否要对原有的康复方案进行调整。患者在治疗师的指导下或医生和护士的监督下可进行运动训练。以下为日本庆应大学血液内科石川爱子提供的运动训练，仅供参考。

1. 运动训练

（1）拉伸运动：主要目的是增强全身关节的柔韧性，拉伸韧带、肌肉使关节活动自如，在康复训练过程中防止受伤、运动后低血压和肌肉痛等。拉伸运动可以做伸展和旋转活动，拉伸腰腹部、臀部及上下肢的核心肌肉。拉伸运动时，保持深呼吸，缓慢放松拉伸，可以起到降低神经和肌肉兴奋性的作用，使肌肉达到放松状态。每个关节缓慢进行 5～10 次，一次 10～20 秒，参考图 1-1。

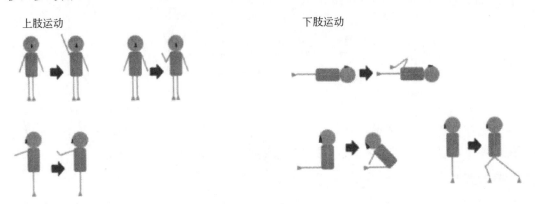

图 1-1　拉伸运动示意图

（2）肌力训练：活动量减少或者长期卧床导致肌力下降的患者中，下肢肌力下降比上肢肌力下降更显著，临床中下肢肌力下降是跌倒的常见原因之一。血液病患者由于骨质疏松、骨骼脆性增加，跌倒时容易发生骨折，或引起关节积血、脱位、扭伤等，有些跌倒患者髋部骨折而长期卧床，影响治疗效果。研究表明，克服最大肌力 20%～35% 的阻力负荷时，肌肉力量才能维持下去，显然不运动会导致肌力下降或肌肉萎缩等现象。以下为利用自身体重的肌力的运动训练，给予最大肌力的 60% 以上的负荷，10 次为一组，可能的情况下做 2～3 组。主要增强腰腹部和臀部及上下肢的核心肌肉。如图 1-2 所示，利用自身体重的运动训练，每个运动 10 次为一组，每日 2～3 组。

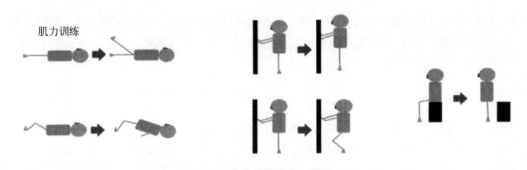

图 1-2　肌力训练示意图

（3）肌肉耐力训练：在耐力训练中，以强化心肺功能为目标进行耐力训练，心肺功能是人体运动耐力的基础，长期的耐力训练以后，机体心脏和血管等也会产生与之相适应的运动反应和功能变化，如提高心肺功能使心率下降、增强呼吸肌肌力、促进骨骼肌毛细血管的新生、使血压下降、降低身体内脂肪含量等。

最简便的方法是观察心率变化，此为提升耐力的判断标准。心脏对耐力运动的适应主要表现为，长期锻炼的人比不进行锻炼的人的安静心率低，运动能达到的最大心率也较高，心率的自我调节能力更强。

步行训练或自行车耐力训练时以心率的变化评估其效果。以 Karubonen 式制订要达到的目标心率：①求自身最大心率，比如 50 岁的患者，最大心率=220-年龄=220-50=170。②目标心率=（最大心率-静息时心率）×运动强度（40%～70%）+静息时心率。

另一种简单方法是以自身感受决定运动强度，选用自身适宜的运动量。进行一系列的运动后自身感受用 Borg 疲劳程度量表（表 1-1）进行评估，Borg 疲劳程度量表由"极其轻松"到"精疲力竭"总共 15 个阶段，以习惯或者耐力低下等结果来调整和设定运动强度。运动种类有步行、骑自行车等，运动量为从"轻松"缓慢提升到使患者觉得"有点吃力"为宜，一次 20～30 分钟。因训练过程中消耗体能，若不能进食或者体重过度减少时一定要调节运动量。

表 1-1　Borg 疲劳程度量表

6	
7	极其轻松
8	
9	很轻松
10	
11	轻松
12	
13	有点吃力
14	
15	吃力
16	
17	很吃力
18	
19	极其吃力
20	精疲力竭

2. 康复注意事项

（1）血常规异常：白细胞低于 $3.0 \times 10^9/L$，白细胞降低要注意防止感染，康复训练的场所需要考虑从康复中心移到患者的病房。血红蛋白低于 75g/L，并出现如头晕、目眩、喘息、心悸等贫血症状，要注意有跌倒的风险，因此建议局限范围内进行床上运动训练或者坐位运动训练。血小板低于 $20 \times 10^9/L$，血小板降低出现出血倾向时要限制运动训练量与强度，减少活动量，停止肌力训练，在日常生活中可动的活动范围内进行轻松活动，避免碰撞或受伤导致出血的风险，仔细观察机体反应状态，无不适的情况下缓慢增加活动量。血小板过低要及时治疗和调整，必要时输血。

（2）出现移植并发症：骨髓移植期间出现恶心、呕吐症状较多，在医生指导下使用止吐剂，尽量使患者能坚持运动训练并进行日常生活活动。发热患者如在医生的指导下使用药物能控制体温，可以考虑适当的活动，如果体温超过 38℃时，为了减少体能消耗，应停止训练活动。感染引起的发热需要观察体温、血压、脉搏等变化情况，病情平稳后在治疗师的指导下进行康复训练。

（三）康复训练停止标准（仅供参考）

比如高热、严重血压下降、生命体征及全身症状不稳定时，需要暂时停止康复训练。以下为康复训练的停止标准。

1. 不进行积极康复训练的情况

静息时脉搏 40 次/分以下或 120 次/分以上；

静息时收缩期血压 70mmHg 以下或 200mmHg 以上；

静息时舒张期血压 120mmHg 以上；

引发劳累性心绞痛现象的情况；

心房颤动患者有明显的心率缓慢或加快的情况；

心肌梗死发病后存在血液循环系统功能障碍的情况；

有明显心律不齐的情况；

静息时有胸痛的情况；

康复训练前已经有心悸、气喘、胸痛症状的情况；

坐位时出现头晕、冷汗、呕吐等情况；

静息时体温在 38℃以上时；

静息时 SpO_2 在 90%以下。

2. 中途停止康复训练的情况

出现中度以上呼吸困难、头晕、恶心、头痛、强烈疲劳感等情况；

脉搏超过 140 次/分；

运动时收缩期血压上升 40mmHg 以上，或舒张期血压上升 20mmHg 以上时；

呼吸频率加快（30 次/分以上），出现气喘的情况；

运动导致心律不齐加重的情况；

出现心率缓慢的情况；

意识状态的恶化。

3. 暂时停止康复训练，病情恢复后再进行康复训练的情况

脉搏超过运动之前的 30%，静息 2 分钟后恢复不到 10%时，可以停止训练，或者减少运动量，进行轻松的活动训练；

脉搏超过 120 次/分；

出现 10 次/分以上的期外收缩；

出现轻微心悸、气喘的情况。

4. 其他注意情况

血尿的出现；

咳痰量增多的情况；

体重增高的情况；

有倦怠感的情况；

食欲不振时或空腹时；

下肢水肿加重的情况。

如果出现以上情况，限定康复训练内容，医生和治疗师评估、制订方案，持续或停止康复训练。原则上血液检查中白细胞低于 $3.0×10^9/L$，血红蛋白低于 75g/L 要停止康复训练，发热患者体温 38℃以上、心悸、喘息时不适合进行肌力的运动训练，但是在临床中骨髓移植患者的白细胞和血红蛋白低于以上数值的情况时，仔细评估患者的病情，除了骨髓转移、持续疼痛、呼吸困难、发热患者感染明显加重时考虑停止康复训练以外，可以限制训练的运动量，尽可能坚持康复训练。关于停止训练的有感染症状的患者，可从床上脚踝和膝关节的简单活动训练逐渐缓慢增加活动量。长期绝对卧床的患者是极少数的，对暂时数天不能执行康复训练的患者，根据患者的病情变化尽早实施康复训练，这是康复治疗的基本理念。

参 考 文 献

石川爱子，辻哲也. 2016. 造血干细胞移植和康复. 日本造血细胞移植学会杂志，5（4）：107-116.

Baumann FT，Kraut L，Schüle K，et al. 2010. A controlled randomized study examining the effects of exercise therapy on patients undergoing hematopoietic stem cell transplantation. Bone Marrow Transplant，45：355-362.

Baumann FT，Zopf EM，Nykamp E，et al. 2011. Physical activity for patients undergoing an allogeneic hematopoietic stem cell transplantation: benefits of a moderate exercise intervention. European J of Haematology，87：148-156.

Borg GA. 1982. Psychophysical bases of perceived exertion. Med Sci Sports Exerc，14：377-381.

Jarden M，Baadsgaard MT，Hovgaard DJ，et al. 2009. A randomized trial on the effect of a multimodal intervention on physical capacity，functional performance and quality of life in adult patients undergoing allogeneic SCT. Bone Marrow Transplant，43：725-737.

Morishita S，Kaida K，Ikegame K，et al. 2012. Impaired physiological function and health-related QOL in patients before hematopoietic stem-cell transplantation. Support Care Cancer，20：821-829.

（廉　欣）

第六节　血液系统疾病治疗中不良事件的控制

不良事件（AE）定义为由医疗导致的，与疾病的自然转归相反，延长患者的住院时间，导致残疾的一切事件，包括可预防和不可预防的不良事件。不良事件分为很多种：药品不良事件（ADE）、医疗器械不良事件和护理不良事件。本节主要论述药品不良事件，WHO 将不良事件定义为不良感受，是指药物治疗过程中所发生的任何不幸的医疗卫生事件，而这种事件不一定与药物治疗有因果关系。从药物治疗的角度出发，我们可以得到药品不良事件的定义，是指与药物相联系的机体损害。药品不良事件包括两个要素：一是不良事件的发生是由上市药品引起的，二是产生的结果对人体有害。

血液系统恶性肿瘤（HMs）主要指 MDS、白血病、多发性骨髓瘤（MM）或淋巴瘤等恶性疾病，主要侵犯人体血液、淋巴结与骨髓，对人类健康造成严重危害。临床治疗 HMs 的标准手段包括化疗、造血干细胞移植、靶向治疗和细胞疗法，然而这些疗法不仅能够杀伤肿瘤细胞，亦可对正常组织细胞造成不同程度的损害，最终引发不良事件。本节主要综述近五年来发表文献中的 HMs 治疗中常见不良事件及其处理方案。

一、HMs 治疗中常见不良事件

（一）蛋白酪氨酸激酶抑制剂

随着蛋白酪氨酸激酶抑制剂（TKI）的问世，CML 已逐渐成为一种慢性疾病。但与非癌症组群比较，接受 TKI 治疗的 CML 患者所有器官系统的 5 年累积发病率显著增加。在第一年，与伊马替尼相比，后代 TKI 与原发感染、循环事件、甲状腺功能障碍皮肤问题相关，肌肉骨骼和神经系统/感觉问题较少见。后代 TKI 持续治疗者感染的风险和心肺、皮肤疾病患病率增加。

（二）单抗

美罗华是第一种抗 CD20 单克隆抗体，对 B 细胞淋巴组织增殖性疾病患者的治疗结果有显著改善。其 3 级及以上最常见的不良反应和最常见的严重不良反应均为中性粒细胞减少。不同给药途径之间的不良反应有明显差异，皮下使用美罗华的患者注射部位红斑多见，皮下注射美罗华后出现局部皮肤反应的患者比静脉注射美罗华后出现局部皮肤反应的患者多，其中大多数为 1 级或 2 级。

奥滨尤妥珠单抗对 FL 和 B 细胞 CLL 的抗肿瘤活性强于美罗华且克服了肿瘤对美罗华的耐药性。在采用不同的化疗方案或单一疗法中，奥滨尤妥珠单抗使用者 3～4 级感染率和任何 AE 感染率增加，但与美罗华使用者差别没有统计学意义；3～4 级毒性、输液相关反应和心脏事件发生率明显升高；3～4 级贫血、中性粒细胞减少和 3 年病死率与美罗华无显著性差异。

（三）免疫调节药物

免疫调节药物沙利度胺、来那度胺及后来的波马利度胺均可有效治疗 MM，并大大提高了患者存活率。沙利度胺的主要 AE 包括神经病变、皮肤反应、疲劳、腹痛、胰腺炎和呼吸困难及治疗相关死亡。

（四）蛋白酶体抑制剂

硼替佐米或卡非佐米联合地塞米松治疗 MM 时，最常见的 3 级或更严重的不良事件是贫血、高血压、肺炎、低血小板计数、疲劳、呼吸困难、淋巴细胞计数下降、腹泻和周围神经病。卡非佐米治疗患者有 1%发生治疗相关死亡（死于肺炎、间质性肺病、败血性休克及不明原因）。硼替佐米治疗相关病死率<1%（死于心搏骤停和肺炎）。

（五）分化综合征

维 A 酸（ATRA）和 As_2O_3 主要用于 AML 的 M3 亚型（即 APL）的缓解诱导治疗。分化综合征（DS）是由 ATRA 和 As_2O_3 引起的一种潜在的致命的药物不良反应，是 APL 患者最常见死亡原因之一，多达四分之一的 APL 患者在治疗期间会经历 DS，但关于病理生理学、流行病学、预测因素和预防的证据仍然很少。其主要的临床表现为无感染性发热、呼吸困难、周围水肿、体重迅速增加、不明原因的间歇性低血压、肾功能不全和高胆红素血症。

（六）心血管不良事件

1. 心房颤动

心房颤动（AF）是蒽环类药物的一种常见的心脏毒性，其发生率可达 50%。虽然其心脏毒性和心律失常发生的确切机制尚不确定，目前研究认为药物诱导的细胞凋亡、自由基产生、线粒体质量和跨膜电位的变化可能是 AF 发病的主要机制。

AF 也是美法仑使用者常见并发症，发生率多达 20%。某些危险因素，如高龄、左心室收缩功能障碍和左心房增大，增加了使用美法仑者发生 AF 的风险。在存在心脏淀粉样变性的患者中，美法仑诱导的 AF 的发生率进一步增加。

环磷酰胺使用者也可发生室上性心动过速和 AF。伊布鲁替尼是一种口服布鲁顿酪氨酸激酶（BTK）抑制剂，被 FDA 批准用于 CLL、MCL、瓦尔登风暴巨球蛋白血症和慢性移植物抗宿主病的治疗。伊布鲁替尼是发生 AF 的独立危险因素。接受伊布鲁替尼治疗的患者，AF 发生率是没有接受伊布鲁替尼治疗的匹配患者的 5 倍。伊布鲁替尼引起 AF 的危险因素包括年龄、高血压、使用血管紧张素转换酶抑制剂/血管紧张素受体阻滞剂、β受体阻滞剂或阿司匹林。伊布鲁替尼使用者发生 AF，可能与抑制心脏 PI3K-Akt 信号转导通路有关，该通路可以调节细胞周期及在应激条件下提供心脏保护。

2. QT 间期延长与室性心律失常

As_2O_3 治疗复发或难治性 APL，其 QT 延长大于 500ms 的发生率为 12%～26%，它增加 QT 间期的机制尚不清楚，但可能是通过抑制内质网中的 HERG 处理，从而抑制心室肌细胞的 IKr 运输，导致其在细胞表面的表达不足导致。在一项研究中发现，砷对 IKr 电流表现出浓度依赖性的阻断作用。静脉给药（而不是口服）后出现的血浆浓度峰值足以直接阻断 IKr 通道。TKI 经常导致 QT 间期延长。其中，尼洛替尼针对 BCR-ABL 融合蛋白、c-Kit 和血小板衍生生长因子受体设计，已被批准用于治疗费城染色体阳性的 CML。在系统回顾中发现，QTc 延长患者的加权平均值为 2.7%，而 QTc 超过 500ms 的加权平均值为 0.2%。QT 延长的机制尚不完全清楚，但它似乎与 HERG 通道的相互作用有关，这可能是由于同源的化学结构所致。

3. 室性心动过速

癌症治疗引起的与 QT 延长无关的室性心律失常比房性心律失常要少得多，而且往往是由于不同的原发性心脏毒性，如心肌病或缺血所致。蒽环类药物可引发左心室收缩功能障碍，为室性心律失常的前兆。在一项回顾性研究中发现，73.9%的蒽环类药物诱发心肌病患者出现了非持续性室性心动过速（NSVT）。化疗药物引起的室性心动过速的机制尚不清楚，HER-2

受体参与这一过程。在大鼠模型中，重组神经调节蛋白（Neuregulin，NRG）预处理改善了急性心肌梗死后的电生理特性，减少了室性心律失常。这表明 HER-2 激活对保持心肌细胞结构和降低室性心律失常有潜在作用。

（七）单克隆抗体药物超敏反应和过敏反应

药物超敏反应（DHR）是一种免疫介导的急性或延迟的过敏反应，DHR 占所有不良反应的 10%～15%。立即超敏反应（HSR）是指在输注过程中或输注后 1 小时以内出现不良反应，并伴有肥大细胞/嗜碱性粒细胞脱颗粒的症状，在用药前预防性干预的患者中，反应可延迟到输注后 1 小时以上。延迟 HSR 是指不良反应在输注后 1 小时至 1 周内出现细胞介导的 HSR（如黄斑皮疹）或肥大细胞/嗜碱性粒细胞介导的 HSR（如输注后 48 小时内面部发红）症状。有些患者会出现寒战、发热、恶心和不适等反应。这些症状与促炎因子、IL-6 和 TNF-α的释放有关，又称为细胞因子风暴。

单克隆抗体（mAb）根据其来源可分为小鼠-人类嵌合、人源化及完全人，其免疫原性取决于人源的含量。使用 mAb 的患者主要在前三次输注中可出现 DHR，许多患者可以发生与 mAb 有关的输液反应，可表现为恶心、寒战、发热和不适。12%的患者会发生输液相关反应，最常见的体征和（或）症状包括寒战、恶心、呼吸困难、瘙痒、发热和咳嗽。此外，mAb 输注亦可导致 I 型、Ⅲ型和Ⅳ型 DHR。患者在药物输注过程中或在给药后的 1 小时内可以出现典型的 I 型 HSR 的体征和症状，包括皮肤、心血管、呼吸、胃肠道和（或）神经系统的表现。延迟的 DHR 往往为Ⅳ型反应或Ⅲ型反应（血清病样），如皮疹、肌痛、发热、瘙痒、水肿和疲劳。mAb 皮下给药可能引起注射部位反应，如局部发红、温暖、灼烧、刺痛、瘙痒、荨麻疹、疼痛和硬结等。这种反应通常在注射后 1 小时开始，并于随后的几天缓解。出现与 mAb 相关的 DHR 时，必须立即停止输注，并强烈建议在反应后 30～120 分钟检测胰蛋白酶水平。胰蛋白酶是许多肥大细胞衍生介质之一，在过敏事件中，血清胰蛋白酶升高可能在症状出现后 15～60 分钟达到峰值，然后下降，半衰期约为 2 小时。急性血清总胰蛋白酶水平高于基线水平至少 20%则指示肥大细胞激活。

（八）CART 的不良事件

与 CART 治疗相关的最常见的毒性是细胞因子释放综合征（CRS）和神经毒性，后者与神经异常相关，未经治疗可能会危及患者生命。

在大多数情况下，CRS 的发病发生在输注的第一周内，并与恶性肿瘤的类型或 T 细胞扩张高峰的时间等因素有关。CRS 的特点是淋巴细胞、树突状细胞和巨噬细胞，以及在免疫反应中发挥重要作用的其他化合物的过度激活。过度刺激免疫反应导致炎症细胞因子的冗余释放，包括 IFN-γ、IFN-α、IL-1、IL-5、IL-6、IL-8、IL-10、IL-12、TNF-α、单核细胞趋化蛋白 1、巨噬细胞炎症蛋白和 GM-CSF。IL-6 是 CRS 释放的主要细胞因子之一，对综合征的病理生理学至关重要。CRS 的发生由受体巨噬细胞产生的 IL-6、IL-1 和 NO 引起。严重 CRS 的发生有许多危险因素，肿瘤负荷高是其中之一，在高肿瘤负荷的 ALL 患者中，CRS 发生频率更高，形式更严重。严重血小板减少症是另一种引发 CRS 的高危因素。

CART 治疗的另一个突出的毒性是神经毒性，将导致患者神经异常，包括免疫效应细胞相关神经毒性综合征（ICANS）。它通常发生在治疗实施的第一周内，表现为中毒性脑病，伴有失语症、困惑、言语障碍，严重者可进展为昏迷、运动无力和脑水肿。神经毒性相关影响引起的死亡病例也有报道。CART 相关神经事件的确切机制尚不清楚。最近的一项研究表明，早期的中枢神经系统神经毒性与内皮细胞激活相关，严重的神经毒性可能与凝血病或血管渗漏有关。

CART 的作用机制是识别并清除存在于恶性细胞上的抗原。然而，目前开发的修饰的 CART 目标抗原，不仅存在于疾病相关细胞，而且存在于健康细胞。因此，输注修饰的 T 细胞可能导致免疫系统攻击健康组织，并引起不良影响。影响不限于目标恶性肿瘤的系统，可能发生在心血管或呼吸系统等。CART 治疗最常见的影响之一是 B 细胞发育不良，主要是在 CD19 靶向 CART 治疗中观察到的。另一种对 CART 治疗的常见反应是细胞减少，包括贫血、白细胞减少、中性粒细胞减少、淋巴细胞减少和血小板减少。另一个导致 CART 治疗毒性的因素是修饰细胞中抗原识别结构域的来源。大多数临床试验都获得小鼠抗体，这种抗体有可能引起对外来免疫原化合物的过敏反应。为了降低引起严重过敏反应的风险，建议在工程 T 细胞中引入人源化的单链抗体（scFV），而不是鼠源片段。

二、HMs 治疗中不良事件的控制

（一）心血管不良事件的控制

心力衰竭、心肌缺血及各种心律失常是肿瘤性疾病治疗中特别常见的心血管并发症，严重者可能导致心源性休克和心脏猝死，其控制方案如下。

1. 抗凝

与一般人群相比，肿瘤患者和幸存者的抗心律失常更具挑战。AF 时提供抗凝治疗必须权衡利弊。例如，血小板减少或贫血患者使用抗凝药明显增加出血风险。在某些情况下，给予 AF 的肿瘤患者直接口服抗凝剂（DOAC）被认为是安全的，并优于华法林。与华法林相比，使用 DOAC 的患者，出血和中风的发生率相似或较低，静脉血栓栓塞的发生率更低。伊布鲁替尼诱导的 AF，抗凝治疗可能特别复杂。由于对糖原Ⅵ胶原激活途径的影响，导致抑制血小板聚集，伊布鲁替尼增加了大出血的风险。在接受伊布鲁替尼治疗的 MCL 患者中，2%接受维生素 K 拮抗剂的患者出现了创伤性硬膜下血肿。此外，伊布鲁替尼对细胞色素 CYP3A4 的影响可能导致某些药物的浓度增加，包括华法林和因子Ⅹa 抑制剂，如利伐沙班和阿哌沙班，导致出血的风险更高。在肾功能不佳和使用抗凝解毒剂的肿瘤患者中，进一步评估 DOAC 的安全性，可以更好地指导在高风险人群中使用这些药物。此外，还需要进一步的研究来筛选药物相互作用较少和安全性更高的抗凝血剂。抗凝血剂的使用必须达到标准剂量，如无明确指征或测量药物浓度，不必减量。由于许多抗肿瘤药物与 DOAC 可能存在相互作用，因此用药前需仔细核对。

2. 抗心律失常药

对于有症状的 AF 患者或心力衰竭患者，需维持窦性心律，肿瘤患者也是如此。此外，需注意抗心律失常药物与抗肿瘤药物之间的相互作用，例如，胺碘酮可以增加伊布鲁替尼的毒性，而伊布鲁替尼可以增加地高辛水平。此外，钙通道阻滞剂，如地尔硫䓬和维拉帕米是 CYP3A4

的中度抑制剂，因此可以导致伊布鲁替尼浓度的增加。

（二）单克隆抗体药物超敏反应和过敏反应的处理

当怀疑 DHR 反应为免疫球蛋白 E（IgE）介导，应对皮肤进行检测。如果皮肤试验是阴性、在反应过程中获得的胰蛋白酶水平在正常范围内和（或）临床病史不符合 IgE 介导的过敏反应，可以逐渐增加给药量。可在医疗监测下，给予患者总剂量的十分之一，如果没有过敏反应发生，将剩余药量全部给予患者。如果出现过敏反应，患者需要接受脱敏治疗。单克隆抗体 RDD 的快速药物脱敏是一种新的治疗选择，它使患者能够在接受完整治疗剂量的同时防止过敏反应。到目前为止，该疗法已成功应用于多种单抗的脱敏治疗。

参 考 文 献

董斐斐，傅维佳，秦永文，等. 2020. 嵌合抗原受体 T 细胞治疗的心血管毒性. 临床心血管病杂志，36（1）：83-85.

胡大勇，丁乐，黄文琴. 2020. 血液系统恶性肿瘤化疗后发生不良事件的危险因素分析. 实用临床医药杂志，24（2）：55-57.

朱雨，钱思轩. 2018. 酪氨酸激酶抑制剂治疗慢性髓性白血病不良反应发生风险的 Meta 分析. 中国循证医学杂志，18（12）：1318-1328.

Gomes E，Cardoso MF，Praça F，et al. 2004. Self-reported drug allergy in a general adult Portuguese population. Clin Exp Allergy J Br Soc Allergy Clin Immunol，34（10）：1597-1601.

Niels Wcj van de Donk，Bronno van der Holt，Monique C Minnema. 2018. Thalidomide before and after autologous stem cell transplantation in recently diagnosed multiple myeloma（HOVON-50）：long-term results from the phase 3，randomised controlled trial. Lancet Haematol，5（10）：e479-492.

Sarit Assouline，Valeria Buccheri，Alain Delmer. 2016. Pharmacokinetics，safety，and efficacy of subcutaneous versus intravenous rituximab plus chemotherapy as treatment for chronic lymphocytic leukaemia（SAWYER）：a phase 1b，open-label，randomised controlled non-inferiority trial. Lancet Haematol，3（3）：e128-138.

（万　琪）

第二章

血液病健康评估与管理

血液病患者的生存质量（quality of life，QOL）包含一般健康状况、心理状态、社会生活状态及生活的满意程度，改善生存质量是评价血液病疗效的重要指标之一。

第一节　日常生活活动能力评估

日常生活活动能力（activities of daily life，ADL）是从事家庭（或医疗机构内）和社区中反复进行的、最基本的、最具有共性的活动的能力，是为了照料自己的衣、食、住、行、个人卫生整洁和独立的社区活动所必需的一系列的基本活动能力。血液病患者因各种原因导致造血系统异常，以贫血、出血、感染为疾病特征，病情较重的恶性血液病患者因长期放疗、化疗等会导致 ADL 严重下降，评估血液病患者的 ADL 不仅是确定能否独立及独立程度指标，也是判定治疗效果和预后的指标。

ADL 评估分为基本的或躯体的日常生活活动能力、工具性日常生活活动能力和行为状态活动能力评估。

一、基本的或躯体的日常生活活动能力评估

基本的或躯体的日常生活活动能力（basic or physical ADL，BADL 或 PADL）指日常生活中与穿衣、进食、保持个人卫生等自理活动和坐、站、行走等身体活动有关的基本活动，常用评定有 Barthel 指数、Katz 指数、PULSES、修订的 Kenny 自理评定等。Barthel 指数评定量表见表 2-1。

表 2-1　Barthel 指数（BI）评定量表

序号	项目	完全独立	需部分帮助	需极大帮助	完全依赖
1	进食	10	5	0	—
2	洗澡	5	0	—	—
3	修饰	5	0	—	—
4	穿衣	10	5	0	—
5	控制大便	10	5	0	—

序号	项目	完全独立	需部分帮助	需极大帮助	完全依赖
6	控制小便	10	5	0	—
7	如厕	10	5	0	—
8	床椅转移	15	10	5	0
9	平地行走	15	10	5	0
10	上下楼梯	10	5	0	—

二、工具性日常生活活动能力评估

工具性日常生活活动能力（instrumental ADL，IADL）是指在社区中独立生活所需要的关键性的较高级的技能，如做家务杂事、炊事、采购、骑车或驾车、处理个人事务等，大多需要借助或大或小的工具进行，常用评定有功能活动问卷（the functional activities questionnaire，FAQ）、快速残疾评定量表（rapid disability rating scale，RDRS）等。

三、行为状态活动能力评估

行为状态（PS）是用半定量法评估的患者致残的程度。在临床试验中评估患者可比性，确定患者可否耐受细胞毒性治疗，以及评估治疗效果等方面，行为状态都是重要指标。表 2-2 卡诺夫斯基分级列出了测量行为状态的一套好的标准，有时也使用美国东部肿瘤协作组提出的简化版本（表 2-3）。

表 2-2　行为状态分级标准（卡诺夫斯基分级）

能够进行正常活动，不需特别护理

　　100%正常；无主诉，无疾病迹象

　　90%能够进行正常活动，轻微疾病体征或症状

　　80%正常活动费力，有些疾病体征或者症状

不能工作，能在家生活，大多数个人生活需求可自理；需要不同程度扶助

　　70%生活能自理，不能正常活动或做体力活

　　60%偶尔需要扶助，但大部分个人需求可自理

　　50%需要相当多的扶助，经常需要医疗护理

生活不能自理，需要相当于护理机构或医院的护理；疾病可能快速恶化

　　40%丧失活动能力，需要特殊护理和扶助

　　30%严重丧失活动能力，虽不至于马上有生命危险，但需住院

　　20%非常虚弱，必须住院和积极支持治疗

　　10%濒死，生命过程即将结束

　　0 死亡

表 2-3 美国东部肿瘤协作组行为状态分级

级别	活动能力
0	完全活动自如，病前所有活动不受限
1	体力要求高的活动受限，但能行走，并能进行轻微或坐姿工作，如轻微家务、办公室工作
2	能行走，生活自理，但不能承担任何体力活，非睡眠时一半以上时间可站立行走
3	生活自理能力有限，非睡眠时一半以上时间只能坐或卧
4	完全失去活动能力，生活完全不能自理，只能完全坐或卧
5	死亡

参 考 文 献

陈竺，沈杨. 2018. 威廉姆斯血液学. 第 9 版. 北京：人民卫生出版社：3-36.

（朴红兰）

第二节　躯体健康评估

要全方位评估血液病患者的躯体健康状况，包括贫血或出血引起的全身机体功能障碍、骨质疾病的骨质疏松或骨折并发症、免疫力低下而易感染等各种临床症状。

收集血液病患者目前与既往的病史，血液病对日常生活、社会活动能力的影响等方面的资料。询问病史、收集体检信息是对临床疾病进行评估的重要起点。

一、基 本 情 况

基本情况包括姓名、性别、出生日期、民族、婚姻状况、职业、文化程度、籍贯、家庭住址及联系方式、宗教信仰、医疗费用等支付方式及入院时间等方面的资料。

二、健 康 状 况

健康状况包含既往健康状况和目前健康状况。既往健康状况包含既往史，手术与外伤史，食物、药物、花粉过敏史，用药史等。目前健康状况包含疾病的严重程度、疾病发生时间、有无症状加重、治疗状况与恢复程度、当前疾病对日常生活的影响等。

血液病是全身性疾病，常见于其他疾病的并发症。如贫血引起的面色苍白、乏力、心悸和气促，长期卧床引起的失用性症候群，感染，骨质疾病并发症等；血液病本身的出血、血栓，如鼻出血、牙龈出血、血尿、便血、月经过多、四肢血栓、静脉炎等。

三、体格检查

血液病患者随病情需要定期进行全面的健康检查，针对不同血液病的疾病特点，有目的、有重点地进行检查。

（一）一般状况

（1）体重：体重减轻是很多严重血液病的常见伴随症状，大多数血液病并不表现为明显的体重减轻。儿童血液病需要关注身高与体重生长曲线范围。

（2）疲劳、不适和虚弱：在体质和精神疾病中比较常见，对其评估也非常复杂。在有严重疾病的患者中，这些症状可能是发热、肌肉消耗或其他相关情况引起的。中度或重度贫血患者经常出现疲劳、不适或虚弱，这些症状也可见于血液系统恶性肿瘤。缺铁，甚至并没有明显贫血的缺铁也可出现疲劳或虚弱。缓慢发展的慢性贫血，患者可能并未意识到体能下降，或其他活动能力丧失，只是在经过适当治疗获得缓解后才回顾起来。

（3）无力：可伴随贫血或恶性疾病过程的消耗，常表现为全身无力或体能下降。局部身体无力也可能由血液系统疾病并发神经系统异常所致。

（二）意识状态

意识状态反应对周围环境及自身所处状况的识别能力，有助于判断颅内病变与代谢性疾病。血液病患者因贫血，脑供血不足会影响智力，需评估血液病患者的观察力、注意力、记忆力、思维能力等，常用智力测验（intelligence test）衡量智力水平高低。

参 考 文 献

陈竺，沈杨. 2018. 威廉姆斯血液学. 第 9 版. 北京：人民卫生出版社：3-36.

（刘东哲）

各　论

第三章

红细胞疾病

第一节　缺铁性贫血

当机体对铁的供求失衡，引起体内储存铁耗尽，而影响血红蛋白的合成，导致红细胞内铁缺乏，最终即引起缺铁性贫血（iron-deficiency anemia，IDA）。

缺铁性贫血的病因可分为生理性和病理性两种类型。生理性缺铁主要由需求量增加及摄入量不足导致，如生长发育迅速的婴幼儿、青少年、妊娠期妇女、月经量多的女性及饮食结构不合理者；病理性缺铁主要由于吸收不良及慢性失血导致，胃肠疾病如腹腔疾病和炎症性肠病（IBD）、慢性肾脏疾病（CKD）、癌症、慢性心力衰竭（CHF）、子宫肌瘤、宫内节育器、寄生虫感染、肝病、痔疮出血等，均增加贫血和缺铁的风险。在 CHF 中，缺铁与病死率增加有关，而不管血红蛋白（Hb）水平如何。缺铁还与反应性血小板增多有关，可能增加血栓栓塞事件的风险。缺铁患者还可出现不宁腿综合征（RLS）、生存质量下降、疲劳、认知功能受损和不孕，可能通过铁治疗逆转。

贫血的发病率为 25%，占全球疾病总负担的 8.8%。缺铁是贫血的主要原因，亦是发展中国家最常见的贫血类型，在婴幼儿、育龄期女性中更为常见。贫血的患病率随着年龄的增长而增加，在医院环境中也是如此。

根据缺铁性贫血的证候特点，中医学将其归属于"虚劳""萎黄""血虚"等范畴。中医学理论认为，本病多因先天禀赋不足、饮食不节、劳累过度、长期失血与虫积等致肾精不足，脾胃虚弱，或因长期失血或虫积胃肠从而使气血亏虚。在《灵枢》中即有相关论述，曰："中焦受气取汁，变化而赤，是谓血。"《脾胃论》曰："脾胃不足，皆为血病。"

一、临　床　表　现

贫血常见表现有乏力、食欲缺乏、易倦、眩晕、头痛、记忆力减退、注意力不集中、皮肤黏膜苍白、耳鸣、气短等，甚至发生贫血性心脏病，但贫血纠正后心悸等症状即消失。

缺铁性贫血患者多有相应原发病的表现，如消化性溃疡、痔疮及消化系统肿瘤者有腹部不适、消瘦、血便等症状；血管内溶血者出现血红蛋白尿；寄生虫感染者有大便性状改变、腹痛等表现；妇女月经量过多。

组织缺铁的表现是缺铁性贫血患者的特异表现，主要表现为精神行为异常，如异食癖、烦躁、注意力不集中、易怒；活动耐力及体力下降；感染的发生概率增加；舌乳头萎缩、舌炎、口角皲裂、吞咽困难；儿童生长发育延迟、智力发育受阻；皮肤干燥；毛发干枯；指（趾）甲无光泽、薄而易裂，重者指（趾）甲表现为匙状甲。

二、实验室检查

（一）血象

血涂片中可见红细胞体积小、呈低色素性表现即中央淡染区扩大。网织红细胞计数多正常或轻度增高。白细胞计数可正常或减低。血小板计数可正常、增高或减低。平均红细胞体积（MCV）低于80fl，平均红细胞血红蛋白量（MCH）小于27pg，平均红细胞血红蛋白浓度（MCHC）小于32%，为典型的小细胞低色素性贫血。

（二）骨髓象

骨髓增生活跃或明显活跃，尤以红系增生为甚，以中、晚幼红细胞为主，可见"核老质幼"现象，即细胞体积小、胞质少、边缘不整齐。骨髓涂片铁染色后，骨髓小粒可染铁消失，幼红细胞内铁小粒减少或消失，铁粒幼细胞少于15%。

（三）其他相关检查

血清铁降低，血清铁蛋白降低，总铁结合力增加，转铁蛋白饱和度降低，血清转铁蛋白受体浓度增加（＞26.5nmol/L即可诊断缺铁）。红细胞内卟啉代谢异常，红细胞游离原卟啉（FEP）＞0.9μmol/L（全血），血液锌原卟啉（ZEP）＞0.9μmol/L（全血）。

三、诊　断

WHO将贫血定义为男性成人的Hb低于130g/L，未怀孕的女性成人低于120g/L，孕妇低于110g/L。Hb水平可能因年龄和种族而异，吸烟者和海拔较高的居民可能有较高的基线Hb水平，参加耐力运动可能改变Hb水平。缺铁可分为储铁缺乏（ID）、缺铁性红细胞生成（IDE）和IDA三个阶段，各阶段的诊断标准如下：

（一）ID

ID的诊断标准：①血清铁蛋白＜12μg/L；②骨髓铁染色显示骨髓小粒可染铁消失，铁粒幼细胞少于15%；③Hb及血清铁等指标尚正常。

（二）IDE

IDE的诊断标准：①ID的①+②；②转铁蛋白饱和度＜15%；③FEP/Hb＞4.5μg/g；④Hb尚正常。

（三）IDA

IDA 的诊断标准：①IDE 的①+②+③；②小细胞低色素性贫血：男性 Hb＜120g/L，女性 Hb＜110g/L，孕妇 Hb＜100g/L；MCV＜80fl，MCH＜27pg，MCHC＜32%。

四、西医治疗

无论缺铁是否达到贫血的程度，都应及时进行铁替代治疗，可有效改善患者的生存质量和身体状况，并减轻疲劳和认知缺陷。研究已经证明，给予缺铁的 CHF 患者补充铁剂是有益的。治疗 CKD、CHF 或癌症患者 IDA 应与适当的专家一起进行，因为可能适用不同的指南。寻找并根除病因，补足储铁是 IDA 的治疗原则。单纯营养不足导致的 IDA，较易恢复正常。继发于其他疾病者，取决于原发病的治疗。

（一）寻找缺铁原因

一旦诊断为 IDA，就应该确定缺铁的原因，因为潜在的情况可能需要立即治疗（如胃肠道恶性肿瘤），并且不去除病因，贫血极容易复发。婴幼儿、青少年、妊娠及育龄期妇女铁摄入不足引起的 IDA，应改善膳食，增加铁的摄入量，补充含铁食物，如绿叶蔬菜、瘦肉、动物内脏等，育龄期女性可以预防性补充铁剂，补充铁元素 60mg/d；消化性溃疡引起者应给予抑酸护胃治疗；寄生虫感染者给予驱虫治疗；恶性肿瘤者应给予放、化疗或手术治疗；月经过多者应寻找月经增多的原因并调理月经。妊娠期女性应规范产前检查，孕早期即筛查 Hb 及血清铁水平并定期复查 Hb，轻中度贫血者以口服铁剂治疗为主，并进食富含铁的食物，改善饮食。如果贫血严重，可以考虑引起缺铁的胃肠道原因。在怀孕期间适当补充铁可以防止与严重贫血相关的并发症［如胎儿和（或）产妇死亡、早产和自然流产］。当口服铁加重妊娠相关恶心呕吐时，静脉注射铁是一种安全有效的替代方法。如果治疗没有足够的反应，分娩后可以考虑进一步的胃肠评估。诊断为 IDA 的 50 岁以上、有胃肠癌家族史或胃肠道恶性肿瘤风险增加的患者应进行食管胃十二指肠镜（EGD）和结肠镜评估。男性 Hb 水平低于 130g/L，也应进行检查，因为男性贫血患者胃肠道恶性肿瘤风险增高。同样，女性 Hb 水平低于 100g/L 也增加了胃肠道癌症的风险。

患者病史中的相关要点包括饮食（如素食）、非甾体消炎药物的使用、血液病家族史（珠蛋白生成障碍性贫血和出血障碍），最近潜在的失血原因（如分娩和手术），以及胃肠道疾病史。胃肠道疾病是男性和绝经后妇女 IDA 的主要原因，仅次于绝经前妇女的月经失血。月经过多影响大约 30%的育龄妇女。口服铁剂是有效的，但更严重的出血可能需要切换静脉产品，以达到积极的铁平衡。如果经过静脉铁治疗和失血的充分管理，IDA 仍然存在，则应考虑进一步的胃肠道检查。

为了减少不必要的检测，我们提出了一种诊断算法，以区分哪些患者需要广泛的胃肠评估，没有进一步诊断评估的铁疗法可能是在耐力运动员、频繁献血者和孕妇中开始的，这些人群易患 IDA。

（二）口服铁

口服铁剂中无机铁以硫酸亚铁为代表；有机铁包括右旋糖酐铁、琥珀酸亚铁、葡萄糖酸亚铁、富马酸亚铁、山梨醇铁和多糖铁复合物等；除以上铁剂外，传统中医中药如健脾生血片/颗粒，其中元素铁含量20mg/片，对胃肠道刺激小。应注意，若无明显胃肠道反应，一般不将铁剂与食物同时服用，且进食谷类、乳类和茶等会抑制铁剂的吸收，鱼、肉类、维生素C可加强铁剂的吸收，口服铁的剂量见表3-1。

表3-1　常用口服铁剂的含铁量及用法用量

常用口服铁剂	含铁量（mg/片）	用法用量
多糖铁复合物	150	每次1~2片，每日1次
硫酸亚铁	60	每次1片，每日3次
硫酸亚铁缓释片	50	每次1片，每日1次
富马酸亚铁	60	每次1~2片，每日3次
葡萄糖酸亚铁	36	每次1~2片，每日3次
琥珀酸亚铁	33	每次2片，每日3次

口服铁剂有效的表现：外周血网织红细胞增多，开始服药后5~10天为高峰，2~3周降至正常水平，血红蛋白浓度于2周后上升，一般2个月左右恢复正常，血红蛋白恢复正常后铁剂至少持续服用4~6个月，待铁蛋白正常后停药。

肠道对铁的吸收有限，缺铁后期口服铁100mg的最大吸收率为20%~25%。潜在的缺铁性贫血和缺铁性贫血分别对应10%和13%的平均吸收率，而健康男性和健康女性吸收率仅为5%和5.6%，而残留在肠腔中的铁可能导致黏膜损伤。此外，剂量依赖性胃肠道副作用阻碍患者的依从性，因此，应调整剂量以提高患者耐受性。虽然剂量通常为每天100~200mg的元素铁，但实际上每天补充15~30mg元素铁，即可满足患者的需要。

每天口服100mg元素铁，持续4~6周Hb无变化，或上升<10g/L者，可能有以下原因：①诊断有误；②患者未能按医嘱服药；③存在持续出血；④存在影响铁吸收的因素，如胃十二指肠溃疡、小肠术后、胃肠解剖部位异常等；⑤同时伴有感染、炎症、恶性肿瘤、肝病等；⑥所用口服铁剂不能很好吸收等。

（三）静脉铁

静脉铁治疗缺铁性贫血非常有效，当无法耐受口服铁剂、肠道摄取受损（如腹腔疾病、自身免疫性胃炎、慢性病贫血或胃或十二指肠切除）而口服吸收不良、铁损失较大和（或）持续（如有月经过多、消化道出血或手术后），铁需求量超过口服铁能满足的最大量时，可静脉注射铁剂，首次用药者须给予试验剂量，无过敏反应者可给足量治疗。

铁的总需要量按以下公式计算：所需补铁量（mg）=［目标Hb浓度-实际Hb浓度（g/L）］×3.4×体重（kg）×0.065×1.5（3.4：每千克Hb含铁约3.4g；0.065：人每千克体重含血量约0.065L；1.5：将补充储存铁考虑在内）。

口服铁与静脉铁对比见表3-2。

表 3-2　口服铁与静脉铁对比

给药途径	优点	缺点
静脉	疗效确定，无须强调患者依从性	急性并发症多见（恶心、低血压、过敏反应）；氧化应激损伤；加重感染；抑制白细胞功能；易铁超载；给药时需要医疗监护
口服	降低静脉铁剂和红细胞生成刺激剂所需剂量；相对安全，给药方便；可作为磷结合剂使用（枸橼酸铁）	需要强调患者依从性；胃肠道不良反应率较高；疗效不稳定

（四）输血

慢性缺铁性贫血应高度限制输血，对于血流动力学不稳定的活动性出血患者或对于危重贫血（Hb＜70g/L）、急性心肌缺血或所有其他治疗方法不能纠正贫血的患者可以考虑输血。严重心血管疾病患者，可以适当提高输血标准。输血只是一种暂时的解决方案，适当的管理应该包括对潜在病情的识别和治疗。此外，静脉铁和促红细胞生成素（如有必要）应一起使用，以纠正和维持 Hb 水平和铁储存，并防止后续输血的需要。

五、中医辨证论治

（一）辨证要点

本病一般病程较长，应辨明主次、轻重缓急。初起病在脾胃，以虚证为主，可见食少腹胀、便溏等症。随着疾病的发展，累及于心，致心脾两虚，可见心悸气短、失眠健忘等症。若日久不愈，致肾精亏虚，可见腰膝酸软、头晕耳鸣等症。

（二）证治分型

1. 脾胃气虚证

临床表现：面色萎黄，形体消瘦，食少便溏，倦怠乏力，口唇、爪甲色淡，舌淡，苔薄，脉细弱。

治法：补脾和胃，益气养血。

方药：香砂六君子汤合当归补血汤加减。香砂六君子汤出自《古今名医方论》，由人参、白术、茯苓、甘草、陈皮、半夏、砂仁、木香组成。方中人参、白术、茯苓、甘草有益气健脾之力，配伍陈皮、半夏、砂仁、木香可兼燥湿化痰、行气止痛之功。当归补血汤出自《内外伤辨惑论》，由黄芪、当归两味药组成。方中重用黄芪，使气旺血生，且能大补脾胃之气；当归养血和血，二药相配可补气生血。加减：泄泻肠鸣者，加葛根、怀山药；腹痛喜温、畏寒肢冷者，加干姜、桂枝。

2. 脾肾阳虚证

临床表现：面色萎黄，唇甲色淡，畏寒肢冷，眩晕，耳鸣，便溏，舌淡有齿痕，苔薄少，脉沉细。

治法：温补脾肾，益气养血。

方药：右归丸加减。右归丸出自《景岳全书》，由熟地黄、山药、山茱萸、枸杞子、菟丝子、鹿角胶、杜仲、肉桂、当归、附子组成。方中附子、肉桂、鹿角胶温壮元阳，补益精血，共为君。熟地黄、山茱萸、枸杞子、山药滋阴补髓，益肾健脾，共为臣药。菟丝子、杜仲补益肝肾；当归养血和血，共为佐。加减：脾气虚者，加黄芪、白术益气健脾；食积者加焦山楂、鸡内金以开胃消食；血虚甚者，加紫河车、阿胶。

3. 心脾两虚证

临床表现：心悸气短，失眠多梦，食少纳呆，面色萎黄，倦怠乏力，舌淡，苔白，脉细弱。

治法：健脾养心。

方药：归脾汤加减。归脾汤出自《济生方》，由白术、茯神、黄芪、龙眼肉、酸枣仁、人参、木香、甘草、当归、远志组成。方中黄芪补益脾气，龙眼肉补气养血，二药共为君。人参、白术益气健脾；当归补血养心，酸枣仁宁心安神，共为臣。茯神安养心神，远志宁神益智，配以木香醒脾气，共为佐。甘草补益心脾，调和诸药，为佐使。加减：严重失眠者，加石菖蒲、夜交藤；严重心悸、心慌者，适当加用生龙骨、生牡蛎、珍珠母。

4. 肝肾阴虚证

临床表现：神疲乏力，头晕耳鸣，腰膝酸软，五心烦热，失眠、盗汗，舌红少苔，脉细数。

治法：滋补肝肾，益气生血。

方药：归芍地黄丸加减。归芍地黄丸出自《景岳全书》，由当归、白芍、熟地黄、山药、山茱萸、牡丹皮、茯苓、泽泻组成。方中熟地黄滋阴补血，是治疗肝肾阴虚的要药；山茱萸补肝肾，涩精气；山药补脾益阴，滋肾固精。当归、白芍补肝之阴血，养血和营；牡丹皮凉血活血，降相火；茯苓、泽泻渗湿泻浊。加减：阴亏较重者，加鹿角胶、龟板胶、菟丝子。

5. 肠道虫积证

临床表现：面色萎黄，脘腹胀满，恶心欲吐，时常腹痛，消谷善饥，喜食异物，或吐或便虫体。舌体胖大，舌质淡红，舌苔薄白，脉细弱。

治法：健脾驱虫。

方药：四君子汤合化虫丸。药用党参、白术、茯苓、槟榔、鹤虱、苦楝根、枯矾、炒胡粉、使君子、芜荑。加减：腹中冷痛者，加细辛、白芍、甘草；恶心呕吐者，加半夏、生姜、陈皮。

六、康 复 治 疗

（一）饮食和用药指导

饮食上要荤素搭配，营养均衡，饮食中补铁甚为重要，保证足够热量、蛋白质、维生素及铁量丰富的饮食，如动物肝脏、瘦肉类、菠菜等食物。增加铁的吸收，口服铁剂对胃有刺激作用，可以改为餐中或餐后服药，只要服药后无严重恶心、呕吐和食欲不振，都要坚持服药，服用铁剂前告知患者大便会变黑，是正常现象，不必担心。

（二）活动指导

患者根据病情做好休息与活动的自我调节，轻、中度贫血患者，活动量以自觉症状有无疲劳为度。观察是否有头晕、乏力、心悸、气短等症状，并定期检查红细胞计数及 Hb，若活动时心率≥100 次/分或出现明显心悸、气促症状，应立即停止活动。重度贫血者要卧床休息，以适量的床上活动为主，静息状态下呼吸与心率若有变化，要及时就医。

（三）预防疾病指导

提高对高危人群的预防意识，常见的高危人群有以下四种：婴幼儿铁缺乏会生长迟缓，体重减轻，要及时添加辅食，通过奶粉或饮食补充铁；生长发育期的青少年补充含铁丰富的食物，避免挑食或偏食；患有铁吸收不良的相关疾病，如慢性胃炎、痔疮出血、钩虫病等应积极治疗；妊娠期与哺乳期女性，应增加食物铁的补充，必要时考虑预防性补充铁剂。近年来，随着饮食、生活的改变，如代谢综合征和糖尿病饮食的宣传影响饮食上的铁摄取不利、为省时间买现成的食品和外食而导致含铁的食物摄取量减少，尤其女性的体重指数不断下降，为了解决铁摄取不足的问题，需要增加含铁食品的摄取。通过宣传要加强对铁缺乏的意识，提倡在食品中加入铁。在谷物中添加铁、果汁中添加铁后，女性因月经而导致的缺铁性贫血发生率降低。若自觉有乏力、易疲劳、注意力不集中、发困等贫血症状时有必要积极采取铁摄取不足的对策，尽早发现缺铁的原因，及时到医院进一步检查，确定病因后采取针对性治疗，才能获得良好的疗效。

参 考 文 献

李冀，连建伟. 2016. 方剂学. 北京：中国中医药出版社：132，137，143.

内田立身. 2004. 日本女性贫血最近动态及成因. 临床血液，45：1085-1089.

邵宗鸿. 2018. 内科学. 第9版. 北京：人民卫生出版社：541-543.

孙伟正，孙凤，孙岸弢. 2017. 中医血液病学. 北京：人民卫生出版社：59-70.

吴勉华，王新月. 2012. 中医内科学. 北京：中国中医药出版社：407-416.

小阪昌明. 2012. 我国缺铁性贫血女性增加和营养. 四国医誌，68：13-18.

邢莉民. 2018. 铁缺乏症和缺铁性贫血诊治和预防多学科专家共识. 中华医学杂志，98（28）：2233-2237.

周琦浩，朱里洁，童露露. 2020. 缺铁性贫血的中医证型及用药规律分析. 湖南中医杂志，36（4）：129-131.

Kristine Jimenez, Stefanie Kulnigg-Dabsch, Christoph Gasche. 2015. Management of Iron Deficiency Anemia. Gastroenterol Hepatol （NY），11（4）：241-250.

Zimmerma M B，Hurrell R F. 2007. Nutritionaliron deficiency. Lancet，370：511-520.

（罗梅宏）

第二节 巨幼细胞贫血

巨幼细胞贫血（megaloblastic anemia，MA）是一种因叶酸、维生素 B_{12} 缺乏及某些影响核苷酸代谢的药物导致细胞核脱氧核糖核酸合成障碍进而引起的贫血。因本病的幼红细胞DNA 合成障碍，也称为幼红细胞增殖异常性贫血。

根据巨幼细胞贫血的临床特点，可归属于中医学"虚劳"范畴。

本病多发生于经济不发达地区，食用新鲜蔬菜及肉类较少的人群多见，叶酸缺乏者多见于山西、陕西及河南等地区，维生素 B_{12} 缺乏或有内因子抗体者多见于欧美国家。单纯维生素 B_{12} 摄入不足仅见于长期严格素食者，妊娠期女性，婴幼儿，溶血性贫血、感染、甲状腺功能亢进及恶性肿瘤患者常因维生素 B_{12} 需要量增加而出现巨幼细胞贫血。叶酸摄入不足主要见于新鲜蔬菜及动物蛋白质摄入不足者，叶酸摄入减少见于酗酒者，需要量增加见于婴儿、儿童及妊娠期和哺乳期女性，也见于慢性溶血、骨髓增殖症、恶性肿瘤、甲状腺功能亢进及剥脱性皮炎患者，慢性酒精性肝硬化患者叶酸摄入和储存均减少。

一、临床表现

本病患者一般有贫血症状，如疲倦、乏力、头晕耳鸣、记忆力衰退、面色苍白、耐力下降、头晕、心悸、稍事活动或情绪激动即有胸闷、气短等；重度贫血者伴有全血细胞减少，进而出现出血及反复感染的症状。轻度黄疸见于少数病例。

部分患者伴有消化系统的相应表现，因胃肠道黏膜萎缩而引起食欲不振、恶心、呕吐、腹胀、腹泻或便秘；因口腔黏膜、舌乳头萎缩而出现舌炎，可表现为"牛肉样舌"。

神经系统表现和精神症状可见，如深感觉障碍、对称性远端肢体麻木、步态不稳、共济失调、嗅觉和味觉下降、肌张力增加、锥体束征阳性、腱反射亢进、视力下降、黑矇，严重者可出现大、小便失禁等。易怒、妄想等精神症状发生于叶酸缺乏者。抑郁、记忆力下降、失眠、幻觉、妄想及精神错乱等症状发生于维生素 B_{12} 缺乏者。

二、实验室检查

（一）血象

本病患者呈大细胞性贫血，MCV 及 MCH 增高，MCHC 正常。血涂片中可见大小不等、中央淡染区消失的红细胞，可有大椭圆形红细胞及点彩红细胞等。中性粒细胞核分叶过多。网织红细胞计数可正常或轻度增高，重者可见全血细胞减少。

（二）骨髓象

本病患者骨髓增生活跃或明显活跃。骨髓内出现巨幼红细胞、粒细胞及巨核细胞系列；红系显著增生，呈胞体大，胞质比胞核成熟的巨幼样变，为本病的特点之一；巨核细胞分叶过多，体积增大。常可见骨髓铁染色增多。

（三）其他相关检查

血清叶酸、维生素 B_{12} 含量下降，胃酸降低，内因子抗体及维生素 B_{12} 吸收试验（Schilling 试验，又称希林试验）呈阳性，尿高半胱氨酸 24 小时排泄量增加，血清间接胆红素可增高。

三、诊　断

①有叶酸、维生素 B_{12} 缺乏的病因及临床表现；②外周血呈大细胞性贫血，中性粒细胞核分叶过多；③骨髓呈典型的巨幼样改变，无其他病态造血表现；④血清叶酸和（或）维生素 B_{12} 水平降低；⑤试验性治疗有效。叶酸或维生素 B_{12} 治疗 1 周左右网织红细胞上升者，应考虑叶酸或维生素 B_{12} 缺乏。

四、西 医 治 疗

多数患者预后良好。积极纠正偏食及不良饮食习惯。对于有胃肠道疾病、自身免疫病等疾病的患者，应积极治疗原发病。对于叶酸缺乏者，应口服叶酸，每次 5~10mg，每日 3 次，直至贫血表现完全消失；若合并维生素 B_{12} 缺乏者需同时注射维生素 B_{12}。对于维生素 B_{12} 缺乏者，可肌内注射维生素 B_{12}，每次 500μg，每周 2 次；或口服维生素 B_{12} 片剂，每次 500μg，每日 1 次，直至血象恢复正常；伴有神经系统症状者，治疗应维持 0.5~1 年；伴恶性贫血者，应终身治疗。婴幼儿应及时添加辅食，青少年及妊娠妇女等高危人群应多补充新鲜蔬菜，也可口服小剂量叶酸和维生素 B_{12} 进行预防。应用甲氨蝶呤、乙胺嘧啶、甲氧苄啶、对氨基水杨酸钠、新霉素、秋水仙碱、二甲双胍、苯乙双胍等药物治疗的患者，应同时补充叶酸和维生素 B_{12}。

五、中医辨证论治

（一）辨证要点

本病多由饮食、先天禀赋、劳倦、情志、久病等因素，导致水谷精微化生不足，不足以荣养机体进行正常的生理活动。若有面色萎黄，食少腹胀，便溏的表现，应属脾胃虚弱。若有腰膝酸软，手足心热，盗汗，则应属肝肾阴虚。

（二）证治分型

1. 脾胃虚弱证

临床表现：面色萎黄，食少腹胀，倦怠乏力，形体消瘦，便溏，舌红，少苔，脉缓。

治法：益气健脾。

方药：归脾汤加减。归脾汤出自《济生方》，由白术、茯神、黄芪、龙眼肉、酸枣仁、人参、木香、甘草、当归、远志组成。方中黄芪大补脾气；龙眼肉补益心脾、益气养血、安心神，共为君。人参大补元气，白术补脾益气，当归养血和血，酸枣仁宁心安神，共为臣。茯神安心神，远志宁神益智，木香理气醒脾，共为佐。甘草调和诸药，为佐使。加减：若腹胀便溏重，加陈皮、砂仁。

2. 肝肾阴虚证

临床表现：腰膝酸软，头晕耳鸣，心烦失眠，手足心热，盗汗，舌红，少苔，脉细数。

治法：滋补肝肾。

方药：左归丸加减。左归丸出自《景岳全书》，由熟地黄、山药、枸杞子、山茱萸、牛膝、菟丝子、鹿角胶、龟胶组成。方中熟地黄、山茱萸、山药滋阴补肾，固守精气；龟胶、枸杞子、菟丝子、牛膝补益肝肾，强腰膝；鹿角胶取"阳中求阴"之义，益精血。加生地黄、沙参、麦冬、川楝子滋阴疏肝。

六、康 复 治 疗

（一）饮食和用药指导

饮食上增加含叶酸和维生素 B_{12} 丰富的食物的摄入，叶酸在新鲜蔬菜、水果等中含量丰富，维生素 B_{12} 缺乏多吃动物肝、肉类和鱼类等。此外，叶酸不耐热，烹调时间过长，容易破坏，影响吸取。除了饮食上的补充营养以外，遵医嘱口服叶酸和肌内注射维生素 B_{12}，肌内注射偶有过敏反应，若发生头痛、发热、恶心、荨麻疹、虚脱和休克等现象，必须停止注射。

（二）活动指导

根据患者的病情轻重程度，在医护人员的指导下进行适当的运动，运动量以自觉有无疲劳为度，若有发热等感染风险的病情变化，停止运动训练。

（三）预防疾病指导

日常生活中若出现记忆力减退、易疲劳、口腔溃疡等症状，尽早就医检查。采取合理而均衡的饮食，纠正偏食，孕妇等高危人群需要预防性补充叶酸和维生素 B_{12}。饮食生活对于预防贫血很重要。饮食要规律，在年轻女性，减肥和绝食（特别是早餐）是贫血的主要原因。吃速食食品的习惯也需要改变。需均衡摄入主食、主菜、副菜以平衡营养素。主食为含有碳水化合物的食品（米饭、面包、面类等），主菜为含有大量优质蛋白质的食品（鱼类、肉类、鸡蛋、大豆制品等），副菜为含维生素和矿物质的食品（蔬菜类、海藻类等），可添加其他乳制品和水果类。选择含有优质蛋白质的食品很重要。蛋白质是血液中红细胞和 Hb 的重要营养素。一次摄取过多，并不能储存在身体里，所以每餐要把鱼贝类、肉类、鸡蛋、大豆制品、乳制品等作为主菜来食用，和缺铁性贫血一样，巨幼细胞贫血的饮食习惯也很重要。避免过度饮酒，选择富含维生素 B_{12} 和叶酸的食物。含维生素 B_{12} 的食品有牛肝、猪肝、鱼贝类、贝类、蛋黄、奶酪等。含叶酸的食品有牛肝、猪肝、蛋黄、大豆、纳豆、菠菜、西兰花等，一旦发生贫血需要在医师的引导下正确用药，辅助以饮食疗法并定期复查相关血液指标。

参 考 文 献

李冀，连建伟. 2016. 方剂学. 北京：中国中医药出版社：132，138.

邵宗鸿. 2018. 内科学. 第 9 版. 北京：人民卫生出版社：544-546.

孙伟正，孙凤，孙岸弢. 2017. 中医血液病学. 北京：人民卫生出版社：73-80.

吴勉华，王新月. 2012. 中医内科学. 北京：中国中医药出版社：407-416.

中华医学会. 2013. 维生素矿物质补充剂在营养性贫血防治中的临床应用：专家共识. 中华临床营养杂志，21（5）：1-20.

（王金环）

第三节　再生障碍性贫血

再生障碍性贫血（aplastic anemia，AA）是一种罕见的、免疫介导的造血障碍，是以骨髓有核细胞增生减低和外周两系或三系（全血）血细胞减少为特征的骨髓衰竭性疾病，属于骨髓造血衰竭（bone marrow failure，BMF）综合征的一种。根据患者的病情、血象、骨髓象及预后，通常将本病分为重型 AA（SAA）和非重型 AA（NSAA）。

AA 患者主要表现为全血细胞减少和骨髓造血功能低下，典型症状包括疲劳和容易出血；可能存在感染。AA 的发病年龄呈双峰分布，一个高峰在儿童中期到晚期，另一个在老年期。AA 发病率在我国为 0.74/10 万人口，男、女发病率无明显差异。在 AA 发病之前可以出现非病毒性肝炎的病史，也有报道 AA 与嗜酸性筋膜炎有关，也可能与应用氯霉素、抗癫痫药及免疫治疗相关，但与药物或毒素的因果关系可能很难确定。在疑似 AA 患者中，快速、准确的诊断和伴随的支持性护理是至关重要的。

目前认为 T 淋巴细胞异常活化、功能亢进，通过细胞毒性 T 细胞直接杀伤和（或）淋巴因子介导的造血干细胞过度凋亡引起的骨髓衰竭是获得性 AA 的主要发病机制。此外，遗传背景在 AA 发病及进展中也可能发挥一定作用，如端粒酶基因突变及其他体细胞突变等。由于 AA 患者长期生存的改善，可观察到其长期后遗症逐渐增加，如近 15% 的 AA 患者接受免疫抑制治疗（IST）后发展为 MDS 和 AML，这些后遗症与 AA 异常克隆相关。

AA 属中医学"虚劳""骨劳""热劳""血虚""血证""血枯""髓枯"等范畴。《金匮要略·血痹虚劳病脉证并治》首先提出"虚劳"病名。现代中医学将其命名为"髓劳"，认为其病变部位主要在骨髓，涉及脾、肾、肝。

一、临 床 表 现

AA 主要临床表现为骨髓造血功能低下、全血细胞减少所致的贫血、出血、感染。其中，SAA 起病急，进展快，病情重；少数可由 NSAA 进展而来。而 NSAA 起病和进展较缓慢，病情较 SAA 轻，呈慢性过程。

（一）贫血

常见面色苍白、乏力、头晕、心悸、活动后气短等，SAA 呈进行性加重。

（二）感染

多数患者有发热，NSAA 高热少见，感染相对易控制；SAA 高热常见。以上呼吸道感染最常见，菌种以革兰阴性杆菌和各类球菌常见，SAA 还常见金黄色葡萄球菌和真菌。

（三）出血

NSAA 出血倾向较轻，以皮肤、黏膜出血为主，内脏出血少见。SAA 皮肤、黏膜出血症状重，深部脏器出血常见，可见呕血、咯血、便血、血尿、阴道出血、眼底出血和颅内出血，常危及患者的生命。

二、实验室检查

（一）血象

全血细胞减少，SAA 呈重度正细胞正色素性贫血，网织红细胞百分数多在 5% 以下，且绝对值 $<15\times10^9/L$；白细胞计数多 $<2\times10^9/L$，中性粒细胞计数 $<0.5\times10^9/L$，淋巴细胞比例明显增高；血小板计数 $<20\times10^9/L$。NSAA 全血细胞减少程度不及 SAA。

（二）骨髓象

多部位骨髓增生减低或重度减低，粒、红系及巨核细胞减少或明显减少且形态大致正常，淋巴细胞及非造血细胞比例增高或明显增高，（多数）骨髓小粒空虚。骨髓铁染色示贮铁增多，中性粒细胞碱性磷酸酶染色示强阳性。

骨髓活检全切片增生减低，造血组织减少，脂肪组织和（或）非造血细胞增多，无异常细胞。

（三）细胞遗传学和分子生物学检查

AA 患者随着年龄的增长，基因突变发生率增加。二代测序证实近 50% 的 AA 患者存在克隆性造血，最常见的单基因突变为 *DNMT3A* 突变。大约 10% 的 AA 患者在疾病过程中发生细胞遗传学变化，最常见的是 7/del（7q）和 8 三体，以及 del（13q）和 6、15 和 21 染色体三体。第二种常见异常克隆的是 HLA 位点的丢失，这些位点位于获得性 6pCN-LOH 或 HLA I 类基因的失活突变区域，见于大约 17% 的 AA 患者。PNH 克隆和 HLA 丢失的存在都与免疫逃逸相关，其出现可以有助于证实 AA 的诊断。

单体对 IST 的不良反应和 MDS 的进展增加，与不良的预后相关，而 del（13q）和 8 三体则与 IST 反应改善和更好的预后有关。PNH 克隆及亚克隆出现与对 IST 的反应良好有关。但体细胞 HLA 位点的丢失对 AA 预后的影响尚不明确。在三分之一的成年 AA 患者中可检测到 AA 与 MDS 相关的体细胞基因突变，最常见的突变恶性相关基因是 *ASXL1*、*BCOR/BCORL1*

和 *DNMT3A*。现有数据表明，*BCOR* 和 *BCORL1* 的突变可能预示着对 IST 的反应良好，加上 *PIGA* 的突变，构成了一个具有"有利"预后的群体。

（四）其他相关检查

外周血 $CD4^+$ 细胞、$CD8^+$ 细胞比例减低，Th1、Th2 型细胞比例增高，$CD8^+T$ 抑制细胞和 TCR^+T 细胞比例增高。溶血检查阴性。血清 IL-2、IFN-γ、TNF 水平增高。骨髓细胞染色体核型正常。

三、诊　　断

（一）AA 诊断标准

（1）血常规检查：全血细胞（包括网织红细胞）减少，淋巴细胞比例增高。至少符合以下三项中的两项：Hb<100g/L；PLT<50×10^9/L；中性粒细胞绝对值（ANC）<1.5×10^9/L。

（2）骨髓穿刺：多部位（不同平面）骨髓增生减低或重度减低；小粒空虚，非造血细胞（淋巴细胞、网状细胞、浆细胞、肥大细胞等）比例增高；巨核细胞明显减少或缺如；红系、粒系细胞均明显减少。

（3）骨髓活检（髂骨）：全切片增生减低，造血组织减少，脂肪组织和（或）非造血细胞增多，网硬蛋白不增加，无异常细胞。

（4）除外检查：必须除外先天性和其他获得性、继发性 BMF。

（二）分型诊断标准

符合上述 AA 诊断标准者，根据骨髓病理及外周血细胞计数分型如下。

（1）SAA：①骨髓有核细胞增生程度 25%～50%，残余造血细胞少于 30%或有核细胞增生程度低于 25%。②外周血象至少符合以下三项中的两项：中性粒细胞绝对值<0.5×10^9/L；PLT<20×10^9/L；网织红细胞绝对值<20×10^9/L，或校正后的网织红细胞<1%。

（2）极重型 AA（very severe aplastic anemia，VSAA）：除满足 SAA 条件外，中性粒细胞绝对值<0.2×10^9/L。

（3）NSAA：未达到 SAA 和 VSAA 诊断标准。需参考有关成分输血指征，确定是否属于"依赖输血 NSAA"。

四、西 医 治 疗

（一）支持疗法

根据患者的血象和一般状态，进行成分血输注治疗，拟行异基因造血干细胞移植者应输注辐照或过滤后的红细胞和血小板悬液。SAA 患者应予保护性隔离，有条件者应入住层流病房。可预防性应用抗真菌药物，如伏立康唑。对感染的治疗，应根据细菌培养和药敏试验结果，应用敏感窄谱的抗生素。长期广谱抗生素治疗可诱发真菌感染和肠道菌群失调，真菌感染可用两性霉素 B 等。"铁过载"患者，可酌情予去铁治疗。

（二）SAA/VSAA 的移植治疗

1. 患者选择

在符合移植治疗条件的 SAA 和 VSAA 患者中，年龄仍然是预测匹配的同胞供体（MSD）异基因移植后生存的主要因素。年龄≤35 岁、有 HLA 相合同胞供者的 SAA/VSAA 患者适合进行造血干细胞移植；年龄超过 35 岁的 SAA 患者，在 ATG/ALG 联合环孢素 A（CsA）治疗失败后，也可采用 HLA 相合同胞供者造血干细胞移植。

2. 供者选择

匹配的无关供体（MUD）和 MSD 都可作为供者，尽管 MUD-BMT 的急性和慢性 GVHD 发生率较高，但 MSD 与匹配的 MUD 移植之间的总生存期（OS）没有显著性差异。AA 的错配或单倍体供体移植结果也有所改善。IST 仍然是无 MSD 患者的标准前期 AA 治疗方案。

3. 移植物来源及预处理

骨髓移植比外周血干细胞（PBSC）移植获得更长的 OS，因为骨髓移植 GVHD 的发生率较低。去除 T 细胞的 PBSC 可能获得更为满意的疗效，但仍需要更大的随机前瞻性研究来证实这种方法的有效性和安全性。年轻患者 MSD-BMT 的标准预处理方案为抗胸腺细胞球蛋白联合环磷酰胺，3 年生存率为 92%。与 IST 相比，老年移植受者应用该方案，没有显示出生存优势。兔 ATG 导致 MSD 移植的急性和慢性 GVHD 发生率较低，可提高生存率，并降低 MUD 移植的急性 GVHD 发生率。用于 MUD 和单倍体移植的条件也包括 200cGy 全身照射。

（三）AA 的非移植治疗

1. 免疫抑制治疗 IST

对于 40 岁以上的新诊断的 SAA/VSAA 患者或年轻的无 MSD 患者，ATG 和 CsA 的免疫抑制仍然是推荐的前线治疗，可获得与异基因 BMT 相当的治疗效果，且降低老年患者的发病率。马 ATG 是推荐的 ATG 来源，其 IST 的总体反应和 OS 优于兔 ATG 的 IST。

2. 环孢素维持和逐渐减量

CsA 的维持治疗对 AA 至关重要，早期停用会导致较高的早期复发率，应用马 ATG 治疗后，CsA 的维持治疗能延迟复发。专家建议全剂量使用 CsA 大约 12 个月，使 CsA 的谷浓度维持在 200～300mcg/L，直至最大限度地改善血细胞计数，此后开始逐渐减量，每年减量不超过 10%。

3. 促造血治疗

（1）雄激素：可以刺激骨髓红系造血，减轻女性患者月经期出血过多，是 AA 治疗的基础促造血用药。司坦唑醇 2mg，每日 3 次；十一酸睾酮 40～80mg，每日 3 次；达那唑 0.2g，每日 3 次；丙酸睾酮 100mg/d，肌内注射，应定期复查肝功能。

（2）造血生长因子：GM-CSF、G-CSF 配合免疫抑制剂使用可发挥促造血作用，剂量为

5μg/（kg·d）；可加用红细胞生成素（EPO），常用 50～100U/（kg·d）；美国 FDA 已批准血小板受体激动剂艾曲波帕用于难治性 SAA 的治疗，每次 50mg，每日 1 次口服。

4. TPO 受体激动剂

最近最有前途的 AA 治疗方法之一是口服 TPO 受体激动剂艾曲波帕，已被批准用于治疗慢性特发性血小板减少性紫癜。TPO 信号缺乏可能在 AA 发病中起作用，单独应用艾曲波帕治疗伴有持续性血小板减少的复发/难治性 SAA 患者，3～4 个月后的总反应率可达 40%，因此，在没有预先存在的核型异常的新诊断的 SAA/VSAA 患者中，应考虑在前期标准 IST 中添加 6 个月的艾曲波帕。

5. 其他免疫抑制剂

（1）大剂量环磷酰胺：由于大剂量环磷酰胺［45mg/（kg·d）×4d］的高致死率和严重毒性，不推荐其用于不进行造血干细胞移植的初诊患者或 ATG/ALG 联合 CsA 治疗失败的 AA 患者。

（2）霉酚酸酯（MMF）：对于该药的研究主要集中于治疗难治性 AA，但多个中心研究表明 MMF 对难治性 AA 无效。

（3）他克莫司（FK506）：与 CsA 抑制 T 细胞活化的信号通路相同，但作用更强、肾毒性更小，且无齿龈增生，因此被用来替换 CsA 用于 AA 的治疗，初步效果令人鼓舞，值得临床探索。

（4）西罗莫司：在抑制 T 细胞免疫方面与 CsA 有协同作用，但最新研究显示，在 ATG/ALG 联合 CsA 基础上加用西罗莫司不能提高患者的治疗反应率。

（5）抗 CD52 单抗：已有部分学者应用 CD52 单抗治疗复发 SAA，但仍缺乏大样本的临床研究来肯定该药物的疗效，故目前仅推荐考虑作为二线方案应用于治疗复发 SAA。

（四）NSAA 的治疗

应对有输血依赖或中性粒细胞减少的 NSAA 患者进行治疗，这类患者对 ATG 和 CsA 联用显示出明显较高的整体反应，可显著降低输血依赖。艾曲波帕也是 NSAA 患者的一种潜在选择，鉴于艾曲波帕在复发/难治性和一线 SAA/VSAA 治疗中显示出良好的耐受性、有效性，专家推断含有艾曲波帕的方案对 NSAA 治疗也同样有益，不但能改善治疗效果，而且能减低毒副作用。重组人源化抗 IL-2 受体抗体达利珠单抗、与免疫调节活性相关的抗螺旋剂左旋咪唑和 CsA 联合治疗也可应用于 NSAA，然而，根据目前的数据，这些治疗方法并不优于标准 IST。

（五）出现异常克隆 AA 患者的处理

单核苷酸多态性阵列（SNP-A）和二代测序（NGS）相结合的新技术已经允许更精确地评估 AA 中的克隆造血。大多数 AA 患者，包括超过 60% 的儿童 AA，可发生克隆性遗传变化。通过流式细胞术，可在 50% 的 AA 患者中发现 PNH 克隆，这类细胞克隆由于 PIGA 基因的体细胞突变而缺乏糖磷脂酰肌醇连接蛋白。应该每隔 3～6 个月进行 1 次骨髓细胞遗传学分析，并对 PNH 克隆进行长期监测。

（六）复发性和难治性 AA 的挽救治疗

尽管 AA 治疗总体上有所改善，但仍有多达 33%～35% 的最初对 IST 做出反应的 AA 患者将在 CsA 逐渐减量期间或之后复发，而另有 35% 的患者对一线 IST 不敏感。

大多数 AA 患者在对 IST 的初步反应后复发，可以用全剂量 CsA 单药治疗和（或）第二疗程 IST 与兔 ATG 和 CsA 或移植进一步治疗。在复发疾病中，还可应用 ATG 和 CsA 的替代品包括阿仑单抗。大多数 AA 患者会对第二轮 IST 做出反应，仅当复发成人 AA 患者第二轮 IST 失败实施移植，而 IST 失败后采用 BMT 治疗的儿童，疗效优异，提示 MUD-BMT 是这类患者的合理的二线选择。

与先前对 IST 做出反应的复发 AA 患者相比，原发性难治性 AA 患者的预后更差，可考虑异基因移植，包括 HLA 相同的同胞、匹配的无关供者或单倍体骨髓移植。在非移植治疗中，艾曲波帕在难治性 AA 中的血液学响应率可达 40%，是一个重要的选择，特别是对于老年人。丹那唑和阿莱姆图珠单抗是常见的难治性 AA 二线和三线治疗方案。雄激素可能对患者，特别是女性患者有益。中至高剂量的环磷酰胺对难治性 AA 也有疗效，但长期中性粒细胞减少和高传染率的显著毒性大大限制了其使用。

（七）妊娠 AA 患者的处理

AA 可发生于妊娠过程中，有些患者需要支持治疗。AA 患者妊娠后，疾病可能进展。对于妊娠 AA 患者主要是给予支持治疗，输注血小板维持 $PLT \geqslant 20 \times 10^9/L$。不推荐妊娠期使用 ATG/ALG，可予 CsA 治疗。妊娠期间应该严密监测患者孕情、血常规和重要脏器功能。

（八）肝炎相关性 AA 的处理

肝炎相关性 AA 大都在肝炎发生后的 2～3 个月发病。如果发病前有黄疸史（通常为发病前的 2～3 个月）则提示可能为肝炎相关性 AA。肝功能检查有利于发现肝炎相关性 AA。肝炎相关性 AA 的肝炎病原学检查可为阴性。应该检测甲肝抗体、乙肝表面抗原、丙肝抗体及 EB 病毒。合并肝炎的 AA 患者病情一般较重，对治疗反应差，预后不良。

（九）老年 AA 的治疗

IST 仍为首选，部分有同基因供者的患者可以考虑造血干细胞移植。尽管对于非重型 AA 患者，ATG 联合 CsA 比单用 CsA 疗效更好，但是，对于老年患者 ATG 治疗的相关毒副作用更大、风险更高，因此是否应用仍需谨慎。其他治疗包括单药 CsA、雄激素及阿仑单抗。不耐受或拒绝 IST 的患者可给予中医中药等支持对症治疗。

（十）AA 的疗效标准

（1）基本治愈：贫血和出血症状消失，Hb 男性达 120g/L、女性达 110g/L，ANC>1.5×10^9/L，PLT>100×10^9/L，随访 1 年以上未复发。

（2）缓解：贫血和出血症状消失，Hb 男性达 120g/L、女性达 100g/L，WBC 达 3.5×10^9/L 左右，PLT 也有一定程度增加，随访 3 个月病情稳定或继续进步。

（3）明显进步：贫血和出血症状明显好转，不输血，Hb 较治疗前 1 个月内常见值增长 30g/L

以上，并能维持 3 个月。判定以上三项疗效标准者，均应 3 个月内不输血。

（4）无效：经充分治疗后，症状、血常规未达明显进步。

五、中医辨证论治

（一）辨证要点

本病多因先天禀赋不足，或后天失养，或外感六淫等致肾精亏虚，肾阳不振，无以鼓动骨髓生血，致气血亏虚；或热毒壅盛，侵袭骨髓，耗损精血，致气血亏虚。

本病属虚实夹杂之证，但有缓急之分。起病急、发展迅速、壮热、出血较重者属急性型，为阴精血亏，复感温热毒邪，内陷营血，按照"急则治其标"的原则，以控制出血为先，应清热解毒、凉血、散血、止血，配以活血化瘀。起病缓慢、病程较长、倦怠、乏力、病情较轻者属慢性型。慢性再生障碍性贫血初期，以本虚为主，根据"虚则治其本"的原则，治当滋阴补肾，益气养血。随着病程的发展，可见肾阳虚或肾阴阳两虚，治宜温肾助阳、补气养血或阴阳双补、滋阴健脾温肾，以促气血生化。

（二）证治分型

1. 热毒伤阴证

临床表现：发热、手足心烦热，潮热盗汗，口干，出血，吐血，衄血，便血，斑疹透露，舌红或绛，少苔，脉滑数或细数。

治法：清热解毒，滋阴凉血。

方药：苍耳子散、犀角地黄汤、三才封髓丹加减。苍耳子散出自《济生方》，方中苍耳子、辛夷辛温宣通鼻窍；薄荷清凉善疏风热；白芷辛散祛风散寒、利肺气，全方具疏散风邪，宣肺通窍之效。犀角地黄汤以苦咸寒之水牛角为君，归经心肝，清心肝而解热毒，且寒而不遏，直入血分而凉血。臣以生地黄甘苦性寒，归心肝肾经，清热凉血，养阴生津，一可复已失之阴血；二可助水牛角解血分之热，又能止血。白芍苦酸微寒，养血敛阴，且助生地黄凉血和营泄热，于热盛出血者尤宜；丹皮苦辛微寒，入心肝肾经，清热凉血，活血散瘀，可收化斑之效，两味用为佐使。四药合用，共成清热解毒，凉血散瘀之剂。三才封髓丹方中主要有天冬、熟地黄、人参、黄柏、砂仁、甘草，多数学者根据需要进行适当加减变化，其中熟地黄、天冬滋阴生水，黄柏坚阴泄火，从而使水生火降不伤阴，将其君火，相火自然潜藏；砂仁醒脾行滞；甘草既助人参益气安神，又可以缓解黄柏的苦燥之过。

2. 肾阴虚证

临床表现：腰膝酸软，头晕耳鸣，面色苍白，五心烦热，潮热盗汗，口渴欲饮，舌边尖红，苔薄少津或少苔，脉细数。

治法：滋阴补肾，填精益髓。

方药：左归丸加减。左归丸出自《景岳全书》，由大怀熟地、山萸肉、怀山药、枸杞子、牛膝、菟丝子、龟板胶、鹿角胶组成。方中重用大怀熟地，滋补肾阴，填补肾精，为君药。山萸肉滋肾养肝，固守精气；怀山药补脾益阴，滋肾固精；枸杞子补肾填精，养肝明目；龟板胶、鹿角胶补益精髓，二者一为偏于补阴，一为偏于补阳，补阴中配伍补阳药，取"阴中求阳"之义，共为臣药。菟丝子、牛膝补肝肾、强腰膝，为佐药。

3. 肾阳虚证

临床表现：腰膝酸软，倦怠乏力，面色苍白，手足不温，夜尿频，性欲减退，阳痿遗精，大便稀溏，面浮肢肿，舌淡胖，边有齿痕，脉沉细或细弱。

治法：温肾助阳，填精生髓。

方药：右归丸加减。右归丸出自《景岳全书》，由熟地黄、山药、山茱萸、杜仲、菟丝子、制附子、鹿角胶、肉桂、当归、枸杞子等组成。制附子、肉桂、鹿角胶温补元阳，益精血，为君药；熟地黄、山茱萸、枸杞子、山药滋阴补肾，填精补髓，健脾养肝，为臣药；菟丝子、杜仲可益肾养肝，强腰膝，同时配伍当归养血和血，共为佐药。加减：气虚明显者可加人参以补气；脾虚甚者加炒白术、茯苓、砂仁健脾醒脾和胃；衄血者加仙鹤草、三七粉凉血活血止血。

4. 肾阴阳两虚证

临床表现：腰膝酸软，气短乏力，神疲懒言，唇甲色淡，五心烦热，自汗盗汗，口渴咽干或渴不思饮，便溏，少量出血，舌淡苔白，脉细数或虚大而数。

治法：阴阳双补。

方药：左归丸合右归丸加减。加减：脾虚者加山药、砂仁、茯苓、白术；血瘀者加丹参、赤芍、三七。

六、康复治疗

（一）饮食指导

蛋白质是各种血细胞增殖、分化和再生的基础，由于AA患者全血细胞减少，故在食疗方面需补充足够的动物性蛋白质，如鲫鱼、动物肝肾、瘦肉、鸡肉、禽蛋、牛奶等。AA虽然不是由于造血物质缺乏所致，但由于反复出血，造成慢性失血性贫血，从而加重了AA的贫血程度。因此，在食物中应该补充铁、叶酸、维生素B_{12}等。叶酸广泛存在于绿色新鲜蔬菜、水果、酵母、动物的肝肾中，尤其是新鲜蔬菜含量最为丰富，需注意的是烹调时间不宜过长。在食物中加入维生素C，可促进叶酸吸收；加入钙片，可促进维生素B_{12}吸收。补充含维生素B_1、维生素B_6、维生素K和维生素C等维生素类的食物，不仅是改善贫血的需要，同时对预防出血也十分有益。AA患者特别是在急性期，机体免疫功能异常低下，极易发生感染，因此，要注意卫生，不吃生冷、硬的食物。

（二）日常生活及活动指导

急性重型或伴出血的AA患者需要卧床休息，尤其血小板低于$20×10^9/L$时需绝对卧床休息，必要时并发感染或伴高热的患者，可以适当输血。此外，在医生的指导下，可以服用生血的中药，或采用中西医结合的治疗方法可获得较好的治疗效果，但禁止使用对骨髓造血有抑制的药物，也不要过多接触放射线。

慢性轻、中型AA患者适量活动以不感到疲劳为宜。长期使用激素类药物，会引起骨质疏松，为了避免骨质疏松的发生，定期复查骨密度或 X 线，嘱患者在医生和治疗师指导下，根据病情变化适当调节活动量。

（三）精神障碍指导

AA 是一种造血功能障碍性疾病，会使患者出现贫血、出血及感染等症状，因此对患者的健康会造成很大影响，AA 还会使患者出现精神障碍。精神障碍的主要原因是，患者血液的携氧力下降、脑细胞供血不足使脑细胞缺血、缺氧等，AA 会影响患者的脑功能，而使患者出现各种精神障碍症状。AA 患者常伴有幻视、幻听、谵妄、错乱、抑郁、躁狂等精神障碍症状，不但对患者的身体造成影响，还对患者的精神及神经系统造成损害，因此患者需及时请专科医师治疗。

（四）预防措施

应向患者告知此病有感染和出血的风险及预防措施。应监测病情变化，检测患者的体温，观察患者皮肤黏膜有无出血点及出血的部位。因患者抵抗力下降，容易发生感冒、疮疖等感染。除要保持环境清洁外，尤其要注意个人卫生，常洗澡，勤换衣，保持口腔、会阴部干燥、清洁，饭前便后要洗手，不吃生冷和不洁食物，尽量少去公共场所，预防交叉感染。患者容易发生出血，因此要防止损伤，若发生皮肤破损出血，要及时包扎；若有鼻出血，则要填塞止血；若有便血、血尿，要尽快请医生治疗。

（五）心理指导

本病病情较重，部分患者预后差，尤其急性期患者的病情转变迅速、疗效差，患者对疾病有恐惧感，而慢性型因病程较长，患者常有焦虑感。医护人员要建立良好的医患关系，与患者沟通解释，使患者树立起战胜疾病的信心，积极配合医护人员进行治疗，有利于疾病的恢复和改善。

参 考 文 献

付蓉，刘春燕. 2017. 再生障碍性贫血诊断与治疗中国专家共识（2017 版）解读. 临床血液学杂志，30（11）：821-825.

李翼，连建伟. 2016. 方剂学. 北京：中国中医药出版社：138，143.

孙伟正，孙凤，孙岸弢. 2017. 中医血液病学. 北京：人民卫生出版社：84-105.

吴勉华，王新月. 2012. 中医内科学. 北京：中国中医药出版社：407-416.

中尾真二，浦部晶夫. 2006. 再生障碍性贫血诊疗参考指南. 临床血液，47：27-46.

周晋. 2018. 内科学. 第 9 版. 北京：人民卫生出版社：547-550.

朱逸东，甘欣锦. 2020. 再生障碍性贫血的中医治疗进展. 湖北中医杂志，42（7）：60-63.

Scott A Peslak，Timothy Olson，2017. Diagnosis and Treatment of Aplastic Anemia. Curr Treat Options Oncol，18（12）：70.

（袁 茵）

第四节　自身免疫性溶血性贫血

自身免疫性溶血性贫血（AIHA）是一种高度异质性的疾病，其严重程度从自身可完全代偿到危及生命，主要是由于多种免疫机制参与下使自体对红细胞破坏增加。关键的参与者是有或没有补体 C 参与的自身抗体；近年来，一些细胞免疫效应细胞及细胞因子失调和无效的骨髓补偿在本病发生中的作用逐渐被深入认识。AIHA 可能为原发性（特发性）或与某些疾病和状态相关，如淋巴增生性、自身免疫性和传染性疾病、免疫缺陷、实体肿瘤、移植和药物的使用，不同原因引起的 AIHA，其免疫机制可能有所不同。

AIHA 是一种相对罕见的疾病，估计发病率为（1～3）/10 万，通常发生在 40 岁以后，但也发生在幼儿期。幼儿发病通常是急性和短暂的，主要与病毒感染有关。在成人则以慢性/复发病例更常见，特别是与自身免疫或淋巴增生性疾病有关的病例。在预后方面，据报道，成人 AIHA 患者 1 年生存率为 91%，5 年生存率为 75%，10 年生存率为 73%，病死率为 4%，主要死因是感染、AIHA 同时合并自身免疫性血小板减少症（Evans 综合征）、急性肾衰竭和主要血栓事件。

根据 AIHA 的临床特点，可将其归属于中医学"血虚""萎黄""黄疸""积聚"的范畴。

一、临床表现

AIHA 常见的临床表现为苍白、皮肤黏膜黄疸、脾大（约一半）和肝肿大（三分之一）。贫血严重和发生迅速的患者可能出现严重的疲劳、呼吸困难、低血压、心动过速和柔软的收缩期杂音。在慢性/复发的 AIHA 患者中，胆囊结石和铁超载（铁蛋白增加和转铁蛋白饱和）也很常见。10%～15%的 AIHA，特别是合并 Evans 综合征时，患者可能有很严重的临床表现。当患者出现以下情况，临床表现将更为复杂，如严重感染，特别是脾切除术后和复发及采用过多种治疗方案后；由于肾灌注不足和血红蛋白尿、大量溶血引起的急性肾衰竭；血管内溶血的血栓并发症（静脉血栓，如肺栓塞、弥散性血管内凝血和内脏血栓形成；动脉血栓如心肌梗死和中风）。抗磷脂抗体阳性的作用尚不清楚，而先前的脾切除术是公认的危险因素。一些症状是冷凝集素病（CAD）特异性的，如浅表微循环（手、足、耳朵、鼻子等）的红细胞增多症和血管舒缩现象，主要是寒冷或感染引起的，寒冷和温暖的季节 10～20g/L Hb 的变化也可以引起。阵发性寒冷性血红蛋白尿（PCH）的特点是急性发作，偶尔严重，表现为寒战、发热、抽筋、下背部和腹部疼痛、血管舒缩现象和荨麻疹、贫血，贫血可能是血管内溶血引起的，也可能因血红蛋白尿加重。PCH 过去曾被描述为与梅毒有关，目前主要在病毒感染后的儿童中观察到。

二、实验室检查

（一）血象

多为正细胞正色素性贫血，网织红细胞比例增加，当增至 0.5%时可见溶血危象，网织红细胞减低或消失可见于 AA 危象；血小板计数多正常；白细胞增多见于急性溶血阶段。外周血涂片可见数量不等的球形红细胞、幼红细胞。

（二）骨髓象

骨髓象及血象的贫血程度轻重不一，骨髓呈代偿性增生，粒红比例降低或倒置，幼红细胞增生显著，高达80%。AA危象时，骨髓增生减低。

（三）特异性检查

抗人球蛋白试验（Coombs试验）是本病的特异性检查，间接抗人球蛋白试验（IAT）可为阳性或阴性，直接抗人球蛋白试验（DAT）阳性是本病最具诊断意义的检查。

（四）其他相关检查

血非结合胆红素升高、尿胆原升高、尿胆红素阴性、血浆游离血红蛋白升高、血清结合珠蛋白降低、尿血红蛋白阳性、尿含铁血黄素阳性。

三、AIHA 诊断标准、分型及特异性检查

（一）诊断标准

①Hb水平达贫血标准。②检测到红细胞自身抗体。③至少符合以下一条：网织红细胞百分比>4%或绝对值>120×10^9/L；结合珠蛋白<100mg/L；总胆红素≥17.1μmol/L（以非结合胆红素升高为主）。

（二）分型

（1）依据病因明确与否，分为继发性和原发性两类。

（2）依据自身抗体与红细胞结合所需的最适温度分为温抗体型、冷抗体型［包括冷凝集素综合征（CAS）及PCH］和混合型。

（3）依据红细胞自身抗体检测结果，分为自身抗体阳性型和自身抗体阴性型。自身抗体阴性型AIHA临床符合溶血性贫血，除外其他溶血性贫血而免疫抑制治疗有效。

（三）特异性检查

1. 红细胞自身抗体检查　①DAT检测被覆红细胞膜自身抗体。温抗体自身抗体与红细胞最佳结合温度为37℃，冷抗体自身抗体与红细胞最佳结合温度为0～5℃。②IAT检测血清中的游离温抗体。③冷凝集素试验检测血清中冷凝集素。冷凝集素是IgM型冷抗体，与红细胞最佳结合温度为0～5℃。冷凝集素效价>1∶32时即可以诊断CAS。CAS的DAT为补体C3阳性。④冷热溶血试验检测冷热双相溶血素（D-L抗体）。D-L抗体是IgG型冷热溶血素，在0～4℃时与红细胞结合，并吸附补体，但并不溶血；在30～37℃时发生溶血。PCH的冷热溶血试验阳性，DAT为补体C3阳性。

2. 病因学检查　无基础疾病者诊断为原发性AIHA，有基础疾病者则为继发性AIHA（表3-3、表3-4）。

表 3-3 溶血性贫血的筛查实验

红细胞破坏增加的检查		红系代偿性增生的检查	
胆红素代谢	血非结合胆红素升高	网织红细胞计数	升高
	尿胆原升高	外周血涂片	可见有核细胞
	尿胆红素阴性	骨髓检查	红系增生旺盛
血浆游离血红蛋白*	升高		粒红比例降低或倒置
血清结合珠蛋白*	降低		
尿血红蛋白*	阳性		
尿含铁血黄素*	阳性		
外周血涂片	破碎和畸形红细胞升高		
红细胞寿命测定（^{51}Cr 标记）	缩短（临床较少应用）		

*为血管内溶血的实验室检查。

表 3-4 继发性 AIHA 常见病因

淋巴细胞增殖性疾病

慢性淋巴细胞白血病

其他非霍奇金淋巴瘤

意义未明的单克隆 IgM 丙种球蛋白血症

霍奇金淋巴瘤

自身免疫性淋巴细胞增生综合征

实体瘤/卵巢皮样囊肿

自身免疫性疾病

　系统性红斑狼疮

　桥本甲状腺炎

　溃疡性结肠炎

感染

　支原体感染

　EB 病毒感染

　CM 病毒感染

　微小病毒感染

　HIV 感染

　肝炎病毒感染

　轮状病毒及其他肠道病毒感染

　腺病毒感染

　呼吸道合胞病毒和流感病毒感染

续表

免疫缺陷
常见变异型免疫缺陷病
原发性联合免疫缺陷病
药物
嘌呤类似物：氟达拉滨、克拉屈滨
头孢菌素：头孢双硫唑甲氧、头孢曲松
哌拉西林
β-内酰胺酶抑制剂：他唑巴坦、舒巴坦
血型不合
血型不合的异基因造血干细胞移植/实体器官移植
同种免疫
输血后慢性溶血

四、西医治疗

迅速脱离危险因素（如药物），治疗原发病（如感染、肿瘤），碱化尿液、利胆去黄，维持电解质平衡，AIHA 治疗才会有好的效果。

（1）贫血较重者应缓慢输注洗涤红细胞，对于急性溶血性贫血患者，出现严重症状时能排除同种抗体者须立刻输注红细胞。对于慢性贫血患者，Hb 在 70g/L 以上可不必输血；Hb 在 50～70g/L 时如有不能耐受的症状时可适当输血；Hb 在 50g/L 以下时应输血。但因本病患者体内存在抗自身红细胞抗体，增大了交叉配血难度和同种抗体致溶血性输血反应的危险，所以应尽量减少或者避免输血。根据贫血程度、有无明显症状、发生快慢来决定输血的时机。输血前可加用糖皮质激素以减少和减轻输血反应的发生。

（2）糖皮质激素为控制溶血发作的首选治疗，在无使用禁忌情况下应用，对 80%以上患者有效，对冷抗体型 AIHA 患者疗效不佳。按泼尼松计算，剂量为 0.5～1.5mg/（kg·d），可以根据具体情况换算为地塞米松、甲泼尼龙等静脉输注。糖皮质激素初始剂量应维持 3～4 周，可以增加 Hb 水平，对 70%～85%的病例的溶血有效。当血细胞比容（Hct）＞0.30 或者 Hb 水平稳定于 100g/L 以上时考虑减量，并在 4～6 个月停止，密切检查血常规和溶血指数。对于特别快速溶血和非常严重贫血的患者，或复杂的病例，如 Evans 综合征，静脉注射甲泼尼龙 100～200mg/d，10～14 天或 250～1000mg/d，1～3 天。类固醇的副作用，通常与治疗的剂量和持续时间有关，应加以管理，不应迅速减少/停止治疗。在获得完全的反应后，应该定期随访，因为只有大约三分之一的患者保持长期的临床缓解。足量糖皮质激素治疗 3 周仍未达到上述疗效，则视为激素治疗无效。因为继发性 AIHA 通常属类固醇难治性，需要积极评估原发病。此外，对于继发于淋巴增殖性疾病的 AIHA，目前的指导方针建议根据患者和疾病的具体特征引入淋巴瘤指导治疗，包括化疗或小分子治疗，并考虑潜在的溶血性副作用（避免氟达拉滨单一药物）。

（3）二线治疗：对于对一线治疗没有反应的患者，早期复发，或需要不可接受的高剂量（每天超过 10mg 泼尼松）时，建议考虑二线用药即利妥昔单抗、环孢素 A、硫唑嘌呤、长春碱属药物等，多数仍与糖皮质激素联合应用。

1）利妥昔单抗（抗 CD20）：是最新和有希望的治疗方案之一，80%～90% 的病例有反应，中位持续时间约为 2 年。反应的中位时间是第一次用药后 4～6 周，尽管 3～4 个月后的反应并不少见。无论先前的治疗如何，都能观察到反应，再治疗同样有效。利妥昔单抗反应良好的标志包括年轻患者、诊断和治疗间隔时间短及早期应用利妥昔单抗作为二线治疗方案。利妥昔单抗剂量为 375mg/（m² · d），第 1、8、15、22 天，共 4 次。也有报道显示小剂量利妥昔单抗（100mg/d）在降低患者经济负担、减少不良反应的同时，并不降低疗效。利妥昔单抗联合类固醇作为 AIHA 的一线治疗方案优于类固醇单药治疗，低剂量利妥昔单抗（每周 100mg×4）加短期类固醇治疗 AIHA 效果良好。利妥昔单抗具有良好的安全性（感染事件约 7%），尽管血液肿瘤患者应用该药出现了进展性多灶性脑病，但这类病例罕见，主要的不良反应是乙型肝炎再激活和其他病毒感染。监测 B 淋巴细胞水平可以指导控制利妥昔单抗的并发症，包括感染、进行性多灶性白质脑病等。乙型肝炎病毒（HBV）感染患者应在抗病毒药有效控制并持续给药的情况下使用利妥昔单抗。为了防止乙型肝炎重新激活，现在建议抗病毒预防。

2）环孢素 A 和细胞毒性免疫抑制剂：传统的免疫抑制药物（如硫唑嘌呤、环磷酰胺、环孢素）虽然在临床实践中作为类固醇保留剂被广泛应用，但逐渐成为三线方案，反应率（主要是部分反应）为 40%～60%，但其疗效可能部分归因于同时使用的类固醇。环孢素 A 治疗 AIHA 已经广泛应用，多以 3mg/（kg · d）起给药，维持血药浓度（谷浓度）不低于 150μg/L。环孢素 A 不良反应有齿龈/毛发增生、高血压、胆红素增高、肾功能受损等。由于环孢素 A 需要达到有效血药浓度后才起效，建议初期与糖皮质激素联用。

达那唑对 40% 的老年患者有效，高剂量环磷酰胺 [50mg/（kg · d），为期 4 天] 对部分患者有效，但毒性较高。静脉注射丙种球蛋白副作用小，主要用于感染继发的 AIHA，40% 的患者有整体反应，儿童患者反应更好（60%）。EPO 已成功地应用于难治性 AIHA，特别是合并网状细胞减少的患者，能够减少输血需要和避免溶血相关的过度输血。

最常用的细胞毒性免疫抑制剂有环磷酰胺、硫唑嘌呤、长春碱属药物等，一般有效率为 40%～60%，多数情况下仍与糖皮质激素联用。他克莫司和霉酚酸酯用于难治性 AIHA 也有报道。

（4）脾切除：脾切除术被认为是温抗体型 AIHA 患者最有效的二线治疗方案，对冷抗体型 AIHA 患者无效。其适应证为：①糖皮质激素无效；②泼尼松维持量＞10mg/d；③有激素应用禁忌证或不能耐受者；④难治性/重型 AIHA，早期反应率为 70%～80%。此外，一小部分脾切除术失败的患者，其所需要的皮质类固醇量比手术前所需的剂量低。术后复发病例，糖皮质激素仍有效。推荐年轻患者和希望怀孕的女性进行这一治疗选择。而年龄在 65 岁以上、患者有心肺疾病、既往血栓形成病史或有严重血栓形成风险、丙型肝炎、潜在免疫缺陷、淋巴增殖性和全身自身免疫性疾病，都应在手术前仔细考虑。

腹腔镜脾切除术创伤小，并发症少，住院时间短，总体成本较低，是脾切除术首选方案。其缺点是缺乏可靠的预后预测因素，可出现感染性和血栓性并发症。因此，近年来脾切除术的发生率正在逐渐下降。

（5）CAD 的治疗：主要是基于防止寒冷，特别是身体暴露部位的寒冷，避免输注液体过凉，以及寒冷的食物和饮料，手术和（或）体外循环手术应该在常温下进行，细菌感染应及时治疗。在危急情况下，每天或每两天血浆置换是一种临时的治疗选择，可与特定的治疗一起使用。值得注意的是，CAD 对类固醇的反应比温抗体型 AIHA 小得多，通常需要高剂量的类固醇或所需剂量不可接受。因此，类固醇可在急性期使用，但由于明显的不良反应，其使用不应被不必要地延长。脾切除术对 CAD 无效，禁用于 CAD。

目前，CAD 的治疗主要是早期使用利妥昔单抗，但完全反应率低，复发频繁，复发者对再次治疗仍响应。由于利妥昔单抗的血液学毒性和感染并发症常见，因此建议难治性病例应用 1～2 个疗程。联合利妥昔单抗和氟达拉滨口服治疗，或联合苯达莫司汀可获得更高的反应率和更长的持续缓解时间。利妥昔单抗联合治疗反应率较高，并可获长期缓解，不良反应可接受，现在被建议作为受 CAD 严重影响的相对健康的 CAD 患者的一线治疗方案。硼替佐米单药治疗（一个周期）或硼替佐米与地塞米松、长春新碱、利妥昔单抗和环磷酰胺联用对 CAD 患者有效。

（6）温抗体 AIHA 和 CAD 的新药：B 细胞导向的疗法和补体抑制剂是临床试验中最先进的疗法，前者是基于淋巴增生性疾病与自身免疫性疾病之间具有密切的病理机制联系，应用的单克隆抗体包括奥法木单抗、阿仑单抗（单独或与环孢素联合）和达雷木单抗，这些抗体主要用于继发性 AIHA。BTK 抑制剂依鲁替尼对 CLL 和套细胞淋巴瘤相关的 AIHA 病例有效。BCL2 抑制剂维奈奈妥拉作为二线疗法用于治疗 17p 缺失的 CLL，对难治性 AIHA 具有潜在的作用。

补体调制是 CAD 最有前途的治疗药物。抗 C5 单克隆抗体依库珠单抗的一些作用在过去已经有报道，主要是可避免输血。然而，终末补体抑制对补体 C 介导的血管外溶血没有影响，促进了对补体级联近端抑制的研究。单克隆抗体抗 C1s 苏替莫单抗（sutimlimab）均可有效改善血红蛋白水平、溶血和疲劳。西罗莫司已被用于继发性 AIHA 和 Evans 综合征，特别是儿童患者。

（7）疗效标准

1）痊愈：继发于感染者，在原发病治愈后，AIHA 也治愈，无临床症状、无贫血、DAT 阴性。CAS 者冷凝集素效价正常。PCH 者冷热溶血试验阴性。

2）完全缓解：临床症状消失，红细胞计数、Hb 水平和网织红细胞百分比均正常，血清胆红素水平正常。DAT 和 IAT 阴性。

3）部分缓解：临床症状基本消失，Hb＞80g/L，网织红细胞百分比＜4%，血清总胆红素＜34.2μmol/L。DAT 阴性或仍然阳性但效价较前明显下降。

4）无效：仍然有不同程度的贫血和溶血症状，实验室检查未达到部分缓解的标准。

五、中医辨证论治

（一）辨证要点

本病与脾肾两脏密切相关，属虚实夹杂之证。湿热、瘀血、气滞、气虚、寒凝是本病发生的病理因素。其病机主要为正虚邪实，且正虚在疾病的发生发展过程中一直存在。本病病程较长，起病较慢，若有气短乏力、面色萎黄、口唇爪甲色淡等表现，为气血亏虚证。若有身目发黄、小便短赤、神疲乏力等表现，为湿热内蕴证。若有畏寒肢冷、夜尿频、身目俱黄等表现，为肾虚寒凝证。

（二）证治分型

1. 湿热内蕴证

临床表现：身目发黄，神疲乏力，发热，小便短赤，大便不爽，舌淡红，苔黄腻，脉滑数。

治法：清热利湿退黄。

方药：茵陈蒿汤加减。茵陈蒿汤出自《伤寒论》，由茵陈、栀子、大黄组成。方中君药为茵陈蒿，清利湿热，是治疗黄疸的要药。栀子，清热泻火利湿，为臣。大黄逐瘀邪热，使湿热由大便而去，为佐。加减：若湿重于热，可去栀子、大黄，加茯苓、猪苓、泽泻。若出现气血两虚，可加黄芪、白术、当归、熟地黄。

2. 气血亏虚证

临床表现：气短乏力，面色萎黄，口唇爪甲色淡，舌淡，苔白，脉细弱。

治法：补气养血。

方药：八珍汤加减。八珍汤出自《瑞竹堂经验方》，由四君子汤合四物汤组成，为气血双补剂。加减：若双目轻度发黄，可加茵陈蒿、茯苓、泽泻。

3. 肾虚寒凝证

临床表现：畏寒肢冷，夜尿频，腰膝酸痛，身目发黄，小便色深，舌淡胖，苔白，脉沉。

治法：补肾助阳，温化寒湿。

方药：右归丸合茵陈术附汤。右归丸出自《景岳全书》，由熟地黄、山药、山茱萸、枸杞子、菟丝子、鹿角胶、杜仲、肉桂、当归、附子组成。附子、肉桂、鹿角胶温壮元阳，补益肾精。熟地黄、山茱萸、枸杞子、山药，滋阴补肾，即"善补阳者，必于阴中求阳"。菟丝子、杜仲，补益肝肾、强腰膝，当归养血和血。茵陈术附汤出自《医学心悟》，由茵陈蒿、附子、白术、干姜、肉桂、甘草组成。茵陈蒿利湿退黄，是治疗黄疸的要药。附子、干姜、甘草为四逆汤，温助肾阳。白术健脾燥湿，肉桂补火助阳。

六、康 复 治 疗

（一）饮食指导

溶血性贫血患者要禁忌生冷食物、辛辣滋补的食品，避免进食加重溶血的食物，多吃含有维生素的新鲜绿色蔬菜。

（二）日常生活和活动指导

生活起居有常，平时注意饮食、起居，预防感冒。观察患者生命体征和神志变化，定期检查贫血程度、黄疸、尿量和尿色。严密观察输液和输血的情况。指导患者贫血和溶血时，尤其做好急性型溶血的紧急措施。溶血性贫血治疗中分类要明确，并应积极消除诱因，预防溶血发作，对已发作者应尽快控制溶血、纠正贫血。有明显溶血时输血要慎重，必要时应予以输注洗涤红细胞。此外，长期反复输血可致含铁血黄素沉着症，可损害心、肝、胰腺、性腺及脑垂体等。根据病情患者可适当运动，劳倦过度会使本病加重。轻、中度贫血者，活动量以不感到疲劳为度，重度贫血患者应卧床休息。患者应该根据身体情况加强自我锻炼，以增强体质及身体免疫能力。

（三）预防疾病指导

针对疾病好发人群和具有遗传性疾病家族史者，进行健康指导，以便于其了解病情，做好预防工作。CAD 患者应避免受凉，尤其要注意身体的裸露部位。向家属和患者介绍疾病的相关知识，解释疾病发生的病因、防治要点，说明预防的重要性及实施方法。鼓励患者在药物充分治疗的条件下，锻炼身体，保持良好的医患关系，做好心理疏导工作，增强信心，使患者积极配合治疗，早日康复。

参 考 文 献

高素君. 2018. 内科学. 第 9 版. 北京：人民卫生出版社：557-559.

李冀，连建伟. 2016. 方剂学. 北京：中国中医药出版社：133，143，244.

前川正，小峰光博. 1990. 自身免疫性溶血性贫血的长期管理及预后. 平成元年度报告书：134-135.

孙伟正，孙凤，孙岸弢. 2017. 中医血液病学. 北京：人民卫生出版社：112-130.

王化泉，何广胜. 2017. 自身免疫性溶血性贫血诊断与治疗中国专家共识（2017 年版）. 中华血液学杂志，38（4）：265-267.

吴勉华，王新月. 2012. 中医内科学. 北京：中国中医药出版社：259-265.

小峰光博，原田浩史. 1997. 自身免疫性溶血性贫血的长远预后. 平成 8 年度报告书：64-66.

Wilma Barcellini，Anna Zaninoni，Juri Alessandro Giannotta，et al. 2020. New Insights in Autoimmune Hemolytic Anemia：From Pathogenesis to Therapy. J Clin Med，9（12）：3859.

（刚宏林）

第四章

恶性髓细胞疾病

第一节 真性红细胞增多症

真性红细胞增多症（PV）与原发性血小板增多症（ET）和骨髓纤维化（MF）一起，属于所谓的"经典"BCR-ABL1 阴性骨髓增生性肿瘤（MPN），是一组异质性疾病，其特征是造血干细胞/祖细胞异常克隆扩张。

PV 发病率为（2.3~2.8）/10 万，诊断的中位年龄约为 60 岁，男女比例为 1.2∶1。其主要特点是血细胞计数特别是红细胞计数升高，易出血，有血栓形成倾向，以及随着时间的推移逐渐发展为 MF 和（或）转化为急性髓系白血病的风险。

几乎所有的 PV 都是由 *JAK2* 突变导致的，最常见的突变为 *JAK2V617F*，最近的研究又发现了其他 *JAK2* 变体，如 *JAK2V625F* 和 *JAK2F556V*，均为功能增益突变。*JAK2V617F* 等位基因负担与 MPN 患者的血液学症状和临床特征相关。PV 患者的 *JAK2V617F* 纯合似乎与红细胞生成和骨髓生成活跃、血小板计数降低、脾大发生率高、脾大、需要降低细胞治疗的患者比例较高及瘙痒发生率较高有关。

根据 PV 的临床表现，可将其归属于中医学"血证""癥瘕"的范畴。

一、临 床 表 现

患有高血压、高血脂、糖尿病、心力衰竭的中老年男性发病居多。本病起病隐匿，临床症状可出现在病变多年后，或于查血常规时偶然发现。

患者可出现疲劳感、头痛、头晕、健忘、肢端麻木、活动力下降、注意力不集中及视力障碍等神经系统表现。面颊、唇、舌、耳、鼻尖、颈部和四肢末端等部位出现皮肤、黏膜红紫，尤以眼结膜充血为甚。30%~40% 的 PV 患者脾大，通常与疾病进展相关。脾大为本病的重要体征，多为中重度肿大，质硬、表面平坦，进而引起食欲缺乏、腹胀和便秘，若脾区出现疼痛，可为脾梗死所致。此外，随访期间的脾大与纤维化转化和（或）白血病转化的风险增加相关。40%~50% 的患者有肝大。

血小板增多时，可出现血栓和梗死，常见于脑、冠状动脉、肠系膜、周围血管等部位。血小板功能异常和血管内膜损伤可导致出血，仅见于少数病例。

嗜碱性粒细胞增多时，释放组胺刺激胃腺壁细胞，胃酸分泌增多致消化性溃疡，从而表现为周期性上腹痛、上腹胀、厌食及反酸等相关症状。也可刺激皮肤产生瘙痒感。

骨髓过度增殖时，可出现高尿酸血症，少数患者可伴继发性痛风及肾功能损害。

二、实验室检查

（一）血象

红细胞计数增高，可达 $(6\sim10)\times10^{12}$/L；血红蛋白升高，可达 $170\sim240$g/L；血细胞比容增高，可达 $0.6\sim0.8$；白细胞增多，可达 $(10\sim30)\times10^9$/L，常有核左移。可有血小板增多，可达 $(300\sim1000)\times10^9$/L；血液黏滞性增加，可为正常的 $5\sim8$ 倍。由于铁缺乏，呈小细胞低色素性贫血。网织红细胞计数正常。当外周血可见少数幼红细胞时，说明机体处于脾大伴髓外造血状态。

（二）骨髓象

各系造血细胞均显著增生，巨核细胞增生较明显，脂肪组织减少，常伴粒红比例下降。铁染色显示储存铁减少。

（三）细胞遗传学及分子生物学检查

JAK2V617F 基因突变存在于多数 PV 患者中。53%的 PV 患者存在 *JAK2/CALR/MPL* 以外的一个或多个序列变异/突变，最常见的是 *TET2* 和 *ASXL1*。*ASXL1*、*SRSF2* 和 *IDH2* 这类影响 OS、无白血病生存期和无骨髓纤维化生存期的不良变异/突变，占 PV 总体发病率的 15%。14%～20%的 PV 患者在最初诊断时可检测到细胞遗传学异常，del（20q）、+8、+9、+1q 最为常见。低频率出现的异常核型对 PV 患者的预后有一定的影响，核型异常患者有更高的疾病进展风险，预后更差。

（四）其他相关检查

血尿酸水平增加的患者较常见，可伴有高组胺血症和高组胺尿症。EPO 减少，血清铁降低，中性粒细胞碱性磷酸酶积分增高，血清维生素 B_{12} 及维生素 B_{12} 结合力升高。骨髓细胞体外培养可见内源性红细胞集落形成。

三、诊　断

WHO（2016）诊断标准对 PV 诊断标准进行了重大修改，特别是血红蛋白（Hb）和血细胞比容（Hct）的诊断阈值（表 4-1），还删除了"体外"内源性红细胞集落形成这一诊断标准；事实上，尽管不依赖于红细胞生成素的红细胞祖细胞的 *JAK2V617F* 突变具有高度特异性，但它的技术要求高、价格昂贵，而且只能在数量非常有限的研究实验室中使用。

（一）诊断标准

本病诊断可采用 WHO（2016）诊断标准，见表 4-1。

表 4-1 PV 诊断标准

主要标准	①Hb，男性＞165g/L，女性＞160g/L；或者 Hct，男性＞0.49，女性＞0.48，或者 RCM 超过平均正常预测值的 25%
	②骨髓活检提示相对于年龄而言的全髓细胞高增生，包括显著的红系、粒系增生和多形性、大小不等的成熟巨核细胞增殖
	③存在 *JAK2V617F* 基因突变或者 *JAK2* 外显子 12 的突变
	主要诊断标准②在以下情况不要求：如果主要诊断标准③和次要诊断标准同时满足，且 Hb 男性＞185g/L，女性＞165g/L，或 Hct，男性＞0.55，女性＞0.49
次要标准	血清 EPO 低于正常值

符合 3 项主要标准，或前 2 项主要标准和次要标准则可诊断 PV

（二）预后分组

依年龄（≥67 岁为 5 分，57~66 岁为 2 分）、WBC＞15×10^9/L（1 分）和静脉血栓（1 分）分为低危组（0 分）、中危组（1 或 2 分）和高危组（≥3 分）。

四、西 医 治 疗

在没有有效药物可以改变 PV 病史并阻止其进展的情况下，对 PV 治疗的主要目标是降低血栓出血风险，因为这些并发症是导致患者发病和死亡的主要原因。一线治疗方法包括联合应用放血（以降低 Hct 至＜45%）和低剂量阿司匹林。谨慎管理 Hct 在 0.45 以下非常重要，可显著降低因心血管不良反应相关事件或主要血栓形成导致的死亡。每日一次应用阿司匹林100mg，可降低非致死性心栓塞事件或心血管事件的联合风险死亡率，并不显著增加出血风险。WBC 和 PLT 的管理也是一个重要的治疗目标，可降低血栓形成风险。为了达到 Hct 目标水平，并使 WBC 和 PLT 正常化，许多患者需要降细胞治疗。为此目的，常规治疗包括羟基脲（HU）一线治疗，在耐药/不耐受的情况下，应用芦可替尼和干扰素（IFN），老年患者使用白消安。目前，降低血栓形成的潜力，而且直接可作用于恶性克隆的新药物正在开发中，包括长效聚乙二醇化干扰素（PEG-IFN）α-2b、组蛋白去乙酰化酶抑制剂和 MDM2 抑制剂，可显著控制疾病的进展。

（一）对症处理

阿司匹林和赛庚啶对治疗皮肤瘙痒有一定疗效。热水洗澡可导致皮肤瘙痒加重，故应减少洗澡次数，避免用过热的水洗澡。静脉放血和骨髓抑制药物对皮肤瘙痒常无效。

（二）静脉放血

静脉放血可作为年龄＜50 岁且无栓塞病史者的首选疗法。开始阶段每 2~4 天放血 200~400ml，HST 降至正常或稍高于正常值后，应延长放血间隔时间，直至 Hct＜0.45，并维持此值。

（三）预防血栓形成

若无禁忌证存在，口服小剂量阿司匹林 50～100mg/d 以长期预防。不能耐受者可口服双嘧达莫。Hct>64%的患者初期放血间隔期应更短，体重小于 50kg 的患者每次放血量应减少，合并心血管疾病的患者应遵守少量多次放血的原则。静脉放血可使头痛等症状得到改善，但不能降低 PLT 和 WBC，对皮肤瘙痒和痛风等症状亦无效。对于年龄<50 岁且无栓塞病史的患者，静脉放血疗法为首选治疗方法。红细胞单采术可在短时间内快速降低 Hct，在必要时可以采用此种治疗。反复静脉放血治疗的患者可出现铁缺乏的相关症状和体征，但一般不需进行补铁治疗。

（四）降细胞治疗

高危、不能耐受静脉放血、进行性脾大、疾病相关症状严重及进行性白细胞增高者需降细胞治疗。一线治疗药物为 HU 或 IFN-α，为任何年龄 PV 患者降细胞治疗的一线药物。年龄<40 岁的年轻患者应慎用 HU，HU 起始剂量为 30mg/（kg·d），口服，1 周后改为 5～20mg/（kg·d），需维持给药并调整用药剂量，联合静脉放血治疗（必要时采用红细胞单采术）可降低栓塞并发症发生率。然而，一些患者可能无法从该疗法中获益，持续出现疾病相关表现，或不能容忍长期治疗。部分患者对 HU 有抵抗力或不耐受，前者死亡风险增加，而后者生存质量显著改变。此外，应用 HU 可导致患者耐药或发生剪接体或染色质畸变，在 TP53 破坏/单倍体患者中，HU 治疗后 5 年产生耐药的概率为 64%，在剪接体或染色质畸变患者为 49%，在纯合子 JAK2 突变患者为 27%，在杂合子 JAK2 突变患者为 14.5%。

几十年来，IFN-α 一直被用于降低 PV 患者增多的红细胞，在减少脾脏大小或减轻瘙痒方面也观察到显著的疗效，同时，它没有促进白血病的副作用。如今，长效 PEG-IFN α-2b，正在进入临床实践阶段，安全性可能更高。此外，由于没有任何致畸作用，IFN-α 仍然是怀孕期间用药的唯一安全选择。IFN-α 用药量为（9～25）×10^6U/周（分 3 次皮下注射）。用药 6～12 个月后，70%患者的 Hct 可获控制，20%的患者可获部分缓解，10%无效。

年龄>70 岁者可考虑间断服用白消安。JAK1/2 抑制剂芦可替尼在 2014 年由 FDA 批准用于 PV 患者的治疗。对 HU 或 IFN-α 耐药或不能耐受者，可采用二线治疗即芦可替尼、白消安。

（五）二线治疗

对 HU 耐药或不耐受患者的判定标准见表 4-2，可采用二线治疗。

表 4-2 PV 患者 HU 治疗耐药或不耐受的判断标准

①至少 2g/d HU 治疗 3 个月后，仍需放血以维持血细胞比容<45%

②至少 2g/d HU 治疗 3 个月后，仍不能控制骨髓增殖（PLT>400×10^9/L、WBC>10×10^9/L）

③至少 2g/d HU 治疗 3 个月后，触诊的巨大脾脏未缩小 50%以上或脾大相关的临床症状未能完全缓解

④在使疾病达到完全或部分临床血液学反应所需的 HU 最小剂量下，ANC<1×10^9/L 或 PLT<100×10^9/L 或 Hb<100g/L

⑤任何剂量 HU 治疗下，出现溃疡或其他不能接受的 HU 相关非血液学不良反应
（皮肤黏膜表现、胃肠道症状、肺炎、发热等）

静脉给予 ^{32}P 2～4mCi 治疗 1 次常使疾病得到很好的控制，间隔 6～8 周后可依首剂疗效再次给予。治疗相关性白血病或 MDS 及肿瘤是其远期最大不良反应。口服白消安几周后常可同时使 PLT 和 WBC 下降至正常，停药后血细胞计数可维持正常几个月至几年不等，一般用量为

2～4mg/d，因其可致严重骨髓抑制，故用量不宜超过 4mg/d。依赖静脉放血治疗且伴有脾大的 PV 患者可用芦可替尼。推荐起始剂量为 20mg/d，在开始治疗的前 4 周不需要进行剂量调整，每次剂量调整间隔不应少于 2 周，最大剂量不超过 50mg/d，3/4 级的贫血、PLT 减少及中性粒细胞减少是其最常见的血液学不良反应；外周血 PLT$<50\times10^9$/L 或 ANC$<0.5\times10^9$/L、Hb<80g/L 为其停药指征；应在 7～10 天逐渐减停，应避免突然停药，停药过程中推荐加用泼尼松（20～30mg/d）。

（六）靶向抑制剂

组蛋白去乙酰化酶（HDAC）催化从组蛋白的赖氨酸残基中去除乙酰基，导致抑癌基因表达下调；由于在各种血液和实体恶性肿瘤中检测到了低乙酰化，HDAC 抑制剂被广泛用于抗肿瘤治疗。吉维司他［givinostat（italfarmaco）］是一种 HDAC 抑制剂，对 JAK2V617F 蛋白及其下游信号具有特异性抑制作用。每天 50mg 可改善 JAK2V617F 阳性 MPN 患者的脾大和瘙痒，降低 JAK2V617F 水平，耐受性良好，没有记录到 4 级毒性。

MDM2 是抑癌蛋白 p53 的负调节因子，在 JAK2V617F 阳性原代细胞中过表达，JAK2V617F 阳性 MPN 患者红系祖细胞的 p53 对 DNA 损伤反应降低，抑制 MDM2 可重新激活 p53 反应。临床研究发现，MDM2 抑制剂依达奴林可降低 PV 患者放血次数、症状总分和脾大分辨率。

（七）疗效标准

欧洲白血病网和骨髓增生性肿瘤研究和治疗国际协作组 2013 年修订的 PV 疗效标准（表 4-3），主要包括临床血液学及骨髓组织学评价两方面。分子生物学疗效对于评价完全缓解（CR）或部分缓解（PR）不是必需的。完全分子生物学缓解（CRm）定义为原先存在的异常完全消失。部分分子生物学缓解仅用于基线的等位基因突变负荷≥20%且等位基因突变负荷下降≥50%的患者。

表 4-3 PV 疗效标准

疗效标准	定义
CR	以下 4 条必须全部符合： （1）包括可触及的肝脾肿大等疾病相关体征持续（≥12 周）消失，症状显著改善（MPN-SAF TSS 积分下降≥10 分） （2）外周血细胞计数持续（≥12 周）缓解，未行静脉放血情况下 Hct<45%、PLT$\leq400\times10^9$/L、WBC$<10\times10^9$/L （3）无疾病进展，无任何出血或血栓事件 （4）骨髓组织学缓解，按年龄校正后的骨髓增生程度正常，三系高度增生消失和无>1级的网状纤维（欧洲分级标准）
PR	以下 4 条必须全部符合： （1）包括可触及的肝脾肿大等疾病相关体征持续（≥12 周）消失，症状显著改善（MPN-SAF TSS 积分下降≥10 分） （2）外周血细胞计数持续（≥12 周）缓解，未行静脉放血情况下 Hct<45%、PLT$\leq400\times10^9$/L、WBC$<10\times10^9$/L （3）无疾病进展和任何出血或血栓事件 （4）未达到骨髓组织学缓解，存在三系高度增生
无效（NR）	疗效未达到 PR
疾病进展（PD）	演进为真性红细胞增多症后骨髓纤维化（post-PV MF）、MDS 或白血病

MPN-SAF TSS：骨髓增殖性肿瘤总症状评估量表。

五、中医辨证论治

（一）辨证要点

PV 属本虚标实证，初期以实证为主，主要病因为感受火热疫毒之邪，皮肤黏膜红紫、肌肤发热、口咽干燥、出血等症状属热入血分、迫血妄行，而红细胞、血小板显著增多时，血液黏稠度增高，血流变慢，易形成血瘀之象。随着疾病的发展，正气逐渐亏虚，则为虚实夹杂之证。

（二）证治分型

1. 血瘀热结证

临床表现：皮肤黏膜红紫、肌肤发热、口咽干燥、出血。

治法：清热解毒，凉血散瘀。

方药：犀角地黄汤加减。犀角地黄汤首载于唐代《备急千金要方》，方中犀角（现以水牛角代替）咸寒，直入血分，凉血解毒，使热清血宁，为君药。生地黄清热凉血，养阴生津，既助君药清解血分热毒，又可复已伤之阴血，为臣药。赤芍、牡丹皮清热凉血、活血散瘀，既能增强凉血之力，又可防止留瘀之弊，共为佐药。四药合用，共奏清热解毒、凉血散瘀之功。

2. 气滞血瘀证

临床表现：胸胁脘腹胀痛、走窜不定，胁下有积块，情志抑郁，善太息，舌有瘀斑、瘀点，苔薄白，脉弦涩。

治法：疏肝理气，活血化瘀。

方药：柴胡疏肝散加减。柴胡疏肝散出自《证治准绳》，由陈皮、柴胡、川芎、枳壳、白芍、甘草、香附组成。方中柴胡行气疏肝，为君。香附疏肝行气止痛；川芎行气活血，共为臣。陈皮、枳壳疏肝理气止痛，芍药柔肝缓急止痛，为佐。甘草调和药性，与白芍同用，增强白芍缓急止痛之力，为佐使。加减：可加桃仁、红花、川芎、赤芍以增其活血化瘀之力。皮肤出血者，可加茜草、仙鹤草。

3. 肝经实火证

临床表现：目赤头痛，眩晕耳鸣，胁痛，口苦，甚至神昏谵语，舌红，苔黄，脉数。

治法：清泻肝经实火。

方药：当归龙荟丸加减。当归龙荟丸出自《黄帝素问宣明方论》，由当归、龙胆草、栀子、黄连、黄柏、黄芩、大黄、芦荟、青黛、木香、麝香组成。方中龙胆草、芦荟、青黛清泻肝经实火；黄芩、黄连、黄柏、栀子泻火解毒。火旺易于耗血，故配以当归养血和血；火旺易扰神明，故配以麝香醒神开窍；配伍木香以行气止痛。加减：若胁下有肿块，可加桃仁、红花；若小便黄赤，加车前子、泽泻；若皮肤有瘀斑，可加牡丹皮、茜草。

六、康 复 治 疗

（一）饮食及生活指导

遵医嘱给予营养丰富、易消化饮食，如牛奶、鸡蛋、瘦肉、新鲜水果及蔬菜，避免进食刺激性强、过硬、带刺的食物。补充含蛋白质及各种维生素的饮食平衡营养。指导患者按时服药，定期复查，出现乏力、皮肤出血等症状，及时就医。防止、排除不良情绪的影响，坚持乐观积极地面对疾病。有贫血症状的时候，不要爬很长的楼梯和上坡，注意不要勉强自己活动。另外，为了预防感染，要勤洗手、漱口等。PLT 减少的患者，避免碰撞或跌倒。脾脏变大，左肋腹部附近疼痛，出现这种症状请尽早到医院就诊。

（二）活动指导

进行恰当的体育活动，增强体质，如慢跑、打太极拳等调理身心。嘱患者多休息，加强防护，避免活动过度及外伤。病情重者绝对卧床休息。

参 考 文 献

李冀，连建伟. 2016. 方剂学. 北京：中国中医药出版社：84，182.

马军，刘霆. 2016. 真性红细胞增多症诊断与治疗中国专家共识（2016 年版）. 中华血液学杂志，37（4）：265-268.

孙伟正，孙凤，孙岸弢. 2017. 中医血液病学. 北京：人民卫生出版社：355-366.

吴勉华，王新月. 2012. 中医内科学. 北京：中国中医药出版社：358-372.

周晋. 2018. 内科学. 第9版. 北京：人民卫生出版社：597-598.

Alessandra Iurlo，Daniele Cattaneo，Cristina Bucelli，et al. 2020. New Perspectives on Polycythemia Vera：From Diagnosis to Therapy. Int J Mol Sci，21（16）：5805.

Matruoka T，Ymada K. 1994. A case of potycythemia vera accompanied with recurrent cerebral hemorrhage. Iryo，5：371-375.

（范俊宏）

第二节　原发性血小板增多症

原发性血小板增多症（ET），又称出血性血小板增多症，是一种外周血 PLT 明显增高导致功能异常，伴骨髓巨核细胞增殖旺盛的造血干细胞克隆性疾病。本病的特征为血小板在聚集试验中，对胶原、ADP 及花生四烯酸诱导的聚集反应下降，对肾上腺素的反应消失。

骨髓增生性肿瘤（MPN）包括原发性血小板增多症（ET）、真性红细胞增多症（PV）和原发性骨髓纤维化（PMF），这三个疾病还可发生转化。作为一个群体，ET、PV 和 PMF 共享三个相互排斥的"驱动"突变，包括 JAK2、CALR 和 MPL3。最常见的驱动突变是 JAK2V617F，表达于 99% 的 PV、55% 的 ET 和 65% 的 PMF 患者中。在 ET 和 PMF 中，驱动突变分布相似，

50%～65%的患者发生 *JAK2V617F* 突变，15%～30%发生 *CALR* 突变，4%～8%发生 *MPL* 突变，而 10%～20%可能不表达这三个突变中的任何一个。

WHO 对 ET 的诊断要求 PLT≥450×10^9/L，存在上述三种驱动突变之一，或在其缺失的情况下排除其他引起 PLT 增多的原因（反应性和克隆性），并进行骨髓形态学评估，特别是用于区分 ET 与纤维化前 PMF 和"蒙面"PV。除了克隆性血小板增多症外，ET 患者可能表现出轻度脾大、WBC 增多、微血管症状、血栓和出血并发症、孕早期流产增加及白血病转化或纤维化进展风险。具有任何 *JAK2* 突变的 MPN 患者，其存活率明显短于性别和年龄匹配的无突变的患者，ET 的中位生存期约 20 年。死亡原因包括白血病转化（15 年转化率为 2.1%～5.3%）和纤维转化（转化率为 4%～11%）。

到目前为止，尚无药物可以改变这些疾病的自然历史、防止白血病或纤维转化或延长生存期。ET 的主要治疗目的是预防血栓并发症，特别是高危患者。

根据原发性血小板增多症的临床表现，归属于中医学"血证""积证""血瘀"的范畴，与"痹证""虚劳""髓毒劳""积聚""血实""脉痹""血浊""眩晕""血痹""蓄血证"等相似。

一、临 床 表 现

本病起病较缓慢，早期患者可能没有任何临床表现，仅在做血常规时偶然发现，少数患者可转化为其他类型的 MPN。以出血和血栓形成为主要临床表现，可有疲劳感、手足发绀、血管性头痛、肢端感觉异常、脾大、皮肤瘙痒、腹部不适、骨痛、盗汗及体重下降等表现。

二、实验室检查

（一）血象

PLT 达（1000～3000）×10^9/L，涂片可见聚集成堆且大小不一的血小板，巨核细胞碎片偶见。WBC 增多，可达（10～30）×10^9/L，中性粒细胞碱性磷酸酶活性增高。若进行半固体细胞培养，可见自发性巨核细胞集落形成单位。

（二）骨髓象

各系增生明显，以血小板及巨核细胞尤为显著，巨核细胞胞体大或巨大，核过分叶呈鹿角状，多为成熟型，粒系、红系无显著增生或左移。骨髓活检有时伴轻至中度纤维组织增多。

（三）细胞遗传学及分子生物学检查

可见 *JAK2*、*V617F*、*CALR* 或 *MPL* 基因突变，无 Ph 染色体，BCR-ABL 融合基因阴性。

（四）其他相关检查

C 反应蛋白和红细胞沉降率降低。

三、诊　　断

（一）主要标准

①PLT 持续＞450×10^9/L；②骨髓活检示巨核细胞高度增生，胞体大、核过分叶的成熟巨核细胞数量增多，粒系、红系无显著增生或左移，且网状纤维轻度（1级）增多；③不能满足 MDS、BCR-ABL*CML、PV、PMF 及其他髓系肿瘤的诊断标准；④有 JAK2、CALR 或 MPL 基因突变。

（二）次要标准

有克隆性标志或无反应性血小板增多的证据。

符合 4 项主要标准或前 3 项主要标准和次要标准即可诊断 ET。

四、西医治疗

（1）ET 风险分层及分级治疗：鉴于之前对 ET 的危险分层不符合其预后，有研究者建议将 ET 分为四个风险组："非常低风险"组是指不存在血栓形成的三个独立危险因素，即无血栓形成史、无 JAK2/MPL 突变和年龄≤60 岁；"低风险"组是指没有血栓形成史、年龄≤60 岁、有 JAK2/MPL 突变；"中风险"组是指没有血栓形成史、无 JAK2/MPL 突变、年龄＞60 岁；"高危"组是指有血栓形成史，或存在 JAK2/MPL 突变且年龄＞60 岁。

对无心血管危险因素的"非常低风险"疾病患者进行简单的观察，而对该组存在心血管疾病（CV）危险因素的患者给予每日一次的阿司匹林治疗。尤其考虑到 PLT 极度增多时，很大一部分患者表现为获得性血管性血友病综合征（AVWS），出血风险增加，随意应用阿司匹林治疗存在治疗风险。此外，研究表明阿司匹林治疗可降低存在 CV 危险因素的低风险 ET 的动脉血栓形成风险，但对不存在 CV 危险因素的低风险 ET，阿司匹林治疗的价值未见报道。由于"非常低风险"组只可能出现 CALR 突变，仅表现出 PLT 极度增多，只要患者仍然没有症状，即不需要特定的治疗。

"低风险"组，尽管根据传统的治疗指南进行管理，最近的研究仍揭示存在血栓形成的风险，因此，应考虑通过给予每日两次阿司匹林，尤其是存在 CV 危险因素的情况下，进一步优化阿司匹林治疗是合理的。因为研究证实，在 PLT 周转率高的情况下，每日一次服用阿司匹林对血栓素 A2 合成的 24 小时最佳抑制不足，而每日两次的剂量在 ET 中显示出优越的生物学疗效。

对于"中风险"组给予 HU 和每日一次的阿司匹林治疗，其中无 CV 危险因素的患者可仅给予每日两次的阿司匹林治疗。最近的研究表明，"高龄"本身是血栓形成的一个薄弱的危险因素，虽然其危害程度不及血栓形成史。因此将传统上高风险 ET 中高龄无血栓形成史或 JAK2/MPL 突变史者归为"中风险"，而将存在血栓形成史或存在高龄和 JAK2/MPL 突变史者归为"高风险"。这种分类方法与治疗相关，这种分类避免了在没有血栓形成史或 CV 危险因素的 JAK2/MPL 未突变的老年患者中进行降细胞治疗。

几十年前，PLT 增多是 ET"高风险"分类的一个必要条件之一。在随后的临床实践中，逐渐认识到 ET 中的极度 PLT 增多本身并没有增加血栓形成的风险，实际上可能与动脉血栓形成的风险降低有关。此外，与极度 PLT 增多相关的出血风险与 AVWS24 有关。因此，PLT 本身不再用于 ET 的危险分层。无论如何，传统的高危 ET 的治疗原则主要来源于一项随机研究，该研究发现与未使用降细胞治疗相比，HU 更有助于降低血栓形成率。进一步研究发现，HU 与每日一次的阿司匹林治疗更有益于抗血栓治疗，并将有动脉血栓形成史的患者的阿司匹林时间表缩短到每 12 小时一次，并确保静脉血栓形成史患者的长期全身抗凝治疗。此外，在有动脉血栓形成风险的患者中，继续每日一次的阿司匹林治疗及全身抗凝治疗是合理的。有证据表明，阿司匹林治疗有益于预防反复静脉血栓形成。

（2）妊娠患者出血和血栓的风险增加，流产、早产及胎儿发育迟缓的情况也常发生，故妊娠患者应特殊处理。目前对希望怀孕或怀孕的年轻妇女的治疗建议包括每日一次的阿司匹林治疗"非常低风险"或"低风险"疾病和 PEG-IFN-α 治疗"高风险"疾病。已被证明在怀孕期间使用阿司匹林和 IFN-α 治疗是安全的，可降低 ET 妇女的流产率。无妊娠合并症高危因素的孕妇，给予阿司匹林 100mg 每日一次；有妊娠合并症高危因素的孕妇，给予阿司匹林每日一次（出血则停用）联合低分子肝素（4000U/d）至产后 6 周，PLT≥1500×10⁹/L 时加用 IFN（建议首选醇化干扰素）。

（3）疗效标准：可采用欧洲白血病网和 IWG-MRT 2013 年修订的 ET 疗效标准（表 4-4），主要包括临床血液学及骨髓组织学评价两方面。分子生物学疗效对于评价完全缓解（CR）或部分缓解（PR）不是必需的。完全分子生物学缓解（CRm）：原先存在的异常完全消失。部分分子生物学缓解：基线等位基因突变负荷≥20%的患者治疗后等位基因突变负荷下降≥50%。

表 4-4 ET 疗效标准

疗效标准	定义
CR	以下 4 条必须全部符合：
	①包括可触及的肝脾肿大等疾病相关体征持续（≥12 周）消失，症状显著改善（MPN-SAF TSS 积分下降≥10 分）
	②外周血细胞计数持续（≥12 周）缓解，未行静脉放血情况下 Hct<45%、PLT≤400×10⁹/L、WBC<10×10⁹/L
	③无疾病进展，无任何出血或血栓事件
	④骨髓组织学缓解，按年龄校正后的骨髓增生程度正常，三系高度增生消失和无>1 级的网状纤维（欧洲分级标准）
PR	以下 4 条必须全部符合：
	①包括可触及的肝脾肿大等疾病相关体征持续（≥12 周）消失，症状显著改善（MPN-SAF TSS 积分下降≥10 分）
	②外周血细胞计数持续（≥12 周）缓解，未行静脉放血情况下 Hct<45%、PLT≤400×10⁹/L、WBC<10×10⁹/L
	③无疾病进展和任何出血或血栓事件
	④未达到骨髓组织学缓解，存在三系高度增生
无效（NR）	疗效未达到 PR
疾病进展（PD）	演进为真性红细胞增多症后骨髓纤维化（post-PV MF）、骨髓增生异常综合征或急性白血病

MPN-SAF TSS：骨髓增殖性肿瘤总症状评估量表。

五、中医辨证论治

（一）辨证要点

本病多由情志不畅、外感邪毒、先天不足、劳倦过度等因素，导致血行不畅，形成瘀血而致病。若有胸胁胀痛，胁下有积块，舌有瘀斑或瘀点等表现，则为气滞血瘀证。若出现畏寒肢冷，关节疼痛，舌紫暗等表现，则为寒凝血瘀证。若头晕耳鸣，腰膝酸软，皮肤有瘀斑或瘀点等，则为阴虚血瘀证。

（二）证治分型

1.气滞血瘀证

临床表现：胸闷气短，脘腹胀痛，胁下有积块，舌质紫暗，伴有瘀斑或瘀点，脉弦涩。

治法：行气活血。

方药：血府逐瘀汤加减。血府逐瘀汤出自《医林改错》，由当归、生地黄、桃仁、红花、枳壳、甘草、赤芍、柴胡、川芎、桔梗、牛膝组成，有活血化瘀，行气止痛之功。方中君以桃仁、红花行气活血止痛。川芎、赤芍活血化瘀；牛膝逐瘀通经，引瘀血下行，共为臣。生地黄、赤芍、当归滋阴凉血活血，而不伤正，共为佐。桔梗、枳壳、柴胡调畅气机，为佐。甘草调和诸药，为使。加减：腹部积块大者，可加三棱、莪术。脘腹胀满者，加茯苓、陈皮、白术。

2.寒凝血瘀证

临床表现：畏寒肢冷，关节疼痛，手足麻木，遇寒加重，舌紫暗，苔薄，脉沉迟。

治法：温阳散寒，活血化瘀。

方药：右归丸加减。右归丸出自《景岳全书》，由熟地黄、山药、山茱萸、枸杞子、菟丝子、鹿角胶、杜仲、肉桂、当归、附子组成。加减：若瘀血重者，加丹参、鸡血藤。手足麻木者，加桑枝、桂枝。

3.阴虚血瘀证

临床表现：头晕耳鸣，腰膝酸软，心烦失眠，手足心发热，潮热盗汗，或皮肤有瘀斑，舌红，苔黄，脉细数。

治法：滋阴活血。

方药：左归饮加减。左归饮出自《景岳全书》，由熟地黄、山药、枸杞子、炙甘草、茯苓、山茱萸组成，有补益肾阴之功。加减：加当归、桃仁、红花养血活血。若阴虚重者，加女贞子、龟板、麦冬。若腹部积块大者，加三棱、莪术。

六、康　复　治　疗

（一）饮食指导

应按医嘱执行，如果不能保证必要的进食量，应及时告知医生和营养师，以便及时调整饮食方案。对于儿童血小板增多症的饮食，在患病期间，应该禁止膨化类食品，以免加重病情，病情恢复后平日生活中，应多吃易于消化吸收的食物。

（二）活动指导

慢性骨髓增生性疾病，尤其原发性血小板增多症的血栓症和大出血的发病会影响患者的预后，因此抗血栓和止血的管理是临床中很重要的部分。根据病情，指导患者进行适量活动，有血栓形成时，卧床休息，减少活动。血小板增多症患者出入的地面应防滑，走廊、卫生间安装扶手。严重贫血患者改变体位时要缓慢，防止突然发生晕厥。儿童、老年人、危重患者应在床边加床挡。

生活起居有常，积极参加体育锻炼可以增强体质，提高抗病能力。恢复期或病情稳定的患者应选择缓和的运动项目适当锻炼身体。

参 考 文 献

李冀，连建伟. 2016. 方剂学. 北京：中国中医药出版社：139，143，200.

孙伟正，孙凤，孙岸弢. 2017. 中医血液病学. 北京：人民卫生出版社：367-377.

吴勉华，王新月. 2012. 中医内科学. 北京：中国中医药出版社：358-372.

肖志坚. 2016. 原发性血小板增多症诊断与治疗中国专家共识（2016 年版）. 中华医学杂志，37（10）：833-836.

周晋. 2018. 内科学. 第 9 版. 北京：人民卫生出版社：598-599.

Ayalew Tefferi，Alessandro M Vannucchi，Tiziano Barbui. 2018. Essential thrombocythemia treatment algorithm 2018. Blood Cancer J，8（1）：2.

Carobbio A，Finazzi G. 2008. Thrombocytosis and leukocytosis interaction in vascular complications of essential thrombocythemia. Blood，112：3135-3137.

（刘东哲）

第三节　原发性骨髓纤维化

原发性骨髓纤维化（PMF）是一种经典的骨髓造血干细胞异常克隆而引起的成纤维细胞反应性增生所致的慢性骨髓增生性肿瘤（MPN），属于 BCR-ABL 阴性 MPN 的范畴。PMF 的临床表现包括不同程度的血细胞减少和（或）增多，外周血中出现幼粒、幼红细胞及泪滴形红细胞，骨髓纤维化、肝脾肿大、髓外造血、门静脉高压的表达和潜在的衰弱症状，常以肝脾大为主要表现。经典的实验室特征包括进行性贫血、WBC 增多和 PLT 增多症，尽管 WBC 减少和 PLT 减少也可能发生。据估计，PMF 年发病率为 1.5/10 万，中位年龄为 67 岁。

目前，除异源造血干细胞移植（ASCT）外，没有其他治愈性治疗方法。对于不能接受 ASCT 的患者，主要的治疗目的是控制症状和疾病的进展，以提高患者的生存质量。

中医古籍中无"骨髓纤维化"病名，根据临床表现所见，现代中医学多认为其属于"虚劳""癥积"等范畴。《圣济总录·虚劳门》曰："虚劳之人，阴阳伤损，血气涩滞，不能宣通，各随其腑脏之气而留结，故成积聚之病。"

一、临床表现

PMF 患者常有心血管高危因素（如吸烟、糖尿病、高血压、高血脂和充血性心力衰竭等）、血栓栓塞病史。本病起病隐匿，多因偶然发现脾大而就诊。其中 90%的患者存在不同程度的脾大，50%~80%的患者存在肝大。而质硬、表面光滑、无触痛的巨脾是本病的特征性表现。

因贫血和脾大压迫引起的疲劳、乏力、早饱感、左上腹疼痛、注意力下降等症状较为常见。少数患者有骨痛、出血、听力减退等症状。也可因代谢增高而出现体重下降、低热、盗汗等表现。严重贫血和出血是本病的晚期表现。因高尿酸血症并发痛风及肾结石的患者较为少见。

二、实验室检查

（一）血象

呈正常细胞性贫血，外周血可见少量幼红细胞。成熟红细胞的形态大小不一，具有辅助诊断价值的为泪滴形红细胞。WBC 可增多或正常，外周血涂片可见中幼及晚幼粒细胞，甚至出现少数原粒和早幼粒细胞。晚期可见 WBC 及 PLT 数目减少。血尿酸增高。

（二）骨髓象

骨髓穿刺常呈干抽。骨髓有核细胞早期增生，尤其是粒系和巨核细胞，巨核细胞细胞核体积的增大超过胞质，成簇分布，晚期则呈增生低下。骨髓活检（活检组织长度应至少 1.5cm）可见大量网状纤维组织。

（三）细胞遗传学及分子生物学检查

无 Ph 染色体，BCR-ABL1 融合基因阴性，大多数病例都存在常规突变 *JAK2* 或 *MPL*，以及涉及少数患者的其他突变，如 *CALR* 突变、*TET*、*ASXL1* 和 13q 缺失等。

（四）其他相关检查

中性粒细胞碱性磷酸酶活性增高，血清乳酸脱氢酶水平增高，尿酸升高，血清 EPO 水平升高、铁蛋白减少。

三、诊　　断

（一）PMF 分期

根据 WHO（2016）诊断标准，PMF 包括纤维化前（prefibrotic）/早（early）期 PMF 和明显纤维化（overt fibrotic）期 PMF。

（二）纤维化前/早期 PMF 诊断标准（表 4-5）

表 4-5　纤维化前/早期 PMF 诊断标准

需符合 3 条主要标准和至少 1 条次要标准：

主要标准：　（1）有巨核细胞增生和异形巨核细胞，无明显网状纤维增多。骨髓增生程度校正年龄后呈增高，粒系细胞增殖而红系细胞常减少

　　　　　　（2）不能满足真性红细胞增多症、慢性髓性白血病（BCR-ABL 融合基因阴性）、骨髓增生异常综合征（无粒系和红系病态造血）或其他髓系肿瘤的 WHO 诊断标准

　　　　　　（3）有 *JAK2*、*CALR* 或 *MPL* 基因突变，或无这些突变但有其他克隆性标志，或无继发性骨髓纤维化证据

次要标准：　（1）非合并疾病导致的贫血

　　　　　　（2）WBC≥11×10^9/L

　　　　　　（3）可触及的脾大

　　　　　　（4）血清乳酸脱氢酶水平增高

（三）明显纤维化期 PMF 诊断标准（表 4-6）

表 4-6　明显纤维化期 PMF 诊断标准

需符合以下 3 条主要标准和至少 1 条次要标准：

主要标准：　（1）巨核细胞增生和异形巨核细胞，常伴有网状纤维或胶原纤维

　　　　　　（2）不能满足真性红细胞增多症、慢性髓性白血病（BCR-ABL 融合基因阴性）、骨髓增生异常综合征（无粒系和红系病态造血）或其他髓系肿瘤的 WHO 诊断标准

　　　　　　（3）有 *JAK2*、*CALR* 或 *MPL* 基因突变，或无这些突变但有其他克隆性标志，或无继发性骨髓纤维化证据

次要标准：　（1）非合并疾病导致的贫血

　　　　　　（2）WBC≥11×10^9/L

　　　　　　（3）可触及的脾大

　　　　　　（4）幼粒、幼红血象

　　　　　　（5）血清乳酸脱氢酶水平增高

四、西　医　治　疗

患者若无明显的临床症状并且没有明显的贫血、无明显的脾大、无显著 PLT 增高或 WBC 增高，病情稳定、可持续数年无须特殊治疗，可以仅观察、监测病情变化。

（1）Hb 水平低于 100g/L 的贫血患者可输注红细胞，长期输注红细胞应联合铁螯合剂治疗。雄激素、糖皮质激素、EPO 和免疫调节剂对 PMF 贫血有效。雄激素可使 1/3～1/2 患者的贫血症状得到改善，糖皮质激素可使 1/3 严重贫血或 PLT 减少的患者得到改善，因此，伴贫血和（或）PLT 减少的患者初治时可联合雄激素和糖皮质激素（泼尼松 30mg/d），至少 3 个月。如果疗效好，雄激素可继续使用，糖皮质激素逐渐减量。有前列腺疾病或肝病患者不宜选用雄激素治疗。EPO 主要适用于血清 EPO＜100U/L 的贫血患者，常用剂量为每周 30 000～50 000U。小剂量沙利度胺（50mg/d）联合泼尼松 [0.5mg/（kg·d）] 较单用沙利度胺能提高疗效，减少不良反应。在小剂量沙利度胺、泼尼松的基础上再联合达那唑可进一步提高疗效、延长有效期。有 2 度或以上外周神经病变的患者不宜选用沙利度胺。来那度胺对 PLT＜100×10^9/L 的患者起始剂量为 5mg/d，PLT＞100×10^9/L 的患者起始剂量为 10mg/d，连续服用 21 天后停用 7 天，

28 天为 1 个周期。PLT 低者可输注 PLT。EPO 水平低者可用重组人 EPO。

（2）allo-HSCT 是目前唯一可能治愈 PMF 的治疗方法。然而，正确识别出对这种治疗做出反应的患者至关重要。与没有进行移植的年龄匹配的对照组相比，诊断时具有高风险国际动态预后评分系统（DIPSS）评分的 65 岁以下患者应用 HSCT 病死率显著降低，HSCT 还可以减轻疾病相关的严重贫血，改善症状、细胞遗传学异常和 WBC 增多。白血病转化的风险是决定患者是否需要行 HSCT 时考虑的一个特别重要的因素，已知具有高 DIPSS 评分的患者具有更高的白血病转化风险，因此可能从 HSCT 中受最大获益。对 MF 行 HSCT 的发病率和病死率仍然很高，移植后 3 年的平均存活率为 45%～50%。因此，对于低风险疾病，HSCT 相关病死率超过了 MF 引起的死亡风险。常规强度预处理的 allo-HSCT，因患者年龄过高和移植相关并发症而导致失败率高。近年采用减低剂量预处理（RIC）方案提高了成功率。是否最终选择 allo-HSCT 还必须考虑其他可导致 allo-HSCT 失败的不良因素，包括红细胞输注负荷、重度脾大、非 HLA 相合的同胞供者、造血干细胞移植合并疾病指数评分高、高龄、疾病晚期和非 HLA 完全相合无关供者。

（3）靶向治疗：2016 年 WHO 的分类将 *JAK2*（V617F）或 *MPL*（W515）突变的存在定义为 MF 的主要诊断标准。这些突变的识别提高了开发新的 MF 治疗方案的能力，目前正在积极研究新的治疗方案，以扩大 PMF 的治疗方案。

1）Janus 激酶（JAK）抑制剂：芦可替尼是 Janus 激酶抑制剂的原型药物，可显著减小脾脏体积和改善 MF 症状、降低 MF 患者的病死率。MF 患者对芦可替尼的治疗反应与是否存在 *JAKV617F* 突变无关。芦可替尼最常见的不良事件是贫血和 PLT 减少。研究发现，芦可替尼的停用率为 92%，停药的中位时间为 9.2 个月。停用后，可观察到严重的戒断症状，称为芦可替尼戒断综合征，表现为脾大加速，细胞减少加重，血流动力学不稳定而出现类似脓毒性休克的症状。帕曲替尼（SB1518）通过抑制 JAK2/FLT3 发挥作用，正在临床试验中。虽然 JAK 抑制剂是治疗骨 MF 的基础方案，但在应用过程中可能产生可控的骨髓抑制且无法根除突变型 JAK。由于不能选择性地针对突变体 *JAK2*，可使正常 JAK 信号中断而产生细胞减少、树突状细胞功能受损、感染易感性增强，并因阻断 FLT3 可引起腹泻。尽管 JAK 抑制剂可以通过与其他 JAK 蛋白形成异源二聚体，但从长远来看，JAK/STAT 激活可以持续存在。最后，PMF 的发病机制涉及多个分子异常，这并不是单一靶点的药物能解决的。

2）HSP-90 抑制剂：热休克蛋白（HSP）代表一组伴侣分子，其任务是促进正确的蛋白质折叠，HSP-90 介导约 200 种蛋白质的折叠，其中许多蛋白质参与正常的细胞信号传递。PU-H71 是一种 HSP-90 抑制剂，调节 JAK2 的表达，从而减少下游通路，包括 STAT3/5 的激活，导致 *MPL* 和 *JAK* 突变克隆的细胞死亡。HSP-90 抑制剂 AUY922，可降低突变的 JAK 表达，增加 CD34+ 细胞的凋亡。HSP-90 抑制剂加特司匹（ganetespib）在体外和体内均可降低 STAT 活性。因此，HSP-90 抑制剂可能是克服芦可替尼耐药的潜在策略。

3）组蛋白去乙酰化酶抑制剂：帕比司他、普雷司他（pracinosta）、伏立诺他和吉维司他（givinostat）是四种用于治疗 MF 的组蛋白去乙酰化酶抑制剂。对帕比司他的临床研究显示，该药可有效改善脾大和贫血，其不良事件为贫血和 PLT 减少。芦可替尼与帕比司他有协同活性，可改善纤维化并降低骨髓细胞结构，联用比单独应用芦可替尼结果更佳。

4）针对其他信号通路的药物：主要包括 Hedgehog 信号通路抑制剂 IPI-926 和 PF-04449913，PI3K、Akt 和 mTOR 通路抑制剂依维莫司，正在进行临床研究。

（4）其他疗法

1）HU：是一种抑制核糖核苷二磷酸还原酶的抗代谢物，可导致细胞周期 G_1/S 阻滞。HU 通常用作细胞毒性药物，以改善原发性 MF 增殖阶段的 WBC 增多或 PLT 增多。HU 可能轻度改善脾大，但这对改善症状负担或降低白血病的转化率影响不大。不良反应是贫血加重，这限制了它的应用。此外，长期使用 HU 有致突变的可能。发现 MF 存在 JAK-STAT 通路突变和随后开发的 JAK/STAT 抑制剂减少了 HU 的使用，但它仍然是治疗的主要疗法。

2）IFN-α：可改变成纤维细胞的增殖，并在临床上已观察到可逆转 WBC 增多和 PLT 增多。由于用高剂量和低剂量方案均可引起严重的全身（疲劳、肌管、周围水肿、嗜睡）、神经和血液学（贫血）并发症，从而导致 PEG-IFN-α-2a 的研发，这已成为首选的治疗方式。临床研究发现，IFN-α可改善 MF 患者的细胞减少、脾大和骨髓纤维化，约 50% 的患者获得完全反应或部分反应，主要是早期 MF 患者。IFN-α对一些患有较轻疾病的年轻人仍有很大的利用价值。

（5）疗效标准，见表 4-7。

表 4-7　PMF 疗效标准

完全缓解（CR）	以下条件需全部符合： （1）骨髓：符合年龄校准的正常增生等级，原始细胞<5%，骨髓纤维化分级≤1 级（欧洲分级标准） （2）外周血：Hb>100g/L，PLT>100×10⁹/L，ANC≥1×10⁹/L，且上述指标均不高于正常值上限；幼稚髓系细胞<2% （3）临床症状、体征（包括肝脾大）完全消失，无髓外造血的证据
部分缓解（PR）	符合以下条件之一： （1）外周血：Hb>100g/L，PLT≥100×10⁹/L，ANC≥1×10⁹/L，上述指标均不高于正常值上限；幼稚髓系细胞<2%；临床症状、体征（包括肝脾大）完全消失，无髓外造血的证据 （2）骨髓：符合年龄校准的正常增生等级，原始细胞<5%，骨髓纤维化分级≤1 级；外周：Hb 85～100g/L，PLT（50～100）×10⁹/L，ANC≥1×10⁹/L 但低于正常值上限，幼稚髓系细胞<2%；临床症状、体征（包括肝脾大）完全消失，无髓外造血的证据
临床改善（CI）	贫血、脾大或症状改善，无疾病进展或贫血、PLT 减少、中性粒细胞减少加重贫血；非输血依赖患者 Hb 升高≥20g/L；输血依赖患者脱离输血（在治疗期间连续 12 周以上未输注红细胞且 Hb≥85g/L） 脾脏疗效：①基线时脾脏肋缘下 5～10cm 变为肋缘下不可触及；②基线时脾脏肋缘下>10cm 减少>50%；③基线时脾脏肋缘下<5cm 不进行脾脏疗效评估；④脾脏疗效评估需要通过 MRI 或 CT 证实脾脏容积减少≥35% 症状疗效：MPN 症状评估表症状总积分（MPN-SAF TSS）减少≥50%
疾病进展（PD）	符合以下条件之一： ①基线时脾脏肋缘下<5cm 出现新的进行性脾大；②基线时脾脏肋缘下 5～10cm 可触及的脾脏长度增加≥100%；③基线时脾脏肋缘下>10cm 可触及的脾脏长度增加>50%；④骨髓原始细胞>20%，证实为向白血病转化；⑤外周血原始细胞≥20%且原始细胞绝对值≥1×10⁹/L 并持续至少 2 周
疾病稳定（SD）	不符合上述任何一项
复发	符合以下条件之一： ①取得完全缓解、部分缓解或临床改善后，不再能达到至少临床改善的标准；②失去贫血疗效持续至少 1 个月；③失去脾脏疗效持续至少 1 个月
细胞遗传学缓解	在评价细胞遗传学疗效时至少要分析 10 个分裂中期细胞，并且要求在 6 个月内重复检测证实。①CR：治疗前存在细胞遗传学异常，治疗后消失；②PR：治疗前异常的中期分裂细胞减少≥50%（PR 限用于基线至少有 10 个异常中期分裂细胞的患者）
分子生物学缓解	分子生物学疗效评价必须分析外周血粒细胞，并且要求在 6 个月内重复检测证实 ①CR：治疗前存在的分子生物学异常在治疗后消失；②PR：等位基因负荷减少≥50%（部分缓解仅用于基线等位基因负荷至少有 20%突变的患者）
细胞遗传学/分子生物学复发	重复检测证实既往存在的细胞遗传学/分子生物学异常再次出现

每项符合指标需维持时间≥12 周方可判断所达疗效类型。

五、中医辨证论治

（一）辨证要点

本病的发生发展与情志不遂、饮食失节、劳倦过度、邪毒侵袭等因素有关，致脏腑功能紊乱，正气虚损，邪气乘机侵入，使气血失调，邪毒内蕴，瘀血阻滞而发病。本病属虚实夹杂之证，其辨证要点应首先辨虚实。在发病初期邪气壅盛，正气未虚，以实证为主；积聚日久，正气耗伤，可转为虚实夹杂之证；而晚期正气虚衰，主证则以虚证为主。

（二）证治分型

1.气滞血瘀证

临床表现：脘腹胀满，胁下肿块，软而不坚且固定不移，舌红，有瘀斑，苔白，脉弦紧或涩。

治法：活血祛瘀，行气止痛。

方药：膈下逐瘀汤加减。膈下逐瘀汤出自《医林改错》，由五灵脂、当归、川芎、桃仁、丹皮、赤芍、乌药、延胡索、甘草、香附、红花、枳壳组成。桃仁、红花活血祛瘀；川芎、赤芍活血行气，清热凉血；当归养血和血；五灵脂活血化瘀止痛；丹皮清营分、血分实热，活血化瘀；枳壳破气消积，化痰散痞；延胡索、香附、乌药疏肝行气，活血止痛；甘草，调和诸药。

2. 气血两虚夹瘀证

临床表现：面色苍白，神疲乏力，少气懒言，食少纳呆，腹胀便溏，腹部有积块，疼痛不移，舌淡或暗，脉弦细或沉细。

治法：补气养血，活血化瘀。

方药：八珍汤加减。本方由党参、茯苓、白术、甘草、熟地黄、芍药、当归、川芎组成。同时可佐以桃仁、红花活血祛瘀；香附疏肝解郁，理气止痛。若以头晕目眩，神疲乏力，少气懒言等气虚为主者加黄芪、白术。面色苍白，口唇爪甲色甚淡者可加阿胶、龙眼肉。若积块坚硬，瘀阻尤甚，可酌加三棱、莪术等破血消癥之品，切不可过用，以防血溢脉外，迫血妄行。

3.脾肾阳虚证

临床表现：腹部积块肿大、坚硬，腰膝酸软，畏寒肢冷，食少纳呆，大便溏薄，舌淡，苔白，脉沉细。

治法：温补脾肾，兼化瘀。

方药：肾气丸加减。肾气丸出自《金匮要略》，由干地黄、山药、山茱萸、泽泻、茯苓、丹皮、桂枝、附子组成。附子为辛甘大热之品，补火助阳；桂枝温通经脉，与桂枝相配，补脾肾阳气之虚。干地黄，滋阴养血；山茱萸、山药补养肝脾，益精血。茯苓、泽泻利水渗湿；丹皮入血分，可活血、凉血。可酌加当归、丹参等以活血化瘀。

4. 肝肾阴虚证

临床表现：腹部积块大而硬，乏力倦怠，腰膝酸软，潮热盗汗，烦躁易怒，失眠、多梦，或见衄血，舌淡，苔少或无苔，脉细弱。

治法：滋补肝肾，兼以消瘀。

方药：左归丸加减。本方由大怀熟地、山药、枸杞子、山茱萸、川牛膝、菟丝子、鹿角胶、龟胶组成，可配伍当归、桃仁、红花以养血活血；脾大坚硬痛甚者加三棱、莪术、延胡索活血化瘀止痛；衄血者加茜草根、侧柏叶。

六、康复治疗

（一）饮食指导

鼓励患者进食有营养、高蛋白、维生素含量丰富、易消化的食物，如牛奶、鸡蛋、瘦肉、新鲜水果及蔬菜。观察患者病情变化，有无皮肤黏膜出血及血栓形成。患者皮肤出现红紫、瘀点、瘀斑，或瘙痒时，应注意保持皮肤清洁干燥，勿抓挠。若出现头昏、头痛、皮肤出血、血栓等，应及时就医。

（二）活动指导

根据患者病情指导患者适量活动，如出现头痛、眩晕、耳鸣、眼花等症状，要卧床休息，减少外出，以免发生意外。

PV 因血液黏稠容易引起血栓症，若出现脑血管障碍后遗症给予抗血栓治疗的同时进行改善肢体功能的康复训练。主要评价患者的协调和平衡功能，有无贫血、出血所导致的脑部疾患的遗留症，如偏瘫、步态蹒跚、震颤，是否容易发生跌倒等。此外可通过检查手足的精细触觉、针刺觉、位置觉等情况，以判断感觉功能是否减退。遗留偏瘫的患者进行上下肢肌力、反射等肢体运动功能评估，根据评估结果进行站立或步行等适合病情的康复训练。作业疗法、物理疗法、言语治疗可以进一步促进肢体的功能恢复，训练时贫血患者体位的改变容易引起眩晕导致跌倒，康复训练时应做好跌倒预防措施。

（三）预防疾病指导

要定期进行血液检查，必要时实施输血，并告知患者感染性和出血性风险，在训练室注意卫生，需戴口罩或频繁洗手等。医师与治疗师应根据患者的症状改善程度设定目标。尽早计划进行室外训练，对出院后的生活中可能发生的问题和处置方法进行讨论，让患者了解疾病，指导患者做好防护、适度活动、注意劳逸结合，并得到家属的理解与协助。

参 考 文 献

李冀，连建伟. 2016. 方剂学. 北京：中国中医药出版社：138，142.

马传宝，刘清池，吴维海. 2011. 骨髓纤维化的中医诊治. 河北中医，33（10）：1489-1490.

孙伟正，孙凤，孙岸弢. 2017. 中医血液病学. 北京：人民卫生出版社：378-387.

吴勉华，王新月. 2012. 中医内科学. 北京：中国中医药出版社：407-416.

肖志坚. 2019. 原发性骨髓纤维化诊断与治疗中国指南（2019年版）. 中华血液学杂志，40（1）：1-7.

周晋. 2018. 内科学. 第9版. 北京：人民卫生出版社：599-601.

Andrew L Sochacki，Melissa A Fischer，Michae R Savona. 2016. Therapeutic approaches in myelofibrosis and myelodysplastic/myeloproliferative overlap syndromes. Onco Targets Ther，9：2273-2286.

Jaleed Ahmed Gilani，Muhammad Areeb Ashfaq，Armaghan-E-Rehman Mansoor，et al. 2019. Overview of the Mutational Landscape in Primary Myelofibrosis and Advances in Novel Therapeutics. Asian Pac J Cancer Prev，20（6）：1691-1699.

（杨洪彬）

第四节 慢性髓细胞性白血病

慢性髓细胞性白血病（CML）是一种骨髓增生性疾病，其特征是造血干细胞的肿瘤转化，以及9号染色体和22号染色体之间的相互易位形成的费城（philadelphia，Ph）染色体。(t9；22)（q34；q11.2）染色体的平衡异位改变导致9q34上的Abelson癌基因（ABL）与22q11.2上的断点簇区（BCR）融合，并诱导形成一个独特的嵌合 *BCR-ABL1* 融合基因，进而转化为BCR-ABL癌蛋白。这种癌蛋白分子量为210kDa（p.210），具有增高的酪氨酸激酶活性，导致造血细胞不依赖生长因子的独立生长、克隆性疾病的形成和白血病细胞的转化。CML骨髓造血干细胞克隆性增殖形成的恶性肿瘤，主要涉及髓系。常见临床表现为外周血白细胞，中性中、晚幼粒及成熟粒细胞，嗜酸性粒细胞，嗜碱性粒细胞增多，脾大。CML起病缓慢，其自然病程包括慢性期（CP）、加速期（AP）和急变期（BP/BC）。70%的患者是在症状出现之后方去就诊并得以诊断。部分患者在体检或其他原因检验血时发现血象异常或脾大而被确诊，90%～95%的患者初诊时为慢性期，其特征是成熟髓系细胞克隆性扩张。事实上，所有未经治疗的患者最终都会进入致命的BP，有时在此之前会有一个AP。

在过去的20年中，TKI的发展改变了CM的管理和预后，是一场杰出的革命，也是癌症靶向治疗的典范。虽然现在诊断为CML-CP的患者的预期寿命与一般健康人群相似，但晚期疾病的发病，或TKI失败后从CP进展到AP或BP仍然是一个复杂的挑战。事实上，由于本病患者对治疗耐药，晚期预后更差，死亡原因为感染和出血并发症，类似于急性白血病。

CML占成人白血病的15%，全球年发病率为1.6～2/10万，在我国为0.39～0.55/10万。西方国家CML的中位发病年龄为67岁，在我国为45～50岁。

根据CML的临床特点，将其归属于中医学"虚劳""血证""癥瘕"等范畴，其中"虚劳"病名最早见于张仲景所著《金匮要略》一书，称此证为亡血失精，阴阳虚衰及风气百疾，瘀血内结所致。《诸病源候论》曰："积聚者，由阴阳不和，脏腑虚弱，受于风邪，搏于脏腑血气所为也。"

一、临床表现

CML-CP患者主要临床表现为乏力、低热、多汗或盗汗、体重减轻等代谢亢进的症状和脾大导致的左上腹或腹部疼痛不适等。早期一般无出血症状，后期约有 30% 的患者表现为不同程度的出血。由于 CML-CP 患者 WBC 显著升高，部分患者可出现白细胞瘀滞相关症状，包括气短、嗜睡、运动协调能力减低或丧失、头晕等。

CML 临床表现是一个循序渐进、逐渐加剧的过程，有 20%～25% 的患者不经 AP 而直接进入 BP。进展期患者消耗性症状增加，部分出现头痛、骨关节疼痛，伴有脾脏、淋巴结迅速肿大，贫血呈进行性加重；BP 患者除伴有上述症状外还可出现髓外浸润表现，如皮肤结节、睾丸浸润、阴茎异常勃起、眼眶浸润出现绿色瘤等。CML-BP 患者可出现严重感染、出血症状，危及患者生命。

脾大和胸骨压痛是最常见的临床体征，脾大程度不一。胸骨压痛通常局限于胸骨体，因触痛而拒绝按压。肝大患者少见。慢性期患者淋巴结肿大、皮肤及其他组织浸润少见，进展期患者出现淋巴结等组织器官浸润的相关体征。

二、实验室检查

（一）血象

WBC 升高是本病的显著特征，通常在 25×10^9/L 以上，可达 100×10^9/L 以上，WBC 增加与脾大呈正相关性。分类中可见到各阶段原始及幼稚粒细胞，嗜酸性粒细胞、嗜碱性粒细胞比例/绝对值增加。红细胞计数早期可正常，疾病发展过程中可出现 Hb 下降。PLT 多数增高或正常，部分可达 1000×10^9/L 以上，血小板形态正常，少数患者 PLT 可减少。

（二）骨髓象

骨髓明显增生或极度增生，CML-CP 患者分类以近成熟阶段粒细胞为主，嗜酸性粒细胞、嗜碱性粒细胞比例升高，粒细胞可有形态异常。巨核细胞数可增高也可正常，易见小巨核细胞。进展期患者骨髓出现原始细胞比例显著增多。

（三）细胞遗传学及分子生物学检查

9 号染色体和 22 号染色体异位形成 Ph 染色体和 *BCR-ABL1* 融合基因是 CML 的特征性改变，因此 Ph 染色体和 *BCR-ABL* 融合基因阳性是确定 CML 诊断的必备条件。95% 的 CML 患者可通过常规染色体分析发现 Ph 染色体而明确诊断，在部分核型正常的患者采用荧光原位杂交（FISH）方法证实 *BCR-ABL1* 重排而明确诊断。CML-AP 患者 Ph 染色体阳性细胞中又出现其他染色体异常，如 +8、双 Ph 染色体、17 号染色体长臂的等臂 [i（17q）] 等。

BCR-ABL1 具有三种长度的转录物：p210 BCR-ABL、p190 BCR-ABL 和 p230 BCR-ABL。定量反转录-聚合酶链反应（RT-PCR）是检测融合基因的常见手段，可以检测出 $10^{-6} \sim 10^{-4}$ 水平的残留白血病细胞，不仅是确定诊断，也是评价治疗反应的重要手段。

（四）其他相关检查

外周血或骨髓的中性粒细胞碱性磷酸酶（ALP）水平明显减低，血清及尿中尿酸浓度增高，血清 LDH 增高。

三、诊　　断

（一）诊断分期

1.诊断标准

典型的临床表现，合并 Ph 染色体和（或）*BCR-ABL* 融合基因阳性即可确定诊断。

2.CML 的分期

（1）慢性期：①外周血或骨髓中原始细胞<10%；②没有达到诊断加速期或急变期的标准。

（2）加速期：①外周血或骨髓中原始细胞占 10%～19%；②外周血中嗜碱性粒细胞≥20%；③对治疗无反应或非治疗引起的持续 PLT 减少（<100×10^9/L）或增高（>1000×10^9/L）；④治疗过程中出现 Ph 染色体基础上的克隆演变；⑤进行性脾大或 WBC 增高。

（3）急变期：①外周血或骨髓中原始细胞≥20%；②骨髓活检原始细胞集聚；③髓外原始细胞浸润。

（二）CML 预后分层

许多因素影响 CML 的慢性期及生存期。目前常用的评分系统包括 Sokal、Euro 及 EUTOS（表 4-8），均以临床特点及血液学指标作为预后评分因素。目前无明确数据判断三种预后积分系统的优劣，无论采取何种预后评估方式，建议对高危患者采用更为积极的治疗和监测手段。

表 4-8　CML-CP 预后评分系统

评分系统	预后分层		
	低危	中危	高危
Sokal 评分	<0.8	0.8～1.2	>1.2
Euro 评分	≤780	781～1480	>1480
EUTOS 评分	≤87		>87

Sokal 评分=exp［0.0116（年龄-43.4 岁）］+0.0345（脾大小-7.51）+0.188［（PLT/700）2-0.563］+0.0887（原始细胞-2.1）

Euro 评分=0.666（年龄≥50 岁）+（0.042×脾大小）+1.0956（当 PLT≥1500×10^9/L）+（0.0584×原始细胞）+0.203 99（当嗜碱性粒细胞>3%）+（0.0413×嗜酸性粒细胞）×100

EUTOS 评分=脾大小×4+嗜碱性粒细胞×7

PLT（×10^9/L），年龄为岁数，脾大小为肋下厘米数，原始细胞、嗜酸性粒细胞、嗜碱性粒细胞为外周血分类百分数。所有数据应当在任何 CML 相关治疗开始前获得。

四、西　医　治　疗

（一）CML-CP 患者一线 TKI 治疗

1.一线 TKI 药物的治疗选择

目前国际指南推荐新诊断 CML-CP 患者的一线治疗药物包括伊马替尼 400mg，每日 1 次；尼洛替尼 300mg，每日 2 次；达沙替尼 100mg，每日 1 次。获得国家药品监督管理局（SFDA）

批准的一线治疗药物为伊马替尼和尼洛替尼。新诊断 CML-CP 治疗选择多样，在规范监测和正确支持治疗情况下 TKI 耐受性良好。伊马替尼、尼洛替尼的不良反应存在差异，因此患者的基础状况是影响药物选择的重要因素。

2. 治疗反应监测

治疗期间应定期监测血液学、细胞及分子遗传学反应，定期评估患者 TKI 治疗耐受性，参照《中国慢性髓性白血病诊断与治疗指南》（2016 年版）推荐的反应标准进行治疗反应评估（表 4-9）。早期的分子学反应（EMR）至关重要，特别是 TKI 治疗 3 个月的 BCR-ABL 水平。临床治疗反应包括最佳反应、治疗失败及警告。血液学、细胞遗传学及分子学监测参照表 4-10 进行。分子学反应评估采用外周血检测 BCR-ABL1 转录物水平，建议使用 BCR-ABL1^{IS} 来反映 BCR-ABL（p210）转录物水平以正确评价患者疗效。建议实验室在检测体系稳定后尽早获得有效的转换系数（CF）以转换 BCR-ABL1^{IS}，并通过室间质控样品比对校正来保证 CF 持续准确。此外，CF 仅适用于具有 p210 BCR-ABL、转换后 BCR-ABL^{IS}<10%CML 患者的转换。

表 4-9　治疗反应的评估

血液学反应（HR）		细胞遗传学反应（CyR）		分子学反应（MR）	
完全 HR（CHR）	PLT<450×10^{9}L WBC<10×10^9/L。外周血中无髓性不成熟细胞，嗜碱性粒细胞<5%。无疾病的症状、体征，可触及的脾大已消失	完全 CyR（CCyR）	Ph+0	主要分子学反应（MMR）	BCR-ABL1^{IS}≤0.1%（ABL1 转录物>10 000）
		部分 CyR（PCyR）	Ph+1%～35%	分子学反应（MR4）	BCR-ABL1^{IS}≤0.01%（ABL1 转录物>10000）
		次要 CyR（mCyR）	Ph+36%～65%	分子学反应（MR4.5）	BCR-ABL1^{IS}≤0.032%（ABL1 转录物>32 000）
		微小 CyR（miniCyR）	Ph+66%～95%	分子学反应（MR5）	BCR-ABL1^{IS}≤0.001%（ABL1 转录物>10 000）
		无	Ph+>95%	分子学无法检测（UMRD）	在可扩增 ABL1 转录物水平下无法检测到 BCR-ABL1 转录物

表 4-10　TKI 治疗反应监测推荐

	血液学反应	细胞遗传学反应	分子学反应	激酶突变分析
监测频率	每 1～2 周进行一次，直至确认达到 CHR。随后每 3 个月进行一次，除非有特殊要求	初诊，TKI 治疗 3、6、12 个月进行一次，获得 CCyR 后，每 12～18 个月监测一次，未达到最佳疗效的患者应当加强监测频率	每 3 个月进行一次直至获得稳定 MMR 后可 3～6 个月进行一次，未达到最佳疗效的患者应当加强检测频率。转录物水平明显升高，并丧失 MMR 时应尽早复查	进展期患者 TKI 治疗前。未达最佳反应或病情进展时
监测方法	全血细胞计数（CBC）和外周血分类	骨髓细胞遗传学分析荧光原位杂交（FISH）	定量聚合酶链反应（qPCR）检测 BCR-ABL 转录物水平（国际标准化 Is）	聚合酶链反应扩增 BCR-ABL 转录物后测序

（二）CML-CP 患者一线 TKI 治疗不满意患者策略调整

治疗失败及警告的患者在评价治疗依从性、患者的药物耐受性、合并用药的基础上及时行 BCR-ABL 激酶区突变检测，适时更换其他 TKI（表 4-11）。选择二线 TKI 应综合考虑患者病史、合并症、合并用药、药物不良反应及药物说明书并结合 BCR-ABL 激酶突变类型。一线 TKI 治疗 CML-CP 患者调整策略见表 4-11。

表 4-11　一线 TKI 治疗 CML-CP 患者调整策略

治疗反应	评估	治疗方案调整
最佳治疗反应		继续原方案
警告	（1）评价患者依从性	（1）更换其他 TKI（伊马替尼者可更换二代 TKI，尼罗替尼治疗者可更换达沙替尼）
	（2）评价药物相互作用	（2）继续原方案治疗
	（3）BCR-ABL 激酶突变分析	（3）临床试验
		（4）一线伊马替尼治疗者可考虑提高剂量
治疗失败		（1）更换其他 TKI（伊马替尼者可更换二代 TKI，尼罗替尼治疗者可更换达沙替尼）
		（2）SCT 评估
		（3）临床试验
不耐受		（1）更换其他 TKI
		（2）SCT 评估
		（3）临床试验

（三）新诊断 CML-CP 的其他治疗

因各种原因无法使用 TKI 治疗的患者可考虑以应用 IFN 为基础的方案，该药适用于 TKI 耐药、不耐受且不适合造血干细胞移植的 CML-CP 患者，以及各种原因暂时无法应用 TKI 治疗或无法坚持长期使用 TKI 的 CML-CP 患者。allo-HSCT 是 TKI 治疗时代，二线 TKI 治疗失败后的三线治疗选择；治疗任何时候出现 ABL 基因 T315I 突变的患者，首选 allo-HSCT；标准的伊马替尼治疗失败的 CML-CP 患者，可根据患者的年龄和意愿考虑行 allo-HSCT；二代 TKI 治疗反应欠佳、失败或不耐受的所有患者、更换二代 TKI 6 个月后仍未获得主要遗传学反应者，其 12 个月获得 mCyR 及长生存期的可能性明显降低，应尽早考虑 allo-HSCT；此外，AP 或 BP/BC 患者也应进行 allo-HSCT。

（四）进展期治疗

1. 进展期 TKI 的应用

进展期 CML 患者应用 TKI 的治疗证据比 CP 患者要少得多，但在不断发展。

伊马替尼是第一个用于进展期 CML 患者的靶向药物。对用化疗或 IPN 治疗多年后，从 CP 进展为 AP 的患者应用伊马替尼，疗效远差于 CP 患者。新诊断 CML-AP 患者应用伊马替尼，CCyR、MMR 和生存率较高。诊断时出现细胞遗传学进展（CE）但缺乏血液学进展征象的患者对伊马替尼反应更好，而同时符合 AP 的血液学标准和 CE 的患者反应差。BP 对伊马替尼的血液学反应为好且短暂。总的来说，伊马替尼单药在 BP 中的益处低于 AP 患者，因为没有一个 CML-BP 试验显示中位 OS 超过 1 年。

尼洛替尼是第二代 TKI，具有更大的效力和 BCR-ABL 选择性，对大多数伊马替尼耐药的 BCR-ABL 突变有效。伊马替尼失败和对达沙替尼或干细胞移植后耐药/不耐受的 AP 患者和 BP 患者比较，对伊马替尼不耐受患者的应答率略高于耐药患者。没有得到批准应用于 CML-BP 治疗。

达沙替尼是 BCR-ABL 和 SRC 家族激酶的第二代多靶点抑制剂，与伊马替尼不同的是，它对 ABL 激酶的活性和非活性构象均有结合能力。达沙替尼对野生型 BCR-ABL 的作用比伊马替尼强 325 倍，对大多数 BCR-ABL 突变体有效（T315I 突变除外）。相当比例的有长期 CML

病史和多种其他药物治疗史的患者对达沙替尼有血液学和细胞遗传学反应。CML-BP 患者更早应用达沙替尼，而不是在其他治疗失败后应用，更为受益。

博舒替尼是一种 SRC/ABL 双抑制的二代 TKI，临床研究中，应用于伊马替尼或伊马替尼加达沙替尼和（或）尼洛替尼耐药/不耐受的各阶段 CML 患者，应用伊马替尼治疗后再应用博舒替尼治疗的细胞遗传学反应率优于应用其他 TKI 后的患者，大约 50%的患者的反应是持久的。应用博舒替尼的 4 年生存率优于达沙替尼和尼洛替尼。

帕纳替尼是一种有效的第三代 BCR-ABL 抑制剂，可克服包括 T315I 突变在内的多种 BCR-ABL 突变。接受先前治疗较少的患者往往有较高的反应率。尚未观察到对帕纳替尼耐药的突变。

2. TKI 和化疗联合应用

TKI 问世前，CML 急髓变一直应用 ALL 的标准化疗方案，而 CML 急淋变则应用 AML 的化疗方案，CML-BP 对化疗的反应率约为 30%，但缓解时间短，强化方案导致严重的骨髓抑制和较高的诱导病死率，减低强度的化疗方案毒性降低，但效果欠佳。CML-BP 中位生存期从 6～8 个月增加到 2 年，对化疗做出反应，并随后可以进行 allo-HSCT 的患者生存期可能更长。低甲基制剂单独或联合低剂量化疗对 CML 急髓变，特别是老年患者的疗效非常理想。CML 急髓变对吉西他滨和强化化疗的应答率相似，但后者毒性较小，反应持续时间总体较长，尤其易于老年患者的生存。氮胞苷与达萨替尼、尼洛替尼或波那替尼联合应用，患者的血液学、细胞遗传学和分子反应较好，可获得 2 年及以上的 OS。

3. allo-HSCT

CML 的 allo-HSCT 的适应证见表 4-12。移植前 TKI 治疗对移植结果无负面影响。至少具有以下因素之一的 CML-AP 进行 allo-HSCT 优于伊马替尼：疾病持续时间＞12 个月，贫血和外周血原始细胞＞5%。与单用 TKI 治疗的 CML-BP 相比，TKI 治疗后接受 allo-HSCT 的患者 OS 明显延长。来自 CIBMTR 的分析报告指出，移植后 CML-AP 的无病生存率为 26%～27%，CML-BP 为 8%～11%。在移植 3～5 年后，生存率为 40%～60%。疾病晚期、供体类型、患者年龄、供体/受体性别和从诊断到移植的时间，被 EBMT 确定为 CML 中 allo-HSCT 后影响存活的 5 个预测因素，其中疾病晚期为危险因素。在 PACE 研究中发现，allo-HSCT 是进展期具 T315I 突变的 CML 一种重要的治疗选择，特别是应用帕纳替尼治疗后出现进展的 CML-BP 患者。在 allo-HSCT 中清髓和非清髓策略何者更优，仍待确定。在 allo-HSCT 后，应推荐常规分子监测 BCR-ABL 转录物，而移植后 TKI 治疗的作用值得进一步研究。

表 4-12　CML 进行 allo-HSCT 的指征

慢性期

对≥3 个 TKI 无反应

存在 *T315I* 突变和（或）帕纳替尼无效

存在高危细胞遗传学特性，如单独的 3q26.2 重排、-7/7q-、i（17q），或者在复杂核型背景下出现这些异常

使用不同的 TKI 治疗后，尽管降低 TKI 剂量和使用细胞因子支持，仍出现复发严重的细胞减少

进展期

对一线 TKI 反应不理想的加速期

使用 TKI（可能加选化疗药）第二次回到 CP 后又进展为 BP/BC（可能加选化疗药）

经 TKI（可能加选化疗药）治疗后转为 CP，后又进展为 AP 或 BP/BC

4.其他新疗法

基因组不稳定是 CML 进展期的标志，CML 细胞逐渐对现有治疗耐药，耐药机制涉及 BCR-ABL 依赖和不依赖两种方式，研究者根据耐药的方式研发新药。阿西米尼（ABL001）是 BCR-ABL1 的选择性变构抑制剂，与 ABL1 激酶的肉豆蔻酰口袋结合，诱导形成不活跃的激酶构象，阻断白血病细胞的增殖。目前在临床试验中主要应用于复发/难治性 Ph 染色体阳性白血病患者。组蛋白去乙酰化酶抑制剂是阻断参与表观遗传修饰的 HDAC 酶的小分子，由于在肿瘤细胞中发现 HDAC 不同异构体的过表达，而 HDAC 的上调与整体生存和无病生存的减少有关，提示组蛋白去乙酰化酶抑制剂可能具有抗肿瘤作用，目前正在进行普雷司他（pracinostat）、伏立诺他和帕比司他治疗 CML 的临床研究。BCL2 抑制剂维奈克拉（ABT-199）具有 BCL2 选择性拮抗作用，单用对 CML 祖细胞有一定抑制作用，联合应用伊马替尼时可增强其细胞毒性。由于 JAK2 可与 ABLC-末端相互作用，并导致其激活，JAK2 抑制剂已与伊马替尼、尼洛替尼和达沙替尼联合应用，恢复耐药 CML 细胞系对 TKI 的敏感性，消除耐药。在此基础上，在晚期或耐药疾病患者的临床试验中，芦可替尼单独或联合应用不同 TKI 对进展期 CML 进行治疗。其他分子，如 Aurora 激酶抑制剂已被用于进展期 CML，并显示出一定程度的临床疗效，但也有显著的毒性。

（五）停止 TKI 治疗

考虑到长期应用 TKI 带来的毒副作用和经济负担，近年来一系列的临床研究正在进行并部分证实部分获得持续深度分子学反应的患者能够实现相对持久的安全停药（TFR）。

停药实验数据显示获得持续 MR4/MR4.5 以上分子学反应，并且持续超过 2 年是目前停药试验的前提条件，仅仅获得完全细胞遗传学反应或主要分子学反应的患者停药后均出现迅速的分子学复发，相对于 Sokal 高危患者，低危患者及停药前持续伊马替尼治疗时间长的患者更易实现成功停药。复发标准为丧失 CMR 或 MMR，TKI 治疗获得持续深度分子学反应后停药后复发的患者，对停药前的 TKI 再治疗敏感，能够再次获得良好的分子学反应，包括主要和深度分子学反应。美国癌症综合网（NCCN）2017 CML 指南对于停止 TKI 治疗提出明确建议，建议临床试验外，满足下列条件尝试停药：>18 岁、CP 患者并且 TKI 治疗超过 3 年；可进行国际标准化定量的 BCR-ABL（p210）转录物；稳定深度分子学反应超过 2 年；既往无 TKI 耐药；有条件接受严格规范的国际标准化的分子学监测，分子学结果解读正确迅速；在有经验的临床医师的指导下进行 TFR 尝试；能够获得及时再治疗及正确的再治疗后分子学监测。

五、中医辨证论治

（一）辨证要点

本病的发生是由于外邪侵入，耗损正气，使血行不畅，日久可见气短乏力，面色无华或暗黑；若邪气久居不去，聚于脾而成积聚，则腹满食少且拒按。而气虚，血脉失于固摄或脉道瘀阻，可见出血、头晕、心悸等。慢性期，从出现临床体征被确诊到病情明显进展，该阶段正盛邪实，毒邪虽盛，但正气尚可御邪。进展期，病情逐渐加重，邪盛正虚，同时伴有脾大或兼见血证。毒盛期，机体阴阳衰竭，因毒邪壅盛日久，正气衰败，使原有症状加重，可出现高热、出血、呕吐、昏迷等症状。

（二）证治分型

1. 肝热瘀血证

临床表现：低热，盗汗，骨痛，胸胁胀满，腹内癥积大且坚硬，舌红，脉细数。

治法：清肝化瘀。

方药：清肝化瘀方。本方由青蒿、地骨皮、赤芍、丹皮、龙胆草、黄芩、山栀、三棱、莪术、狗舌草、白花蛇舌草等组成。加减：脾虚者，可加六君子汤；肝火旺者，可加龙胆泻肝丸；肝郁气滞者，可加柴胡疏肝散等。

2. 热毒炽盛证

临床表现：肋下积块增大且坚硬不移，周身骨痛，壮热，汗出，口渴喜冷饮，衄血或便血尿血，乏力，舌质紫暗，脉滑数或弦数。

治法：清热解毒，凉血散瘀。

方药：犀角地黄汤、清营汤加减。犀角地黄汤出自《外台秘要》，由生地黄、芍药、牡丹皮、犀角组成。本方以苦咸寒之犀角（现以水牛角代替）为君，直入血分，凉血解毒。生地黄滋阴清热凉血，为臣。芍药、牡丹皮凉血、活血、散瘀，共为佐。清营汤出自《温病条辨》，由犀角、生地黄、玄参、竹叶心、麦冬、丹参、黄连、金银花、连翘组成。犀角（现以水牛角代替）清热解毒，为君。生地黄清热凉血养阴，麦冬清热养阴生津，玄参滋阴降火解毒，共为臣。金银花、连翘清解热毒，使营分热邪"透热转气"；竹叶心清心除烦，黄连泻火解毒，丹参清热凉血散瘀，共为佐。

3. 瘀血痰结证

临床表现：肋下有积块且坚硬，胸骨按痛，脘腹胀满，食少纳呆，形体消瘦，皮肤有瘀斑，舌质紫暗，脉弦涩。

治法：活血化瘀，消痰散结。

方药：大黄䗪虫丸加减。大黄䗪虫丸出自《金匮要略》，由大黄、黄芩、甘草、桃仁、杏仁、芍药、干地黄、干漆、虻虫、水蛭、蛴螬、䗪虫组成。大黄泻下攻积，活血逐瘀；䗪虫破血祛瘀。桃仁、干漆、蛴螬、水蛭、虻虫破血通络。杏仁开宣肺气；干地黄、芍药滋阴养血；黄芩清热泻火。甘草调和诸药。

4. 气阴两虚证

临床表现：头晕，乏力倦怠，面色少华，自汗，盗汗，手足心热，食少纳呆，脘腹胀满，形体消瘦，舌暗淡，舌胖大有齿痕，苔白，脉沉细或弦滑。

治法：益气养阴。

方药：生脉散加减。生脉散出自《医学启源》，由麦冬、五味子、人参组成。方中人参既大补元气，又能生津液。麦冬清热生津。五味子酸收，敛阴止汗，敛肺止咳。

5. 气血两虚证

临床表现：头晕乏力，面色无华，自汗，动则尤甚，唇甲淡白，舌淡，苔薄白，脉细弱。

治法：益气养血。

方药：八珍汤加减。八珍汤出自《瑞竹堂经验方》，实为四君子汤合四物汤。本方由人参、白术、茯苓、当归、川芎、白芍、熟地黄、甘草组成。人参大补元气，熟地黄滋阴养血，二者配伍益气养血。白术益气健脾，茯苓健脾利湿，共助人参补气健脾；当归养血和血，白芍养血敛阴，共助熟地黄滋阴养血。川芎活血行气，甘草益气和中，调和诸药。

六、康复治疗

（一）饮食及生活指导

平时宜进高蛋白、高维生素、高热量和易消化的食物，平衡膳食。夜间盗汗，要用干毛巾擦，不要着凉，保持个人卫生，防止继发感染。在接受化疗期间，要定期检查 WBC，使 WBC 保持在正常范围内；若 WBC 低于 4×10^9/L 或高于 10×10^9/L 则在医生的指导下调整药物剂量。

（二）预防疾病指导

慢性期患者，可以自由活动，从事轻体力工作，避免剧烈运动或从事重体力工作。伴有巨大脾脏的患者，要倍加注意安全，切勿跌倒或外伤，防止脾破裂。若左上腹突然剧痛，脾持续性增大，提示脾脏血管栓塞，必须到医院检查，做相应的处理。在病程中，若出现不明原因的高热，脾脏进行性肿大伴胀痛，全身骨骼疼痛，慢性白血病急性转变的临床症状出现时必须到医院进行详细检查。

参 考 文 献

李冀，连建伟. 2016. 方剂学. 北京：中国中医药出版社：127，133，209.

孙伟正，孙凤，孙岸弢. 2017. 中医血液病学. 北京：人民卫生出版社：194-200.

吴勉华，王新月. 2012. 中医内科学. 北京：中国中医药出版社：358-372.

杨文华，王兴丽，史哲新，等. 2011. 中医药治疗慢性粒细胞白血病临床及实验研究进展. 辽宁中医杂志，38（12）：2485-2486.

中华人民共和国国家卫生健康委员会. 2018. 成人慢性粒细胞白血病诊疗规范（2018 年版）. 中华人民共和国国家卫生健康委员会官网.

周晋. 2018. 内科学. 第 9 版. 北京：人民卫生出版社：577-579.

Massimiliano Bonifacio, Fabio Stagno, Luigi Scaffidi, et al. 2019. Management of Chronic Myeloid Leukemia in Advanced Phase. Front Oncol，9：1132.

（杨东光）

第五节　骨髓增生异常综合征

骨髓增生异常综合征（myelodysplastic syndromes, MDS）是一组起源于造血干细胞的异质性髓系肿瘤性疾病，以造血干细胞克隆性增殖、反复遗传异常、骨髓增生异常、无效造血、难治性外周血细胞减少及形态发育不良，以及高风险向 AML 转化为主要特征。WHO 将 MDS 定义为细胞减少、骨髓发育不良和出现某些核型异常。体细胞突变和克隆性生长是 MDS 主要的发病机制。使克隆获得选择性生长优势的体细胞遗传病变称为驱动突变，驱动性突变发生在能够自我更新的造血干细胞中，而与克隆进展相关的额外突变也可能发生在祖细胞中，从而赋予造血干细胞自我更新能力。MDS 是从惰性到侵袭性转化的肿瘤性疾病的良好临床模型，通过对 MDS 的分析有助于了解维持临床稳定性的生物因素和引起肿瘤进展的因素。随着二代测序的实施与形态学、细胞遗传学和分子遗传学的更紧密整合，对 MDS 的发病机制有更深入的了解，有利于改进分类和预后。

MDS 主要发生在中位年龄约 70 岁的患者中，其余年龄也有发生，粗略估计发病率为每 10 万人每年 4～5 例，由于病例评估不完整和癌症登记中 MDS 报告不足，真正的发病率可能更高，70 岁以上的人可能接近 75/10 万。虽然 MDS 主要是影响老年人的散发性疾病，但越来越多的证据表明，50 岁以下的患者也可发病，这类患者往往具有髓系肿瘤的遗传倾向。在特殊的遗传背景下，造血细胞体细胞的驱动突变速度更快或更易促进具驱动突变克隆的生长。遗传倾向并不常见，但总体上可能占所有 MDS 病例的 15%。

根据 MDS 的临床表现，可将其归属于中医学"癥积""虚劳""血虚"等范畴。

一、临 床 表 现

本病发病无性别差异，各年龄均可发病，约 80% 的患者年龄＞60 岁。临床表现主要由细胞减少引起的症状组成。根据瑞典登记处的数据，11% 和 42% 的新诊断患者 Hb 水平分别为 80g/L 和 80～100g/L，50% 需要红细胞输血，40% 的 PLT 低于 100×10^9/L，5% 接受血小板输注，20% 的中性粒细胞计数 $<0.8 \times 10^9$/L。因此，贫血的症状，如皮肤黏膜苍白、乏力、疲倦、头痛、眩晕、呼吸困难等，在临床上占主导地位。出血并发症和感染在病程中变得更加明显，约 60% 的患者存在中性粒细胞减少及功能低下，故本病患者发生感染的概率较大，约 20% 的患者因感染而死亡。约半数的患者存在 PLT 减少，随着疾病进展可出现进行性 PLT 减少。一些 MDS 患者在诊断之前、病程中或之后出现全身炎症和自身免疫性疾病。最近一项法国调查报告对 123 例 MDS 合并全身炎症和自身免疫性疾病的患者进行了回顾，发现 32% 的患者患有系统性血管炎，25% 患有结缔组织病，23% 患有炎性关节炎，10% 患有中性粒细胞紊乱。其他症状和发现包括发热，皮肤异常包括 Sweet 综合征，以及凝血紊乱引起的出血，对于这些患者的 MDS 诊断是很重要的，因为皮质类固醇和阿扎胞苷的干预可能会减轻症状。

二、实验室检查

（一）血象

持续一系或多系血细胞减少：Hb＜100g/L、中性粒细胞计数＜1.8×10^9/L、PLT＜100×10^9/L。

（二）骨髓象

大部分骨髓增生活跃，少部分呈增生减低。骨髓涂片的形态学异常分为原始细胞比例增高和细胞发育异常两种类型。红系细胞核可表现为核出芽、核碎裂、核间桥、核多分叶、多核、巨幼样变；细胞质可出现环状铁粒幼细胞及空泡。粒系细胞核可表现为核分叶减少及不规则核分叶增多；胞质可出现嗜天青颗粒及 Auer 小体（奥氏小体，也称棒状小体）；巨核系的细胞核可有核少分叶及多核表现。常见的病态造血见表 4-13。

表 4-13　MDS 常见的病态造血

红系	粒系	巨核系
细胞核	核分叶减少	小巨核细胞
核出芽	（假佩尔格畸形）	核少分叶
核间桥	不规则核分叶增多	多核（正常巨核细胞为单核分叶）
核碎裂		
多核		
核多分叶		
巨幼样变		
细胞质	胞体小或异常增大	
环状铁粒幼细胞	颗粒减少或无颗粒	
空泡	假契—东颗粒	
PAS 染色阳性	Auer 小体	

（三）病理活检

所有怀疑本病的患者均应行活检，骨髓病理活检可提供患者骨髓内细胞增生程度、原始细胞群体、巨核细胞数量、骨髓纤维化及肿瘤骨髓转移等重要信息，可用于鉴别诊断慢性再生障碍性贫血、阵发性睡眠性血红蛋白尿症等疾病。

（四）细胞遗传学及分子生物学检查

约半数的患者具有克隆性染色体异常，多为缺失性改变，如+8、-7/del（7q）、del（20q）、-5/del（5q）和-Y 等。可通过利用荧光原位杂交技术（FISH）来提高细胞遗传学异常的检出率。多数患者骨髓细胞中可检出体细胞性基因突变，如 *RUNX1*、*DNMT3A*、*TET2*、*EZH2*、*SF381*、*SRSF2* 及 *ASXL1* 等。临床疾病开始时，每个患者发生驱动突变的中位数为 2～3 个。

（五）其他相关检查

行免疫组化可检测出 CD34、MPO、GPA、CD61、CD42、CD68、CD20 和 CD3 等分子标志物。

三、诊　　断

至少一系的血液细胞减少是 MDS 的基本诊断标准。一旦排除常见的细胞减少原因，应进行骨髓穿刺以确定形态发育不良和原始细胞比例，并进行骨髓活检及常规细胞遗传学检查，MDS 常见的染色体异常有 del（5q）、+8、−7/del（7q）、del（20q）和复杂核型。仅在约 50%的病例中检测到染色体异常，然而，当细胞遗传学与基因测序结合时，将发现 90%或更多的 MDS 患者被携带克隆性遗传病变。部分原因不明的细胞减少症患者不符合目前对 MDS 的诊断标准，但携带髓系肿瘤经常发生的突变的基因的体细胞突变。50 岁以下的不明原因的细胞减少症患者和有家族史的患者，应始终考虑髓系肿瘤遗传倾向的可能性。MDS 包括一系列疾病，从细胞减少症到转化为 AML，其死亡风险逐渐增高。

（1）FAB 分型，见表 4-14。

表 4-14　MDS 的 FAB 分型

FAB 类型	外周血	骨髓
RA	原始细胞<1%	原始细胞<5%
RAS	原始细胞<1%	原始细胞<5%，环形铁粒幼细胞>有核红细胞 15%
RAEB	原始细胞<5%	原始细胞 5%~20%
RAEB-t	原始细胞≥5%	原始细胞 20%~30%；或铁粒幼细胞出现 Auer 小体
CMML	原始细胞<5%，单核细胞绝对值>1×10⁹/L	原始细胞 5%~20%

（2）WHO 提出了新的 MDS 分型标准，认为骨髓原始细胞达 20%即为急性白血病，将 RAEB-t 归为 AML，并将 CMML 归为 MDS/MPN。2016 年版 WHO 标准更加强调病态造血累及的细胞系和骨髓中原始细胞比例，删除了"难治性贫血"命名。将有 5 号染色体长臂缺失伴或不伴其他一种染色体异常（除外 7 号染色体异常）的 MDS 独立为伴孤立 del（5q−）的 MDS；增加了 MDS 未分类（MDS-U），见表 4-15。

表 4-15　MDS 2016 年 WHO 修订分型

分型	病态造血	细胞减少系列	环形铁粒幼细胞	骨髓和外周血原始细胞	常规核型分型
MDS 伴单系病态造血（MDS-SLD）	1	1 或 2	<15%或<5%	骨髓<5%，外周血<1%，无 Auer 小体	任何核型，但不符合伴孤立 del（5q−）MDS 标准
MDS 伴多系病态造血（MDS-MLD）	2 或 3	1~3	<15%或<5%	骨髓<5%，外周血<1%，无 Auer 小体	任何核型，但不符合伴孤立 del（5q−）MDS 标准
MDS 伴环形铁粒幼细胞（MDS-RS）					
MDS-RS-SLD	1	1 或 2	≥15%或≥5%	骨髓<5%，外周血<1%，无 Auer 小体	任何核型，但不符合伴孤立 del（5q−）MDS 标准
MDS-RS-MLD	2 或 3	1~3	≥15%或≥5%	骨髓<5%，外周血<1%，无 Auer 小体	任何核型，但不符合伴孤立 del（5q−）MDS 标准
MDS 孤立 del（5q−）	1~3	1 或 2	任何比例	骨髓<5%，外周血<1%，无 Auer 小体	仅有 del（5q−），可以伴有 1 个其他异常[−7 或 del（7q−）]除外
MDS 伴原始细胞增多（MDS-EB）					
MDS-EB-1	0~3	1~3	任何比例	骨髓 5%~9%或外周血 2%~4%，无 Auer 小体	任何核型
MDS-EB-2	0~3	1~3	任何比例	骨髓 10%~19%或外周血 5%~19%或 Auer 小体	任何核型

续表

分型	病态造血	细胞减少系列	环形铁粒幼细胞	骨髓和外周血原始细胞	常规核型分型
MDS-未分类（MDS-U）					
血中有 1%的原始细胞	1～3	1～3	任何比例	骨髓<5%，外周血=1%，无 Auer 小体	任何核型
单系病态造血并全血细胞减少	1	3	任何比例	骨髓<5%，外周血<1%，无 Auer 小体	任何核型
根据定义 MDS 的细胞遗传学异常	0	1～3	<15%	骨髓<5%，外周血<1%，无 Auer 小体	有定义 MDS 的核型异常
儿童难治性血细胞减少症	1～3	1～3	无	骨髓<5%，外周血<2%	

四、西 医 治 疗

因本病的自然病程和预后的差异性较大，故治疗应个体化，可采用从支持性护理到 allo-HSCT 等不同的治疗方案。在 MDS 中普遍应用 IPSS-R（表 4-16）进行风险分层，其分层依据主要是细胞遗传学异常、骨髓原始细胞比例、Hb、PLT 和 ANC，该预后模型定义了五大预后类别。在临床实践中，依据该评分能够区分低风险 MDS 患者（评分≤3.5；中位生存期 5.9 年）和高风险 MDS 患者（评分>3.5；中位生存期 1.5 年）。低风险 MDS 和高风险 MDS 分别占临床发病病例总数的三分之二和三分之一。

表 4-16 修订的 MDS 国际预后积分系统（IPSS-R）

	0 分	0.5 分	1 分	1.5 分	2 分	3 分	4 分
细胞遗传学异常	极好		好		中等	差	极差
骨髓原始细胞比例（%）	≤2		>2 且<5		5～10	>10	
Hb（g/L）	≥100		≥80 且<100	<80			
ANC（×10^9/L）	≥0.8	<0.8					
PLT（×10^9/L）	≥100	≥50 且<100	<50				

较低危组的患者应以改善造血、提高生存质量为治疗目标，采用支持治疗、促造血、去甲基化药物和生物反应调节剂等治疗手段。较高危组的患者以改善自然病程、延长生存期为治疗目标，采用去甲基化药物、化疗和造血干细胞移植等治疗手段。

（一）低风险患者的治疗

并非所有患者都需要立即治疗。治疗的主要目的是改善细胞减少症，主要是贫血，并提高患者生存质量。

（1）积极监测与延迟治疗：轻度细胞减少可能并不影响患者生存质量，仅需定期随访。应每 3～6 个月进行一次血常规检查，每年进行一次骨髓检查，或在血细胞计数出现临床显著下降时进行支持治疗。

（2）支持性护理：是所有 MDS 和 MDS/MPN 患者管理的基石，输血密度较高的患者无进展生存率和生存质量降低，对生长因子有反应的患者的生存质量有所改善，未反应的患者伴有严重贫血或 Hb<60g/L 时应予以输注红细胞；若患者为老年、机体代偿能力有限而需氧量增加时，Hb<80g/L 即可给予红细胞输注。尽管维持高的 Hb 与改善生存质量有关，但越来越多的证据表明，输血量应该根据患者的主观症状而不是特定的 Hb 触发水平来调整。

在积极治疗的化疗和应用低甲基化剂（HMA）期间，PLT<10×10⁹/L 时，或患者伴有活动性出血，应予以输注 PLT。粒细胞集落刺激因子（G-CSF）可用于 HMA 治疗引起的中性粒细胞减少，特别是在复发感染后。

（3）促红细胞生成素：是治疗低危 MDS 贫血的标准药物。促红细胞生成素α和β均能改善 Hb 水平，并减少 40%~60%患者的输血需求，总持续时间为 18~24 个月。较高的剂量（每周 6 万~8 万 U）可能提高输血依赖患者的反应率。血清促红细胞生成素水平较低者对促红细胞生成素的应答率较高。与那些治疗后便开始定期输血的患者相比，具有贫血症状而未输血的患者，对促红细胞生成素的反应率明显更好和开始永久输血需要的时间更晚。一些随机的 II 期研究和流行病学调查表明，在红细胞内添加低剂量的 G-CSF 可以提高对促红细胞生成素的反应率，并提高整体生存率。这种协同效应在 MDS-RS 中尤为明显，与 G-CSF 对线粒体介导的凋亡的抗凋亡作用有关。

（4）铁螯合治疗：接近 50%的 MDS 患者需要红细胞输注，输血依赖导致铁超载对器官功能和感染性均有负面影响。长期输血者应定期监测血清铁蛋白（SF）水平并进行去铁治疗。铁超载可能导致低/中风险 MDS 患者的临床结果较差。目前用于铁螯合的药物有地拉罗司（口服）、去铁胺（通过输液泵静脉注射）和去铁酮（口服）。临床指南建议在 MDS 患者的某些人群中使用铁螯合剂治疗。

（5）来那度胺：具有 del（5q31）染色体异常的 MDS 患者对来那度胺特别敏感，该药可以逆转这类细胞遗传学异常，降低患者对输血的需求，恢复 MDS 红系前体对促红细胞生成素的敏感性，NCCN 和 MDS 欧洲指南建议来那度胺用于 DEL（5q）MDS 患者的贫血的对症治疗。

（6）免疫抑制剂治疗：抗胸腺细胞球蛋白和环孢素 A 等免疫抑制剂治疗可改善某些 MDS 患者的细胞减少。欧洲和美国的指南指出年轻的、低风险、骨髓增生低下或正常、正常的核型（除外 8-三体综合征）的 MDS 患者可能对免疫抑制治疗有反应。一些应答是持久的，并可能是永久性的反应，表明免疫抑制治疗在 HSCT 之前，可被应用于具有这些特征的患者。

（7）罗特西普：是一种重组融合蛋白，它可结合转化生长因子β超家族配体，促进晚期红细胞生成。对于输血依赖的具环形铁粒幼细胞的 MDS，且对促红细胞刺激剂无反应患者，可应用罗特西普治疗。

（二）高风险 MDS 的治疗

高危 MDS 患者平均预期寿命不到 2 年。对于这些患者来说，治疗的目的不仅是改善细胞减少，而且是为了防止 AML 转化，从而延长生存期。多种药物对骨髓病态造血具有调节作用，但由于耐药亚克隆的出现，病态造血无法根除。

（1）去甲基化药物：阿扎胞苷或地西他滨是目前不适合移植的高风险 MDS 患者最常用的去低甲基化药物。约一半的阿扎胞苷治疗的患者有血液学反应，部分患者产生完全反应。阿扎胞苷可以延长患者的生存期，具有不良细胞遗传学特征或高危突变的患者也对阿扎胞苷有反应，但 TP53 中双等位基因缺陷的患者预后很差。但阿扎胞苷治疗并不能消除 MDS 克隆，该克隆可继续驱动造血，因此不能治愈 MDS。

（2）allo-HSCT：是目前唯一可能治愈 MDS 的疗法。IPSS-R 中相对高危组患者首先应考虑是否适合移植，尤其是年轻、原始细胞增多和伴有预后不良染色体核型者。相对低危组患者伴输血依赖且去甲基化药物治疗无效者，也可考虑在铁负荷降低后行移植。拟行 allo-HSCT 的患者如骨髓原始细胞≥5%，在等待移植的过程中可应用化疗或去甲基化药物或二者联合 allo-HSCT，但不应耽误移植的进行。

五、中医辨证论治

（一）辨证要点

本病多因先天禀赋不足、饮食不节、久病、外邪等致病，使脏腑亏虚，日久可生痰饮、瘀血，阻于经脉。辨证时首先要分清虚实，虚者系指脏腑气血阴阳亏虚，实者多为痰饮、瘀血、邪毒。若肾阴不足，则有腰膝酸软、头晕耳鸣的表现。若痰饮、瘀血阻滞，则有局部肿块、舌有瘀斑或瘀点的表现。若热毒内侵，则有发热、口渴喜冷饮、尿赤、便秘的表现。

（二）证治分型

1. 肾阴亏虚证

临床表现：腰膝酸软，头晕耳鸣，潮热盗汗，心烦失眠，手足心热，舌红，少苔，脉细数。

治法：补肾填精益髓。

方药：六味地黄丸加减。六味地黄丸出自《小儿药证直诀》，由熟地黄、山萸肉、山药、泽泻、牡丹皮、茯苓组成。方中熟地黄、山萸肉、山药补肾阴，固肾精，谓之"三补"。泽泻、牡丹皮、茯苓清泄相火，利湿泻浊，谓之"三泻"。

2. 痰瘀互结证

临床表现：腹部局部有肿块，胸闷，痰多，舌淡有瘀斑或瘀点，脉弦涩。

治法：化瘀消痰，软坚散结。

方药：桃红四物汤合茯苓丸加减。桃红四物汤出自《医垒元戎》，由四物汤加桃仁、红花组成，既活血又补血。茯苓丸出自《全生指迷方》，由茯苓、枳壳、半夏、风化朴硝组成。方中君以半夏，燥湿化痰。茯苓健脾利湿，以杜生痰之源，为臣。枳壳行气宽中，风化朴硝软坚散结消痰，共为佐。

3. 邪毒内侵证

临床表现：发热，口渴喜冷饮，心烦失眠，尿赤、便秘，舌红，苔黄，脉数。

治法：清热解毒，凉血止血。

方药：犀角地黄汤加减。犀角地黄汤出自《外台秘要》，由芍药、生地黄、丹皮、犀角组成。犀角（现代用水牛角代替）清热凉血解毒；生地黄，清热养阴；芍药、丹皮凉血散瘀。加减：热重者，酌加玄参、蒲公英、紫草等清热解毒。

六、康复治疗

（一）饮食及日常生活指导

饮食方面忌生冷和辛辣等刺激性食品，适当摄入肉食类与蔬菜类，考虑营养因素，补充缺乏因子，饮食量不宜过多，摄取易消化的食物。患者应养成良好的生活习惯，按时起居，睡眠充足，劳逸结合，避免过于劳累。保持良好、平和的心理状态。不宜出入人群聚集的场所，注意卫生，有出血、发热、头痛等症状及时就医，按时服药，定期复查。

（二）预防疾病指导

MDS 患者要避免接触有毒、有害化学物质及放射性物质，对患者加强疾病知识教育，预防感染和出血，坚持治疗，不擅自停药。适当锻炼，增强体质。讲究个人卫生，勤洗澡、剪指甲。保持口腔、皮肤、肛周的清洁。病室内做好清洁，常开窗通气，保持空气新鲜，不随地吐痰，减少呼吸道疾病感染机会。餐具、便盆、面盆物品专人专用，勤换、勤洗，便后、饭前洗手，避免消化道传染病发生。不能自行乱用药物，慎用抗生素。

参 考 文 献

陈苏宁，肖志坚. 2019. 骨髓增生异常综合征中国诊断与治疗指南（2019 版）. 中华血液学杂志，40（2）：89-97.

李冀，连建伟. 2016. 方剂学. 北京：中国中医药出版社：133，143，244.

孙伟正，孙凤，孙岸弢. 2017. 中医血液病学. 北京：人民卫生出版社：112-130.

吴德沛. 2018. 内科学. 第 9 版. 北京：人民卫生出版社：564-567.

吴勉华，王新月. 2012. 中医内科学. 北京：中国中医药出版社：259-265.

（胡倡宾）

第六节　急性髓细胞性白血病

急性髓细胞性白血病（acute myelogenous leukemia，AML）是一类病情发展迅速的造血干/祖细胞的恶性克隆性疾病。本病患者的细胞多为原始细胞及早期幼稚细胞且分化停滞在较早阶段，可大量增殖并抑制正常造血，广泛浸润肝、脾、淋巴结等各种脏器。

AML 存在一些反复发生的细胞遗传学异常和突变，影响疾病的表型、对常规治疗的反应、复发的风险和生存。例如，（t8；21）和 inv（16）/（t16；16），导致 RUNX1-RUNXT1 和 CBFB-MYH11 的平衡易位，从而形成有利于预后的细胞遗传学风险分组标志，这类患者对细胞毒性药物联合化疗的方案具有高度可治愈性。而出现复杂的核型或存在特定染色体非整倍体（如-5/5q-，-7 和-17/-17p），则对化疗药物相对耐药，预后较差。虽然传统认为细胞遗传学是决定预后的主要决定因素之一，但在确诊时，60% 的 AML 患者细胞遗传学正常。对于这些患者，识别常见的基因突变对风险分层、是否决定进行 allo-HSCT 和靶向治疗非常重要。AML 基因组中的突变数量明显低于大多数实体恶性肿瘤，每个基因组平均只有 5 个复发突变。但是，96%的初诊患者至少可发现一个驱动突变，86%的初诊患者含有≥2 个驱动突变。

近几年来，对 AML 整体基因组突变及其对疾病表型和预后影响的认识逐渐深入，并成功地开发出针对 AML 基因突变的有效的靶向性抑制剂，如突变型 FMS 样酪氨酸激酶 3（FLT3）和异柠檬酸脱氢酶 1 和 2（IDH1 和 IDH2）抑制剂，改善了携带这些突变白血病患者的应答率和预后。

急性早幼粒细胞白血病（APL）是一种生物学和临床表现与其他 AML 不同的亚型，以（t15；17）平衡易位，形成 *PML-RARA* 融合基因为特征，该基因形成的癌蛋白，阻断粒细胞的转录和分化。APL 治疗进展迅速，ATRA 和三氧化二砷（ATO）都可与 PML RARα癌蛋白结合，导致癌蛋白降解并促进 APL 细胞分化和诱导恶性凋亡，恢复正常造血，这些药物的使用显著改善了 APL 患者的预后，使其从 AML 最致命的亚型之一转化为可治愈性 AML。

根据 2017 年的数据，全球每年有近 14 万例 AML 病例，其中，10 万人死于本病，AML 的发病率的增加主要与人口增长和老龄化有关。近 60%的 AML 患者确诊年龄≥65 岁，而由于老年 AML 的白血病类型更具侵袭性、对强化治疗的耐受性更差，患者的 5 年存活率随着年龄增长而急剧下降，<50 岁患者为 59%，而≥65 岁患者仅为 8%。除了预后不良和病死率增加外，AML 引起的疲劳、疼痛、呼吸困难、贫血、焦虑和抑郁等症状，可能影响患者的生存质量和执行日常任务的能力。治疗有关的副作用进一步加重了 AML 患者的负担。

根据 AML 的临床特点，可归属于中医学"血证""虚劳""热劳"的范畴。

一、临 床 表 现

本病起病急缓不一，主要有正常骨髓造血功能受抑制及白血病细胞增殖浸润的两种临床表现，表现为贫血、出血、感染和浸润等征象。

部分患者的病程较短，可能无贫血的表现。约 50%的患者就诊时就已经为重度贫血，尤以继发于 MDS 的患者为著。

半数患者的早期表现为发热，可低热或高热，常伴畏寒、出汗等。本病患者本身可发热，但高热常发生于有继发感染的患者。感染可发生在各部位，口腔炎、牙龈炎、咽峡炎等最为常见，甚至发生溃疡或坏死；肛周炎、肛旁脓肿及肺部感染也较常见，严重时可发生血流感染。革兰阴性杆菌是最常见的致病菌，如大肠埃希菌、肺炎克雷伯菌、硝酸盐不动杆菌等；近年来革兰阳性球菌的发病率有所上升，如表皮葡萄球菌、金黄色葡萄球菌、肠球菌等。如念珠菌、隐球菌、曲霉菌等真菌感染往往发生在长期应用抗生素及粒细胞缺乏的患者。因患者的免疫功能缺陷，单纯疱疹病毒、巨细胞病毒、带状疱疹病毒等病毒感染也可发生。偶可见卡氏肺孢子虫病。

约 40%的患者以出血为早期表现。出血的主要原因包括血管中瘀滞及浸润大量白血病细胞、感染、凝血异常。出血可发生在全身各部位，以皮肤瘀点或瘀斑、牙龈出血、鼻出血及月经过多较为多见。患者可因眼底出血而导致视力障碍。APL 可因并发凝血异常而出现全身性广泛性出血。颅内出血的患者有头痛、呕吐、瞳孔大小不对称的表现，甚至导致昏迷、死亡。

淋巴结及肝脾肿大较多见。肝脾肿大多为轻中度，巨脾罕见，可发生于 CML 急变时。患者常有胸骨下段局部压痛，可出现关节及骨骼疼痛，在儿童患者中更为常见，骨骼剧痛多发生在发生骨髓坏死时。部分患者可伴粒细胞肉瘤，多累及骨膜，最常见于眼眶部位，进而引起眼球突出、复视或失明。可有牙龈增生、肿胀及皮肤蓝灰色斑丘疹等表现。肺、心、消化道、泌尿生殖及中枢神经系统等均可有白血病细胞浸润。

二、实验室检查

（一）血象

WBC 可正常、增多或减少，$>10 \times 10^9/L$ 者称为白细胞增多性白血病，$<1.0 \times 10^9/L$ 者称为白细胞不增多性白血病。血涂片分类检查可见数量不等的原始细胞和幼稚细胞，但白细胞不增多性白血病患者的血涂片上较难发现原始细胞。患者常伴不同程度的正常细胞性贫血，少数患者血涂片上红细胞大小不等，可找到幼红细胞。约半数患者 PLT 减少，常低于 $60 \times 10^9/L$，PLT 极度减少可发生于本病晚期。

（二）骨髓象

多数患者骨髓象有核细胞显著增生，以原始细胞为主。少数患者骨髓象增生低下。

（三）细胞化学

各类型急性白血病细胞化学染色鉴别要点见表 4-17。

表 4-17　急性白血病细胞化学染色鉴别要点

	急性淋巴细胞白血病	急性粒细胞白血病	急性单核细胞白血病
髓过氧化物酶（MPO）	（－）	分化差的原始细胞（－～＋） 分化好的原始细胞（－～＋＋＋）	（－～＋）
糖原染色（PSA）	（＋），呈块或粗颗粒状	（－）或（＋），弥漫性淡红色或细颗粒状	（－）或（＋），弥漫性淡红色或细颗粒状
非特异性酯酶（NSE）	（－）	（－～＋），NaF 抑制＜50%	（＋），NaF 抑制≥50%

（四）免疫学检查

可根据白血病细胞表达的系列相关抗原，确定其来源。CD34 表达于造血干/祖细胞，APL细胞通常表达 CD13、CD33 和 CD117，可表达 CD9，不表达 HLA-DR 和 CD34。髓细胞性白血病表达 CD13、CD14、CD15、CD33、CD64、CD65、CD117 及 CyMPO。

（五）细胞遗传学及分子生物学检查

本病常伴特异的细胞遗传学和分子生物学改变。99%的 APL 有（t15；17）（q22；q12）形成特征性 PML-RARA 融合基因。（t8；21）（q22；q22）、inv（16）（p13；q22）、（t9；11）（p22；q23）、（t6；9）（p23；q34）及（t9；22）（q34；q11）等染色体改变可见。*FLT3-ITD*、*TP53*、*C-KIT*、*NPM1* 及 *CEBPA* 基因突变可见。

（六）其他相关检查

血清尿酸浓度增高，尤其在化疗期间，尿酸排泄量增加，甚至可出现尿酸结晶。血清乳酸脱氢酶（LDH）可增高。发生弥散性血管内凝血（DIC）的患者可出现凝血异常。

三、诊　断

（一）诊断标准

参照 WHO（2016）造血和淋巴组织肿瘤分类标准，诊断 AML 的外周血或骨髓原始细胞比例下限为 0.200。当患者被证实有克隆性重现性细胞遗传学异常（t8；21）（q22；q22）、inv（16）（p13q22）或（t16；16）（p13；22）及（t15；17）（q22；q12）时，即使原始细胞<0.200，也应诊断为 AML。

（二）FAB 分型

M_0（急性髓细胞白血病微分化型，minimally differentiated AML）：骨髓原始细胞>30%，无嗜天青颗粒及 Auer 小体，核仁明显，光镜下髓过氧化物酶（MPO）及苏丹黑 B 阳性细胞<3%；在电镜下，MPO 阳性；CD33 或 CD13 等髓系抗原可呈阳性，淋系抗原通常为阴性。血小板抗原阴性。

M_1（急性粒细胞白血病未分化型，AML without maturation）：原粒细胞（Ⅰ型+Ⅱ型，原粒细胞质中无颗粒为Ⅰ型，出现少数颗粒为Ⅱ型）占骨髓非红系有核细胞（NEC，指不包括浆细胞、淋巴细胞、组织嗜碱细胞、巨噬细胞及所有红系有核细胞的骨髓有核细胞计数）的 90%以上，其中 3%以上为 MPO 阳性。

M_2（急性粒细胞白血病部分分化型，AML with maturation）：原粒细胞占骨髓 NEC 的 30%～89%，其他粒细胞≥10%，单核细胞<20%。

M_3（急性早幼粒细胞白血病，acute promyelocytic leukemia，APL）：骨髓中以颗粒增多的早幼粒细胞为主，此类细胞在 NEC 中≥30%。

M_4（急性粒-单核细胞白血病，acute myelomonocytic leukemia，AMMoL）：骨髓中原始细胞占 NEC 的 30%以上，各阶段粒细胞≥20%，各阶段单核细胞≥20%。

M_{4EO}（急性粒-单核细胞白血病伴嗜酸性粒细胞增多，AML with eosinophilia）：除上述 M_4 型各特点外，嗜酸性粒细胞在 NEC 中≥5%。

M_5（急性单核细胞白血病，acute monocytic leukemia，AMoL）：骨髓 NEC 中原单核细胞、幼单核细胞≥30%，且原单核细胞、幼单核细胞及单核细胞≥80%。如果原单核细胞≥80%为 M5a，<80%为 M5b。

M_6（红白血病，erythroleukemia，EL）：骨髓中幼红细胞≥50%，NEC 中原始细胞（Ⅰ型+Ⅱ型）≥30%。

M_7（急性巨核细胞白血病，acute megakaryoblastic leukemia，AMeL）：骨髓中原始巨核细胞≥30%。血小板抗原阳性，血小板过氧化酶阳性。

（三）WHO 分型

1. 伴重现性遗传学异常的 AML

AML 伴（t8；21）（q22；q22.1）；RUNX1-RUNX1T1

AML 伴 inv（16）（p13.1 q22）或（t16；16）（p13.1；q22）；CBFB-MYH11

APL 伴 PML-RARA

AML 伴（t9；11）（q21.3；q23.3）；MLLT3-KMT2A

AML 伴（t6；9）（p23；q34.1）；DEK-NUP214

AML 伴 inv（3）（q21.3；q26.2）或（t3；3）（q21.3；q26.2）；GATA2，MECOM

AML 伴（原始巨核细胞性）伴（t1；22）（p13.3；q13.3）；RBM15-MKL1

暂命名：AML 伴 BCR-ABL1

AML 伴 *NPM1* 突变

AML 伴 *CEBPA* 双等位基因突变

暂命名：AML 伴 *RUNX1* 突变

2. AML 伴骨髓增生异常相关改变

3. 治疗相关 AML

4. 非特殊类型 AML（AML，NOS）

AML 微分化型

AML 未分化型

AML 部分分化型

急性粒-单核细胞白血病

急性单核细胞白血病

纯红白血病

急性巨核细胞白血病

急性嗜碱性粒细胞白血病

急性全髓增生伴骨髓纤维化

5. 髓系肉瘤

6. Down 综合征相关的髓系增殖

短暂性异常骨髓增殖（TAM）

Down 综合征相关的髓细胞性白血病

（四）预后和分层因素

（1）AML 不良预后因素：年龄≥60 岁、此前有 MDS 或 MPN 病史、治疗相关性/继发性 AML、高白细胞计数（WBC≥100×10^9/L）、合并中枢神经系统白血病（CNSL）、伴有预后差的染色体核型或分子遗传学标志、诱导化疗 2 个疗程未达完全缓解（CR）。

（2）细胞遗传学/分子遗传学指标危险度分级：目前国内主要是根据初诊时白血病细胞遗传学和分子遗传学的改变进行 AML 预后危险度判定，具体见表 4-18。

表 4-18 AML 常见的染色体和分子学异常的预后意义

预后	染色体	分子学异常
良好	（t15；17）（q22；q12）	正常核型
	（t8；22）（q22；q22）	伴孤立的 *NPMI* 突变
	inv（16）（p13q22）/（t16；16）（p13；q22）	伴孤立的 *CEBPA* 双等位基因突变
中等	正常核型	（t8；21）或 inv（16）伴 *C-KIT* 突变
	孤立的+8	
	（t9；11）（p22；q23）	
	其他异常	
不良	复杂核型（≥3 种异常）	正常核型
	单体核型	伴 FLT3-ITD
	del（5q）、-5、del（7q）、-7	伴 *TP53* 突变
	11q23 异常，除外（t9；11）	
	inv（3）（q21.3；q26.2），（t3；3）（q21；q26.2）	
	（t6；9）（p23；q34）	
	（t9；22）（q34；q11）	

注：这些异常发生于预后良好组时，不应作为不良预后标志。DNMT3a、RNA 剪接染色质修饰基因突变（*SF3B1*、*U2AF1*、*SRSF2*、*ZRSR2*、*EZH2*、*BCOR*、*STAG2*），这几种基因突变在同时不伴有（t8；21）(q22；q22)、inv（16）(p13q22) 或（t16；16）(p13；q22) 或（t15；17）(q22；q12) 时，预后不良。

四、西 医 治 疗

（一）一般治疗

当循环血液中 WBC>$100×10^9$/L 时，即发生白细胞瘀滞症，应紧急使用血细胞分离机，单采清除过高的白细胞，并给予水化和化疗，同时需预防酸中毒、高尿酸血症等并发症。

本病患者常伴有粒细胞减少或缺乏，应采取住层流病房或消毒隔离病房等无菌隔离措施，可应用 G-CSF。感染者在行病原学检查的同时应迅速进行经验性抗生素治疗。严重者可吸氧、输注浓缩红细胞、输注单采血小板悬液等成分输血支持。鼓励患者多饮水，维持水、电解质平衡，注意补充营养。

（二）传统化疗

阿糖胞苷联合蒽环类（通常称为"7+3 方案"）强化诱导方案是针对 AML 的标准方案，应用该方案后达到缓解者，对于具有有利风险特征的患者 [如核心结合因子（CBF）AML 或具 *NPM1* 突变而无 FLT3-内部串联重复（ITD）突变等位基因负担]，推荐使用高剂量阿糖胞苷为基础的方案继续巩固化疗，而具有不良风险特征的患者（如不良细胞遗传学改变或基因突变）和多数具有中等风险特征的患者，则应进行 allo-HSCT，因为这些患者单独应用化疗巩固复发风险极高。应用风险分层治疗，年龄<60 岁的 AML 患者有效率为 35%～45%，而年龄>60 岁的 AML 患者效率小于 15%，这类患者往往对强烈的化疗耐受性差，治疗相关死亡风险高，并具有较高的不良细胞遗传学和突变风险。AML 在老年患者中更为常见，其确诊的中位年龄为 68 岁，因此，相当比例的患者不适合强烈化疗或 allo-HSCT。这类患者可供选择的治疗方案还包括小剂量阿糖胞苷（LDAC）或 DNA 甲基转移酶抑制剂（如阿扎胞苷或地西他滨，也通常称为"低甲基化剂"，HMA）。虽然这些低强度的治疗方案治疗相关病死率低于强化疗方案，但应用 LDAC 或 HMA 患者的中位生存期仅为 6～10 个月，因此，老年 AML 患者仍需更有效的低强度治疗方案。

1. 年龄＜60 岁的 AML 患者的诱导治疗

诱导缓解治疗主要包括：①常规的诱导缓解方案，即标准剂量阿糖胞苷（Ara-C）联合去甲氧柔红霉素（IDA）、柔红霉素（DNR）；②含中大剂量 Ara-C 的诱导治疗方案，即蒽环类药物（包括 IDA、DNR 等）联合中大剂量 Ara-C，以及含中剂量 Ara-C 的 HAD 方案；③其他诱导方案：HA+蒽环类药物组成的方案。建议在骨髓抑制期（停化疗后第 7～14 天）、恢复期（停化疗后第 21～28 天）复查骨髓。根据骨髓抑制期、恢复期的骨髓情况进行治疗调整。CR 后按遗传学预后危险度分组治疗。

2. 年龄≥60 岁的 AML 患者的治疗

对于年龄 60～75 岁的患者，适合接受强烈而没有不良预后因素的化疗方案，给予标准剂量化疗或低强度化疗方案，对于其中具有不良预后因素者，给予低强度化疗、小剂量化疗±G-CSF、地西他滨联合小剂量化疗等。对于不适合标准剂量化疗的患者，应用低强度化疗，如地西他滨联合小剂量化疗、小剂量化疗±G-CSF、小剂量 Ara-C 和支持治疗。对于年龄＞75 岁或有严重非血液学合并症的患者，给予低强度化疗和支持治疗。

患者获得 CR 后，可应用标准剂量 Ara-C 为基础的方案巩固强化，可与蒽环或蒽醌类（IDA、DNR 或 Mitox 等）、HHT、鬼臼类等联合。总的缓解后化疗周期为 4～6 个疗程。年龄＜70 岁，一般状况良好、肾功能正常、预后良好核型或伴有良好分子遗传学异常的正常核型患者可接受 Ara-C 1.0～1.5mg/（m²·d）×（4～6）个剂量，1～2 个疗程。后改为标准剂量方案治疗，总的缓解后治疗周期 4～6 个疗程。年龄＜70 岁，一般状况良好、重要脏器功能基本正常、伴有预后不良因素、有合适供者的患者，可进行非清髓预处理的 allo-HSCT，可用去甲基化药物（如地西他滨）治疗，直至疾病进展。

（三）靶向治疗

1. 突变特异性靶向治疗

新诊断的 AML 患者中约三分之一存在 *FLT3* 基因突变，该突变会导致 FLT3 受体酪氨酸激酶的组成性激活，促进细胞增殖和存活，并抑制分化，FLT3 抑制剂通过竞争性抑制 FLT3 受体中的 ATP 结合位点发挥作用。目前，经 FDA 批准应用于临床的 FLT3 抑制剂包括吉列替尼和雷德帕斯，吉列替尼作为单药治疗具有 *FLT3* 突变的复发或难治性 AML 疗效良好，骨髓缓解率可达 45%～50%，可比挽救性化疗获得更高的 CR 率、更长的中位 OS。雷德帕斯是一种多靶向蛋白激酶抑制剂，除 *FLT3* 突变外，还针对 C-KIT、PKC、PDGFR 和 VEGFR，在接受标准 "7+3 方案" 诱导后，与大剂量阿糖胞苷联合进行强化，可有效改善具有 *FLT3* 突变患者的整体生存。IDH1 和 IDH2 是异柠檬酸氧化羧化为α-酮戊二酸（α-KG）的关键酶。5%～15% 和 10%～15% 的新诊断的 AML 患者可出现 *IDH1* 或 *IDH2* 突变。*IDH1* 突变抑制剂艾伏尼布和 *IDH2* 突变抑制剂恩西地平在相应突变的患者中均显示出疗效，并获 FDA 批准应用于临床。此外，进行基础和临床研究的突变特异性靶向性抑制剂还包括 RAS 途径抑制剂、KIT 抑制剂和 *TP53* 突变靶向治疗药物，但尚未获批应用于临床。

2. 凋亡通路的靶向治疗

正常的人类细胞凋亡由内在和外在的两个平行的途径控制，而逃避调控是癌症的特征之一。内在通路受 BCL2 蛋白家族控制，包括抗凋亡蛋白（如 BCL2、BCL-XL 和 MCL1）、促凋亡蛋白（如 BIM、BAD、PUMA 和 NOXA）和促凋亡效应蛋白（如 BAK 和 BAX）。p53 功能缺失或抗凋亡蛋白和促凋亡蛋白表达失衡会损害下游凋亡信号通路，导致在 AML 无限制的存活和生长。BCL2 抑制剂维奈克拉对新诊断的、不适合进行强化化疗的老年 AML 患者疗效佳，并被 FDA 批准用于 AML 治疗。MCL1 抑制剂及 MDM2 抑制剂在体内外研究中都显示出明显的抗 AML 效应，然而到目前为止，这些药物尚未应用于临床。

3. 免疫治疗

allo-HSCT 或供体淋巴细胞输注都可诱导移植物抗白血病效应，因此免疫治疗在 AML 中的作用一直受到肯定。研究者正在评估一些基于免疫的疗法对 AML 的治疗作用，有效、安全的免疫疗法将可能补充和进一步提高细胞毒性药物、靶向治疗和凋亡诱导剂的疗效。

（四）AML 患者 CNSL 的诊断、预防和治疗

AML 患者 CNSL 的发生率远低于急性淋巴细胞白血病，一般不到 3%。参考 NCCN 的意见，在诊断时对无症状的患者不建议行腰椎穿刺（腰穿）检查。有头痛、精神错乱、感觉改变的患者应先行放射学检查（CT/MRI），排除神经系统出血或肿块。这些症状也可能是由于白细胞瘀滞引起的，可通过白细胞分离等降低 WBC 的措施解决。若体征不清楚、无颅内出血的证据，可在纠正出凝血紊乱和血小板支持的情况下行腰穿。脑脊液中发现白血病细胞者，应在全身化疗的同时鞘内注射（鞘注）Ara-C（40～50mg/次）和（或）甲氨蝶呤（MTX，5～15mg/次）+地塞米松（5～10mg/次）。若症状持续存在，脑脊液无异常，应复查。

已达 CR 的患者，尤其是治疗前 WBC≥$40×10^9$/L 或单核细胞白血病（M4 和 M5）、（t8；21）/AML1-ETO、inv（16）患者，建议至少行腰穿、鞘注 1 次，以进行 CNSL 的筛查。

（1）诊断时有神经系统症状者：首先应进行 CT/MRI 检查，除外出血或肿块。①未发现颅内/脊髓肿块者，进行腰穿。脑脊液正常者，予以观察；如果症状持续存在可以再次腰穿。脑脊液发现白血病细胞者，予以每周 2 次鞘注化疗药物直至脑脊液正常，以后每周 1 次，共 4～6 周。②发现颅内/脊髓肿块或颅内压增高者，建议先行放疗；然后鞘注，每周 2 次鞘注化疗药物直至脑脊液正常，以后每周 1 次，共 4～6 周。

（2）无神经系统症状，CR 后腰穿筛查脑脊液发现白血病细胞者：每周 2 次鞘注化疗药物直至脑脊液正常，以后每周 1 次，共 4～6 周。若患者接受大剂量 Ara-C 治疗，应于治疗完成后复查脑脊液（证实脑脊液正常）；也可以配合腰穿、鞘注，至脑脊液恢复正常。

（3）无神经系统症状，CR 后腰穿筛查脑脊液正常者：WBC≥$40×10^9$/L 或单核细胞白血病（M4 和 M5）、（t8；21）/AML1-ETO、inv（16）患者，每疗程行 1～2 次腰穿、鞘注，共 4～6 次（采用大剂量 Ara-C 治疗者可以减少腰穿次数）。其余患者不再特别强调腰穿、鞘注的次数；以后出现神经系统症状者应再次腰穿。

（五）APL 患者的治疗

1. 预后分层

（1）ATRA 联合化疗作为一线治疗模式下的预后分层。

1）低危：WBC$<10\times10^9$/L，PLT$\geqslant40\times10^9$/L。

2）中危：WBC$<10\times10^9$/L，PLT$<40\times10^9$/L。

3）高危：WBC$\geqslant10\times10^9$/L。

（2）ATRA 联合砷剂作为一线治疗模式下的预后分层。

1）低危：WBC$<10\times10^9$/L。

2）高危：WBC$\geqslant10\times10^9$/L。

2. 治疗

低中危 APL 患者的治疗采用 ATRA+砷剂治疗方案，高危 APL 患者的治疗采用 ATRA+砷剂+化疗诱导、化疗巩固、ATRA/砷剂交替维持治疗。

首次复发的 APL 患者，一般采用亚砷酸±ATRA±蒽环类化疗进行再次诱导治疗。诱导缓解后必须进行鞘内注射，以预防 CNSL。达再次缓解（细胞形态学）者进行 PML-RARα融合基因检测，融合基因阴性者行自体造血干细胞移植或亚砷酸巩固治疗（不适合移植者）6 个疗程，融合基因阳性者进入临床研究或行 allo-HSCT。再诱导未缓解者可加入临床研究或行 allo-HSCT。

3. 支持及其他治疗

临床凝血功能障碍和出血症状严重者，首选为原发病的治疗，每日监测 DIC 相关指标直至凝血功能正常。如有纤溶异常，应快速给予 ATRA。如有器官大出血，可应用重组人凝血因子Ⅶa。高白细胞 APL 患者不推荐白细胞分离术，可给予水化及化疗药物。分化综合征通常发生于初诊或复发患者，WBC$>10\times10^9$/L 并持续增长者，应考虑停用 ATRA 或亚砷酸，或者减量，并密切关注体液容量负荷和肺功能状态，尽早使用地塞米松直至低氧血症解除。砷剂治疗前进行心电图检查、外周血肝功能和肾功能相关检查；同时要注意口服砷剂患者的消化道反应。低中危 APL 患者，ATRA 联合砷剂作为一线治疗方案中建议预防性鞘内治疗；高危 APL 或复发患者，因发生 CNSL 的风险增加，对这些患者应进行至少 2～6 次预防性鞘内治疗。对于已诊断 CNSL 的患者，按照 CNSL 常规鞘内方案执行。APL 诱导治疗期间不主张应用 G-CSF，对于有高凝及血栓形成的患者可应用抗凝药物进行治疗，治疗中应注意肺功能情况，并防止肾功能损害的出现。

五、中医辨证论治

（一）辨证要点

本病多因外感毒邪、先天禀赋不足所致，因体虚复感邪毒而发病。本病为本虚标实，虚实夹杂的病证。其病机概括起来主要有痰、湿、热、瘀诸端，病机复杂，所以在辨证上应从多方面入手，对表里、虚实、寒热、阴阳、脏腑、气血进行综合分析。

（二）证治分型

1. 热毒炽盛证

临床表现：壮热，口渴，烦躁，尿赤，便秘，衄血，甚者出现神昏谵语，舌红绛，苔黄，脉数。

治法：清热解毒，凉血止血。

方药：犀角地黄汤加减。犀角地黄汤出自《外台秘要》，由芍药、地黄、丹皮、犀角组成。方中犀角（现用水牛角代替）清心凉血解毒；地黄清热滋阴凉血；丹皮入血分，清血分热毒，凉血活血；芍药清热凉血，活血化瘀。加减：出血者，酌加侧柏叶、紫草、白茅根。热重神昏者，可加服安宫牛黄丸。

2. 正气亏虚证

临床表现：气短乏力，少气懒言，食少腹胀，自汗、盗汗，腰膝酸软，心烦失眠，舌红，少苔，脉细数。

治法：益气生津，滋阴养血。

方药：生脉散合当归六黄汤。生脉散出自《医学启源》，由麦冬、五味子、人参组成。方中人参大补脾肺之气，益气生津，为君。麦冬养阴生津，为臣。佐药五味子敛阴止汗。当归六黄汤出自《兰室秘藏》，由当归、生地黄、黄芩、黄柏、黄连、熟地黄、黄芪组成。方中当归、生地黄、熟地黄滋阴养血，共为君。黄连、黄芩、黄柏清热泻火以坚阴；黄芪益气固表以实卫，共为臣。加减：阴虚甚者，加枸杞子、龟板、女贞子。出血者，加茜草、紫草。

六、康复治疗

（一）饮食及生活指导

饮食尽量做到多样化，增加高热量、高蛋白质和富含维生素的食物，且以易消化、易吸收的流质或半流质为主，少量多餐，例如，番茄、蘑菇和鲜鱼汤或皮蛋、香菇和肉末粥等。主食粗细粮搭配，以保证营养平衡，防止腹胀、腹泻和便秘。此外，必须补充足够的水分和盐分。为防止化疗引起的 WBC、PLT 等下降，宜多食动物血制品和肉，如动物内脏、蛋黄、瘦肉、鱼、黄鳝、鸡、骨等。摄取新鲜水果、蔬菜，不喝碳酸饮料等。

由于患者免疫力下降，感染经常发生，故应进行积极的防治。除要保持室内清洁外，阳光要充足，限制外来人员探望，勤洗手、擦身、换衣，尤其要饭后漱口、刷牙，便后清洗会阴、肛门。出汗后要用干毛巾擦，保持身体干燥和清洁。平时不要拔鼻毛、挖耳朵、剔牙齿。进入层流室隔离的患者，要严格按规定隔离，严防感染的发生。

（二）预防疾病指导

要注意预防感冒，在所有致白血病复发的因素中，感冒应是最常见的因素。感冒是外感病邪侵袭人体，引发脏腑功能异常的疾患。白血病患者身体虚弱，抗病能力低下，一旦受到病邪侵袭，极易使病复发，故在日常生活中，白血病患者一定要时刻注意预防感冒，注意天气变化，及时增减衣物，避免淋雨涉水受凉。

确定诊断后尽早治疗，化疗是治疗急性白血病的重要措施。化疗中需要注意的并发症是感染症，有时会造成致命的结果。常见的化疗反应是恶心、呕吐、纳呆、乏力和精神萎靡等，指导患者和家属积极配合医生，坚持完成疗程，得到预期的疗效。患者自身必须勤洗手、漱口、洗澡、戴口罩等以预防传染病。如果是老年人，因为抗癌剂的副作用比较大，必须调整抗癌剂的种类和用药量。老年人很难按照预定计划进行治疗，因此根据患者病情调整用药。如果化学疗法不能控制白血病复发，并且在各种检查中未达到预期的治疗效果，要考虑造血干细胞移植。

（三）心理指导

提到"白血病"，大多数人就会想到"血癌""绝症"等字眼。白血病虽是一种病因未明、复杂凶险的疾病，但并非"不治之症"，本病已有许多有效的对应治疗方法，如急性早幼粒细胞白血病-M3 等单用维 A 酸或砷剂治疗即可取得完全缓解甚至治愈。随着医学科技的发展，各型白血病的治疗效果越来越好。故被确诊为白血病后，患者要建立信心，科学地面对疾病，战胜病魔。

患者害怕化疗药物对身体损伤大，同时难以承受化疗药物引起的痛苦，以及对化疗药物的疗效缺乏信心等，由此导致患者情绪低落，丧失与疾病作斗争的信心。这种心理状态对药物的疗效是极为不利的，要从心理方面消除患者的恐惧感，使之积极配合治疗。

（四）小儿急性白血病注意事项

（1）小儿使用化疗药物时，需密切观察化疗药物的毒性反应，因其具有较强的刺激性，药物渗漏会引起局部疼痛、红肿及组织坏死。化疗后需平卧 4～6 小时以减少或防止不良反应。

（2）骨髓暂时再生低下是有效化疗的必然结果，白血病患者在治疗过程中往往需输血液成分或输血进行支持治疗，输注时应严格掌握输血制度。一般先慢速滴注，若无不良反应，再按患儿年龄、心肺功能、急慢性贫血及贫血程度调整滴速。输血过程中应密切观察输血引起的不良反应。

（3）白血病完全缓解后，患者体内仍有残存的白血病细胞，这是复发的根源，还需坚持化疗。化疗间歇期可出院，按医嘱给药及休养。已持续完全缓解 1～2 年者，化疗间歇期可上学，但应坚持执行治疗方案。

（五）小儿急性白血病健康心理指导

（1）热情帮助、关心患儿。让年长患儿认识珍惜生命的重要意义，建立起战胜疾病的信心。

（2）向家长及年长患儿介绍白血病有关知识。宣传儿童白血病的预后已有很大改善。如急性淋巴细胞白血病完全缓解率达 95%以上，5 年以上存活者达 70%左右，部分患儿已获治愈。急性非淋巴细胞白血病的初治完全缓解率已达 75%左右。白血病不再是致死性疾病已得到公认。

（3）阐述化学药物是治疗白血病的重要手段。让家长了解所用的化疗药物、剂量、副作用及可能出现的不良反应（如合并感染、出血、血尿、脱发等）。了解定期化验（血象、骨髓象、肝肾功能、脑脊液等）的必要性，以及患儿所处的治疗阶段。使患儿能积极接受治疗，使治疗方案有效进行。

（4）定期召开家长座谈会，与患儿家长交流护理、治疗经验，讲述不坚持治疗带来的危害，并让初治者看到已治愈者的健康状况，从而增加治愈的信心。

参 考 文 献

加藤俊一. 1983. 小儿的骨髓移植. 小儿科，24：1179-1189.

李冀，连建伟. 2016. 方剂学. 北京：中国中医药出版社：76，93，127.

石田晖. 1987. 小儿骨髓移植后的康复治疗. 综合康复，15：871-874.

孙伟正，孙凤，孙岸弢. 2017. 中医血液病学. 北京：人民卫生出版社：164-177.

魏辉. 2017. 成人急性髓系白血病（非急性早幼粒细胞白血病）中国诊疗指南（2017年版）. 中华血液学杂志，3（38）：177-182.

吴德沛. 2018. 内科学. 第9版. 北京：人民卫生出版社：568-576.

吴勉华，王新月. 2012. 中医内科学. 北京：中国中医药出版社：358-372.

（杨东光）

第五章

恶性淋巴组织疾病

第一节　急性淋巴细胞白血病

急性淋巴细胞白血病（ALL）是淋巴祖细胞的侵袭性肿瘤。原始细胞及早期幼稚细胞等白血病细胞在分化早期被阻断，增生累积，抑制正常造血功能并广泛浸润骨髓、血液和髓外部位。在美国，2014 年本病的发病率估计为 1.57/10 万，新诊断的病例约为 5960 例；2018 年死亡 1470例。本病发病年龄分布呈双峰型，发病高峰在儿童期和 60 岁左右，ALL 是儿童最常见的肿瘤，也是最常见的成人急性白血病之一，占成人急性白血病的 20%～30%。1～4 岁儿童发病率最高，5～14 岁、年轻成年（15～39 岁）发病率急剧下降，25～45 岁发病率降至最低点。儿童ALL 的长期治愈率为 80%～90%，Ph 阴性 ALL 的青少年和年轻人的长期治愈率为 60%～70%，成人的长期总生存率为 35%～45%，老年 ALL 预后很差，长期生存率低于 20%。在 50 岁以上的患者中，5 年生存率只有 25%。

根据 ALL 的临床表现，可归属于中医学"虚劳""急劳""血证"的范畴。

一、临　床　表　现

急性者可以突发高热或以严重出血起病，缓慢者常以面色苍白、月经过多、皮肤紫癜等表现或因拔牙后出血难止而就医时被发现。

患者常伴贫血，早期可无贫血表现。高热和低热均可发生，高热可达 39～40℃或以上，往往提示有继发感染，细菌、真菌及病毒感染均可见，偶见卡氏肺孢子虫病。约 40%的患者早期就有出血的表现，可发生于身体各个部位，如皮肤黏膜出血、眼底出血、月经过多及颅内出血等，62.24%的 ALL 患者死于出血，其中 87%为颅内出血。

白血病细胞可广泛浸润肝脾淋巴结及泌尿、呼吸、消化、心血管、中枢神经系统等部位。表现为淋巴结肿大[T 细胞系 ALL（T-ALL）常伴纵隔淋巴结肿大]；肝脾大多为轻至中度；局部皮肤隆起、变硬，呈紫蓝色结节；牙龈增生、肿胀；胸骨下段局部压痛及关节骨骼疼痛多见。白血病最常见的髓外浸润部位为中枢神经系统，睾丸次之。因血脑屏障存在，化疗药物不能有效地杀灭隐藏在中枢神经系统的白血病细胞，进而引起 CNSL，可发生在疾病的各个时期，以治疗后缓解期的幼儿和青年人最常见，轻者可有头痛、头晕，重者有呕吐、颈项强直，甚至抽搐、昏迷。睾丸浸润者常为一侧无痛性肿大，另一侧虽无肿大，但活检时可发现白血病细胞。

二、实验室检查

（一）血象

血涂片分类检查可见数量不等的原始细胞和幼稚细胞。大部分患者 WBC 增多，也有 WBC 正常或减少者。PLT 减少。患者常有不同程度的正常细胞性贫血。

（二）骨髓象

法、美、英分型系统（FAB）将原始细胞占骨髓有核细胞（ANC）的 30%定义为 ALL 的诊断标准，WHO 分型则将这一比例下降至 20%。多数患者以原始细胞为主的有核细胞增生显著。

（三）化学染色

MPO（−）。糖原染色（PSA）（+），呈块状或粗颗粒状。非特异性酯酶（NSE）（−）。

（四）免疫学检查

B 细胞系 ALL（B-ALL）占 ALL 病例的 75%，其特征是 CD19、CD22 和 CD79a 的表达。在 30%～50%的 B-ALL 中观察到 CD20 的表达。T 细胞系 ALL 约占成人病例的 25%，其特征是 TdT 和细胞质 CD3 阳性，可见 CD1a、CD2、CD4、CD5、CD7 和 CD8 表达。

（五）细胞遗传学及分子生物学检查

75%的 ALL 存在核型异常（表 5-1）。（t9；22）（q34；q11）或 Ph 染色体是 B-ALL 最常见的细胞遗传学异常，发生频率随年龄的增加而增加。在 Ph 阴性 B-ALL 的成人患者中，（t4；11）（q21；q23）-KMT2A-AFF1、（tv；14）（v；q32）-IgH-r 和低二倍体/近三倍体（Ho-Tr）预后不良，（t1；19）（q23；p13）-TCF3-PBX1 与中枢神经系统复发有关，但应用强化化疗方案不会产生不良结果，复杂核型和 del（17p）是两个与预后不良有关的细胞遗传学亚组。T 细胞系 ALL 的细胞遗传学表现也是广泛和异质的，包括 *TLX1*、*TLX3*、*LYL1*、*TAL1*、*TAL2*、*LMO1*、*LMO2*，特别是 T 细胞受体 *TCRA/D* 和 *TCRB/G* 基因等突变。

这些罕见的细胞遗传学亚组在成人中的预后意义尚不确定。

表 5-1 ALL 常见染色体和分子学异常的检出率

染色体核型	基因	发生率（成人）	发生率（儿童）
超二倍体（>50 条染色体）	—	7%	25%
亚二倍体（<44 条染色体）	—	2%	1%
（t9；22）（q34；q11.2）：Ph+	*BCR-ABL1*	25%	2%～4%

续表

染色体核型	基因	发生率（成人）	发生率（儿童）
（t12；21）（p13；q22）	*ETV6-RUNX1*（*TEL-AML1*）	2%	22%
（tv；11）如（t4；11），（t9；11），（t11；9）	*KMT2A*（*MLL*）	10%	8%
（t1；19）	*TCF3-PBX1*（*E2A-PBX1*）	3%	6%
（t5；14）（q31；q32）	*IL3-IGH*	<1%	<1%
（t8；14），（t2；8），（t8；22）	*C-MYC*	4%	2%
（t1；14）（p32；q11）	*TAL-1*	12%	7%
（t10；14）（q24；q11）	*HOX11*（*TLX1*）	8%	1%
（t5；14）（q35；q32）	*HOX11L2*	1%	3%

（六）其他相关检查

血清尿酸浓度增高，LDH 可增高，CNSL 患者脑脊液压力升高，WBC 增加，蛋白质增多，糖定量减少，涂片可见白血病细胞。

（七）微小残留病（MRD）的检测

最常用的 MRD 检测技术是多参数流式细胞术（MFC）和实时定量聚合酶链反应（RQ-PCR），前者可发现白血病细胞免疫表型异常，后者可分析免疫球蛋白（IG）或 T 细胞受体（TCR）基因重排，或是否存在复发性基因融合（如 *BCR-ABL1*），检测白血病细胞的免疫表型异常。更灵敏、更准确的技术包括 10 色流式细胞仪、液滴数字 PCR 和高通量二代测序（NGS）。

三、诊　　断

ALL 的诊断需要结合骨髓象、免疫表型、细胞遗传学及分子生物学检查，以确定 *BCR-ABL1* 融合或 *KMT2A* 基因重排。靶向基因的突变分析也有助于细化诊断和预后。建议进行 PET/CT 扫描，以评估诊断时是否存在淋巴结病、肝脾大和纵隔肿块。

（一）诊断标准

骨髓中原始细胞／幼稚淋巴细胞比例≥20％才可以诊断 ALL。

（二）FAB 分型

L1：原始细胞和幼稚淋巴细胞以小细胞（直径≤12μm）为主。
L2：原始细胞和幼稚淋巴细胞以大细胞（直径＞12μm）为主。
L3（Burkitt 型）：原始细胞和幼稚淋巴细胞以大细胞为主，大小较一致，细胞内有明显空泡，胞质嗜碱性，染色深。

（三）WHO 分型（2016 年）

1. 原始 B 淋巴细胞白血病

（1）B-ALL，非特指型（NOS）。

（2）伴重现性遗传学异常的 B-ALL

B-ALL 伴（t9；22）（q34.1；q11.2）/BCR-ABL1

B-ALL 伴（tv；11q23.3）/KMT2A 重排

B-ALL 伴（t12；21）（p13.2；q22.1）/ETV6-RUNX1

B-ALL 伴超二倍体

B-ALL 伴亚二倍体

B-ALL 伴（t5；14）（q31.1；q32.3）/IL3-IGH

B-ALL 伴（t1；19）（q23；p13.3）/TCF3-PBX1

（3）暂命名

B-ALL，BCR-ABL1 样

B-ALL 伴 21 号染色体内部扩增（iAMP21）

2. 原始 T 淋巴细胞白血病

（1）暂命名：早期前体 T 淋巴细胞白血病（ETP-ALL）。

（2）暂命名：自然杀伤（NK）细胞白血病。

（四）ALL 治疗后定义

CR：①外周血无原始细胞，无髓外白血病；②骨髓三系造血恢复，原始细胞＜5%；③外周血 ANC＞$1.0×10^9$/L；④外周血 PLT＞$100×10^9$/L；⑤4 周内无复发。

CR 伴血细胞不完全恢复（CRi）：PLT＜$100×10^9$/L 和（或）ANC＜$1.0×10^9$/L。其他应满足 CR 的标准。总反应率（ORR）=CR+CRi。

难治性疾病：诱导治疗结束未能取得 CR。

疾病进展（PD）：外周血或骨髓原始细胞绝对数增加 25%，或出现髓外疾病。

疾病复发：已取得 CR 的患者外周血或骨髓又出现原始细胞（比例＞5%），或出现髓外疾病。

四、西医治疗

（一）一般治疗

防治高白细胞血症、高尿酸血症、感染及对症支持治疗等措施同 AML。

（二）抗白血病治疗

ALL 的一线治疗通常持续 2～3 年，包括四个阶段：诱导、巩固、强化和长期维持，此外，还需防止中枢神经系统复发。高风险或 MRD 持续性存在的 ALL 患者需进行 allo-HSCT。

1. 诱导缓解治疗

诱导化疗的目的是消除疾病负担，恢复正常造血，以达到完全缓解。长春新碱（VCR）和泼尼松（P）组成的 VP 方案是 ALL 的基本方案。VP 加蒽环类药物（如柔红霉素，即 DNR）组成 DVP 方案及 DVP 再加天冬酰胺酶（L-ASP）或培门冬酶（PEG-Asp）组成 DVLP 方案，将 CR 率提高到 70% 以上。L-ASP 或 PEG-Asp 可提高患者无病生存率（DFS）。部分患者在 DVLP 基础上加用其他药物，如环磷酰胺（CTX）或阿糖胞苷（Ara-C），可提高 CR 率和 DFS。Ph$^+$-ALL 患者预后较差，但酪氨酸激酶抑制剂可改善预后。初步结果发现，在标准化疗中加入伊马替尼可提高完全缓解率（达 90% 以上）；然而，由于伊马替尼穿透率低，可出现 CNS 复发而导致的治疗失败。第二代酪氨酸激酶抑制剂达沙替尼比伊马替尼更易进入中枢神经系统，达沙替尼治疗后的长期结果优于伊马替尼。成人 ALL 复发的最常见原因是 ABL 激酶结构域的 Thr315Ile 突变。第三代酪氨酸激酶抑制剂帕纳替尼对此突变有效。TKI 推荐持续应用至维持治疗结束。

2. 缓解后治疗

巩固是治疗方案的第二步，一般分强化巩固和维持治疗两个阶段。强化巩固治疗主要有化疗和 HSCT 两种方式，化疗应用大剂量药物，交替轮换使用不同种类药物，如高剂量甲氨蝶呤（HD MTX）、Ara-C、6-巯基嘌呤（6-MP）和 L-ASP。大剂量甲氨蝶呤后应谨慎控制叶酸解救的剂量，因为高剂量叶酸与复发的风险增加有关。巩固后的强化治疗应用包括诱导治疗期间使用的药物在内的药物。维持治疗使用巯基嘌呤、甲氨蝶呤、长春新碱和糖皮质激素，持续 2～3 年。与巯基嘌呤一样，硫鸟嘌呤抑制新嘌呤的合成，但在体外具有较高的淋巴细胞毒性。然而，在比较两种药物的随机研究中，硫鸟嘌呤并没有使患者更为受益，长期应用硫鸟嘌呤，可增加患者死亡率并带来显著的副作用，因此，巯基嘌呤仍然是维持治疗的标准疗法。药物基因组学在巯基嘌呤和硫鸟嘌呤的监测中也很重要。维持治疗期间，还应注意监测血常规和肝功能，调整用药剂量。维持治疗既可以在完成巩固强化治疗之后单独连续进行，也可与强化巩固方案交替序贯进行，如未行 allo-HSCT，自获得 CR 后总的治疗周期至少 2 年。维持治疗期间应尽量保证每 3～6 个月复查 1 次。HSCT 对治愈成人 ALL 至关重要。allo-HSCT 可使 40%～65% 的患者长期存活，考虑行 allo-HSCT 的患者应在一定的巩固强化治疗后尽快移植。

3. 异体造血细胞移植

allo-HSCT 仍然是高危患者的标准巩固治疗方案，适应证还包括 Ph 染色体阳性 ALL、Ph 染色体阴性 ALL 和诱导或巩固后持续存在 MRD 的成人患者，以及获得第二次完全缓解的复发或难治 ALL。在移植前应尽量达到最佳的疾病反应，因为存在 MRD，移植后容易复发。关于供体选择，最佳选择是匹配的兄弟姐妹，但也可以使用匹配的不相关供体、单倍体供体和脐带血。

4. 新药

CD20 表达于 30%～50% 的 B 细胞 ALL，并与成人 ALL 预后不良有关。抗 CD20 单克隆抗体利妥昔单抗在成人复发或难治性疾病中显示出良好的效果，可能被纳入 CD20 阳性 B 细胞白血病成人患者的一线治疗方案。CD22 和 CD19 表达于 90% 的 B 细胞 ALL，其与抗体结合后的快速内化使其成为免疫结合治疗的理想靶点。因为其极佳的疗效，FDA 和 EMA 已批准抗 CD22 的奥英妥珠单抗单药用于治疗复发或难治性成人 ALL，抗 CD19 的博纳吐单抗用于 Ph

染色体阴性、CD19 阳性、复发或难治性或在第一或第二完全缓解时存在 MRD 的成人 ALL。博纳吐单抗还被批准用于 Ph 染色体阴性和 CD19 阳性的 1 岁或 1 岁以上的 ALL 患儿。靶向 CD19 的 CART 细胞免疫治疗是治疗 B 细胞 ALL 的一种很有前途的方法，CART 细胞已被 EMA 和 FDA 批准用于治疗 25 岁或 25 岁以下的儿童或大龄青少年和青年成人，经过两轮替代治疗或造血细胞移植后难治性或复发的 ALL。

5. CNSL 的治疗

CNSL 是急性白血病（尤其是 ALL）复发的主要根源之一，严重影响疗效。CNSL 的诊断标准为脑脊液 WBC≥$0.005×10^9$/L（5 个/μl），离心标本证明细胞为原始细胞者。任何类型的成人 ALL 均应强调 CNSL 的早期预防。预防措施可以包括：①鞘内化疗［常用剂量为 MTX 10～15mg/次或 MTX+Ara-C（30～50mg / 次）+地塞米松三联（或两联）用药］；②放疗；③大剂量全身化疗；④多种措施联合。对于睾丸白血病患者，即使仅有单侧睾丸白血病也要进行双侧照射和全身化疗。

6. 老年 ALL 的治疗

由于同时患有其他疾病、化疗耐受性降低和密集化疗的耐受性随着年龄的增长而变低等原因，老年 ALL 的治疗相关病死率较高。Ph 阳性的老年 ALL 患者，靶向 BCR-ABL1 的酪氨酸激酶抑制剂与皮质类固醇或化疗联合使用，可产生深度缓解，且治疗相关毒性低，但缓解后的治疗方案尚不明确。老年 ALL 的新治疗方案整合了新的靶向药物，如博纳吐单抗和奥英妥珠单抗。正在进行的研究希望老年 ALL 治疗方案的应用顺序是新的靶向药物、化疗或不应用化疗、酪氨酸激酶抑制剂和（或）皮质类固醇，以最大限度地提高疗效，同时避免治疗相关的死亡。虽然抗 CD19 嵌合抗原受体修饰 T 细胞是成人复发/难治性 B 细胞 ALL 的一种很有前途的疗法，具有较高的缓解率和最小的 MRD，但该疗法在老年人中的耐受性尚待明确。对于复发风险高的老年 ALL，应用清髓性预处理方案后进行 allo-HSCT，会增加移植相关病死率，降低强度的预处理方案毒性较低，可以产生移植物抗白血病效应，并实现对疾病的长期控制。

五、中医辨证论治

（一）辨证要点

本病多由情志不遂、饮食不节、劳倦过度及外邪内侵致气血运行不畅，郁结日久而发病，其病理产物以瘀血为主。本病在辨证时应首先分清邪正的盛衰。若表现为胁下积块小而不坚硬，应属疾病的初始阶段，邪虽盛而正气未衰。若见积块较大且质硬，气短乏力，面色无华的表现，则说明正气已虚，邪气正盛。若腹内积块大，质地坚硬且痛处不移，属正虚邪实。

（二）证治分型

1. 气滞血瘀证

临床表现：胁下积块小而不坚硬，腹胀纳呆，舌淡或伴有瘀斑，苔薄白，脉弦。

治法：疏肝行气，活血化瘀。

方药：膈下逐瘀汤加减。膈下逐瘀汤出自《医林改错》，由五灵脂、当归、川芎、桃仁、丹皮、赤芍、乌药、延胡索、甘草、香附、红花、枳壳组成。桃仁、红花活血化瘀；五灵脂活血止痛，化瘀止血；当归养血和营，川芎行气活血；枳壳、香附、乌药疏肝解郁，理气止痛；丹皮、赤芍凉血活血；延胡索活血行气止痛，甘草调和诸药。

2. 气血两虚证

临床表现：腹内积块较大且质地坚硬，气短乏力，面色无华，舌淡或伴有瘀斑，脉弦。

治法：补气养血，活血化瘀。

方药：八珍汤加减。八珍汤由四君子汤合四物汤组成，具有气血双补之功。配伍桃仁、红花以活血化瘀。加青黛、雄黄以清热解毒。

3. 热毒炽盛证

临床表现：腹内积块大，质地坚硬且痛处不移，壮热，口渴咽干，衄血，舌红，苔黄，脉数。

治法：清热解毒。

方药：清营汤加减。清营汤出自《温病条辨》，由犀角、生地黄、玄参、竹叶心、麦冬、丹参、黄连、银花、连翘组成，有清营解毒之功。若热毒重，加白花蛇舌草、大青叶。若高热不退，加生石膏、知母。若见衄血，加三七、茜草根。

参 考 文 献

李冀，连建伟. 2016. 方剂学. 北京：中国中医药出版社：75，133，201.

秘营昌，邹德慧. 2016. 中国成人急性淋巴细胞白血病诊断与治疗指南. 中华血液学杂志，37（10）：837-845.

孙伟正，孙凤，孙岸弢. 2017. 中医血液病学. 北京：人民卫生出版社：186-193.

吴德沛. 2018. 内科学. 第9版. 北京：人民卫生出版社：568-576.

吴勉华，王新月. 2012. 中医内科学. 北京：中国中医药出版社：407-416.

Iman Abou Dalle，Elias Jabbour，Nicholas J Short. 2020. Evaluation and management of measurable residual disease in acute lymphoblastic leukemia. Ther Adv Hematol，11.

Marc Schwartz，Matthew J Wieduwilt. 2020. New approaches to the treatment of older adults with acute lymphoblastic leukemia. Semin Hematol，57（3）：122-129.

（刘东哲）

第二节 慢性淋巴细胞白血病

慢性淋巴细胞白血病（chronic lymphocytic leukemia，CLL）是一种以淋巴细胞在外周血、骨髓、脾脏和淋巴结等淋巴组织聚集为特征的进展缓慢的成熟 B 淋巴细胞克隆增殖性肿瘤。CLL 是一种慢性淋巴增生性疾病，以每微升外周血存在≥5000 个克隆 $CD5^+CD23^+B$ 淋巴细胞或存在其非白血病变体——小淋巴细胞淋巴瘤（SLL）3 个月以上为确诊依据。CLL 是美国和欧洲国家最常见的慢性白血病，发病率为 4.7/10 万。2017 年，美国大约新增确诊病例数为20 110 例，占所有癌症的 1.2%。与此相反，来自非洲、加勒比和亚洲国家的人群 CLL 发生率为 1.4/10 万，这表明遗传因素在种族差异中起着作用。因此，CLL 患者的亲属患 CLL 和其他淋巴增生性疾病的风险高于一般人群，尽管这种遗传易感性的基础仍然难以捉摸。诊断的中位年龄为 70 岁，在所有族裔亚组中男性占主导地位，男女比例为 1.3∶1。随着预期寿命的增加和血液检测的普遍使用，CLL 的患病率和诊断为早期疾病的无症状患者的比例将继续增加，而诊断时的中位年龄将降低。

根据 CLL 的临床特点，可将其归属于中医学"虚劳""瘰疬""积"的范畴。

一、临 床 表 现

本病主要以中老年男性多见，在西方国家的成人白血病中较为常见，但在亚洲发病率显著下降。本病起病缓慢，多数患者因其他疾病就诊或体检时才被发现。

早期部分患者可有乏力、消瘦、疲倦、盗汗、低热等症状。绝大多数病例可见无痛性、质韧、无粘连的肿大淋巴结，并随病程进展而逐渐增大或融合，以头颈部、锁骨上、腋窝、腹股沟、纵隔、腹膜后及肠系膜等部位多见。气管、上腔静脉、胆道或输尿管等部位可因肿大的淋巴结压迫而出现相应的症状。约半数患者伴有脾大，多为轻中度，肝大多为轻度。多数患者胸骨无压痛。

晚期患者常并发感染。可有贫血、PLT 及粒细胞减少的表现。10%～15%的患者因免疫功能失调而并发自身免疫性疾病，如自身免疫性溶血性贫血或免疫性血小板减少症等。少数患者有转化为弥漫性大 B 细胞淋巴瘤、霍奇金淋巴瘤及幼淋巴细胞白血病等疾病的可能。

二、实验室检查

（一）血象

以淋巴细胞持续性增多为显著特征，外周血 B 淋巴细胞升高至少持续 3 个月，绝对值≥$5×10^9$/L。外周血涂片多可见破碎细胞，少数可见形态异常、胞体大、不成熟、胞核有深切迹的细胞。大部分患者的白血病细胞胞质少，胞核染色质呈凝块状。原始淋巴细胞偶可见。中性粒细胞比值下降。PLT 减少、贫血可于晚期出现。

（二）骨髓象

有核细胞增生明显或极度活跃，淋巴细胞>40%，以成熟淋巴细胞为主。红系、粒系及巨核系细胞增生受抑制，晚期可显著减少。幼红细胞代偿性增生出现在溶血发生时。

（三）细胞遗传学及分子生物学

半数以上的患者伴有克隆性核型异常。80%以上的患者存在染色体异常，如 13q14 缺失、12 号染色体三体、17p13 缺失及 6q 缺失等。50%～60%的患者有免疫球蛋白重链可变区（IgHV）基因体细胞突变，5%～8%的患者存在 *P53* 基因突变，部分患者存在 *SF3B1*、*NOTCH1*、*MYD88* 等基因突变。

（四）免疫学检查

CLL 细胞具有单克隆性，呈现 B 细胞免疫表型特征，如 CD5、CD19、CD20、CD22、CD23、CD79a 等呈阳性，CD10、Cyclin D1 阴性。20%的患者抗人球蛋白试验阳性。

三、诊断、分期及预后

1. 诊断

达到以下 3 项标准可以明确诊断：①外周血单克隆 B 淋巴细胞计数≥5×10⁹/L。②外周血涂片特征性的表现为小的、形态成熟的淋巴细胞显著增多，其细胞质少、核致密、核仁不明显、染色质部分聚集，并易见涂抹细胞；外周血淋巴细胞中不典型淋巴细胞及幼稚淋巴细胞<55%。③典型的流式细胞术免疫表型：CD19⁺、CD5⁺、CD23⁺、CD200⁺、CD10⁻、FMC7⁻、CD43⁺；表面免疫球蛋白（sIg）、CD20 及 CD79b 弱表达（dim）。流式细胞术确认 B 细胞的克隆性，即 B 细胞表面限制性表达κ或λ轻链（κ：λ>3：1 或<0.3：1）或>25%的 B 细胞 sIg 不表达。

2. 分期及预后

CLL 患者的中位生存期约为 10 年，但不同患者的预后呈高度异质性。性别、年龄、体能状态、伴随疾病、外周血淋巴细胞计数及倍增时间，以及 LDH、β_2 微球蛋白（β_2-MG）、胸苷激酶 1（TK1）等临床和实验室检查指标是重要的传统预后因素。临床上评估预后最常使用 Rai 和 Binet 两种临床分期系统（表 5-2）。这两种分期均仅依赖体检和简单实验室检查，不需要进行超声、CT 或 MRI 等影像学检查。

表 5-2　CLL 的 Rai 和 Binet 临床分期系统

分期	标准	中位存活期
Rai 分期		
0	血和骨髓中淋巴细胞增多	150 个月
I	0⁺淋巴结肿大	101 个月
II	I⁺脾大、肝大或肝脾都大	71 个月
III	II⁺贫血（Hb<110g/L）	19 个月
IV	III⁺血小板减少（PLT<100×10⁹/L）	19 个月
Binet 分期		
A	血和骨髓中淋巴细胞增多，<3 个区域的淋巴组织肿大	≥12 年
B	血和骨髓中淋巴细胞增多，≥3 个区域的淋巴组织肿大	7 年
C	除与B期相同外，尚有贫血(Hb：男性<110g/L，女性<100g/L)或血小板减少（<100×10⁹/L）	2 年

注：淋巴区域包括颈、腋下、腹股沟（单侧或双侧均计为 1 个区域）、肝和脾。肝大、脾大专指体检阳性。免疫性血细胞减少不作为分期的标准。

这两种临床分期系统存在以下缺陷：①处于同一分期的患者，其疾病发展过程存在异质性；②不能预测早期患者疾病是否进展及进展的速度。目前预后意义比较明确的生物学标志有 *IGHV* 基因突变状态及片段使用，染色体异常［推荐 CpG 寡核苷酸刺激的染色体核型分析，FISH 检测 del（13q）、+12、del（11q）（*ATM* 基因缺失）、del（17p）（*TP53* 基因缺失）等］，基因突变［推荐二代基因测序检测 *TP53*、*NOTCH1*（含非编码区）、*SF3B1*、*BIRC3* 等基因］，CD38 及 CD49d 表达等。*IGHV* 基因无突变状态的 CLL 患者预后较差；使用 VH3-21 片段的患者，无论 *IGHV* 的突变状态，其预后均较差。具有染色体复杂核型异常、del（17p）和（或）*TP53* 基因突变的患者预后最差，*TP53* 基因或其他基因的亚克隆突变的预后价值有待进一步探讨，del（11q）是另一个预后不良标志。推荐应用 CLL 国际预后指数（CLL-IPI）进行综合预后评估。CLL-IPI 通过纳入 *TP53* 异常、*IGHV* 基因突变状态、β$_2$-MG、临床分期、年龄，将CLL 患者分为低危、中危、高危与极高危组（表 5-3）。上述预后因素主要由接受化疗或化疗免疫治疗患者获得，新药或新的治疗策略可能克服或部分克服上述不良预后。

表 5-3　CLL 国际预后指数（CLL-IPI）

参数	不良预后因素	积分	CLL-IPI 积分	危险分层	5 年生存率（%）
TP53 异常	缺失或突变	4	0～1	低危	93.2
IGHV 基因突变状态	无突变	2	2～3	中危	79.4
β$_2$-MG	>3.5mg/L	2	4～6	高危	63.6
临床分期	Rai Ⅰ～Ⅳ期或 Binet B～C 期	1	7～10	极高危	23.3
年龄	>65 岁	1			

四、西 医 治 疗

本病为惰性疾病，早期无须治疗，定期随访即可。具备以下至少 1 项时，说明处于疾病活动状态，需要开始治疗：①疾病相关症状，包括 6 个月内无其他原因出现体重减少≥10%、极度疲劳、非感染性发热（超过 38℃）≥2 周、盗汗；②巨脾（肋下缘>10cm）或进行性脾大及脾区疼痛；③淋巴结进行性肿大或直径>10cm；④进行性外周血淋巴细胞增多，2 个月内增加>50%，或倍增时间<6 个月；⑤出现自身免疫性血细胞减少，糖皮质激素治疗无效；⑥骨髓进行性衰竭；贫血和（或）血小板减少进行性加重。不符合上述治疗指征的患者，每 2～6个月随访 1 次，随访内容包括临床症状及体征，肝、脾、淋巴结肿大情况和血常规等。

对于反复感染且 IgG<5g/L 的患者，需静脉注射丙种球蛋白以预防感染。对于伴发自身免疫性溶血性贫血或免疫性血小板减少症者，可使用糖皮质激素。对于淋巴结肿大、巨脾及有明显压迫症状者，可行放疗。

对于年龄较大，不能耐受其他药物化疗或有并发症的患者可用苯丁酸氮芥。苯达莫司汀兼具抗代谢和烷化剂的作用，对初治或复发难治的患者均有较好的疗效。如氟达拉滨等嘌呤类似物与环磷酰胺联合应用能有效延长初治患者的无进展生存期，也可用于治疗难治性复发者。对于表达 CD20 的患者，利妥昔单抗有显著的治疗作用，与化疗药物联合应用可以产生协同抗肿瘤效应，可提高患者治疗的总体反应率和生存率。如伊布替尼等分子靶向药物对本病的反应率可达 90%，并且副作用较小，已成为本病的一线和挽救治疗手段。allo-HSCT 目前仍是 CLL唯一治愈手段，有可能改善患者的无进展生存期，但并不延长总生存期，且患者多为老年人，身体机能较差，仅少数患者适合移植，故不推荐采用。对于无 del（17p）/*TP53* 基因突变 CLL患者来说，身体状态良好的患者：①年龄<65 岁者可用氟达拉滨＋环磷酰胺±利妥昔单抗（RTX）（FCR）；②年龄≥65 岁者可用苯达莫司汀±RTX，或氟达拉滨±RTX，或苯丁酸氮

芥±RTX。*IGHV* 基因无突变的患者可以考虑伊布替尼。身体状态欠佳的患者可用苯丁酸氮芥±RTX；伊布替尼；RTX 及苯达莫司汀（70mg/m^2）±RTX 等。

对于伴有 del（17p）/*TP53* 基因突变的 CLL 患者来说，身体状态良好时：临床试验；伊布替尼；大剂量甲泼尼龙（HDMP）±RTX；调整的 Hyper-CVAD±RTX；氟达拉滨+环磷酰胺（FC）±RTX；苯达莫司汀±RTX。如果获得缓解可以考虑行 allo-HSCT。身体状态欠佳的患者：临床试验；伊布替尼；HDMP±RTX；苯丁酸氮芥±RTX；RTX；苯达莫司汀（70mg/m^2）±RTX。

对于复发难治的患者，治疗指征、治疗前检查同一线治疗。含氟达拉滨方案诱导持续缓解＜3 年或难治和（或）伴 del（17p）/*TP53* 基因突变的 CLL 患者，身体状态良好时可用：临床试验；伊布替尼；HDMP±RTX；调整的 Hyper-CVAD±RTX；FC±RTX；苯达莫司汀±RTX；来那度胺±RTX；奥沙利铂+氟达拉滨+阿糖胞苷±RTX（OFAR）。如果获得缓解可以考虑行allo-HSCT。身体状态欠佳的患者可用：临床试验；伊布替尼；HDMP±RTX；苯达莫司汀（70mg/m^2）±RTX；来那度胺±RTX。持续缓解≥2 年且无 del（17p）/*TP53* 基因突变的患者，身体状态良好时可用：重复一线治疗方案；伊布替尼；FC±RTX；苯达莫司汀±RTX；HDMP±RTX；OFAR；来那度胺±RTX。身体状态欠佳的患者可用：伊布替尼；重复一线治疗方案；苯丁酸氮芥±RTX；苯达莫司汀（70mg/m^2）±RTX；HDMP±RTX；来那度胺±RTX。

完成诱导治疗（一般 6 个疗程）达 CR 或 PR 的患者，应该定期进行随访，包括每 3 个月复查一次血细胞计数及肝、脾、淋巴结触诊检查等。应该特别注意免疫性血细胞减少症（AIHA、ITP）、继发恶性肿瘤，如 MDS、AML 及实体瘤等。

五、中医辨证论治

（一）辨证要点

本病多因先天禀赋不足，或饮食不节，或情志不畅，或劳倦过度致脾失健运，痰浊内生，甚者气滞血瘀，痰瘀互结，而成积块，或素体本虚，邪毒乘虚而入，灼伤津液，炼液为痰，凝结成积块。本病为本虚标实证，往往虚实夹杂，故辨证时应分清虚实。

（二）证治分型

1. 气滞血瘀证

临床表现：积块质软，固定不移，脘腹胀满，舌淡紫或有瘀斑、瘀点，苔薄，脉弦。

治法：活血化瘀，理气消积。

方药：柴胡疏肝散合失笑散加减。柴胡疏肝散出自《证治准绳》，由陈皮、柴胡、川芎、枳壳、芍药、甘草、香附组成。方中君以柴胡疏肝解郁。香附、川芎入肝经，疏肝行气止痛，共为臣。陈皮、枳壳行气止痛；芍药柔肝缓急止痛，为佐。甘草调和药性，为佐使。失笑散出自《太平惠民和剂局方》，由蒲黄、五灵脂组成。方中五灵脂通利血脉，散瘀止痛；蒲黄活血化瘀止痛。

2. 瘀血内阻证

临床表现：腹部积块质较硬，固定不移，形体消瘦，面色暗淡，舌淡紫或有瘀斑、瘀点，脉涩。

治法：活血化瘀，软坚散结。

方药：膈下逐瘀汤加减。膈下逐瘀汤出自《医林改错》，由五灵脂、当归、川芎、桃仁、丹皮、赤芍、乌药、延胡索、甘草、香附、红花、枳壳组成，治疗膈下瘀血。辅以六君子汤间服，以兼顾正气。

参 考 文 献

李冀，连建伟. 2016. 方剂学. 北京：中国中医药出版社：182，201，208.

孙伟正，孙凤，孙岸弢. 2017. 中医血液病学. 北京：人民卫生出版社：186-193.

吴勉华，王新月. 2012. 中医内科学. 北京：中国中医药出版社：259-265.

徐卫，李增军. 2018. 中国慢性淋巴细胞白血病/小淋巴细胞淋巴瘤的诊断与治疗指南. 中华血液学杂志，39（5）：535-538.

（李静淑）

第三节　霍奇金淋巴瘤

霍奇金淋巴瘤（Hodgkin lymphoma，HL）是一种以淋巴结进行性肿大为特点，并伴有特征性 R-S 细胞及不同程度纤维化的免疫系统的恶性肿瘤。目前认为感染、免疫、理化及遗传等因素对本病的发生发展具有不可忽视的作用。

据欧洲联盟统计，HL 的发病率为 2.3/10 万，病死率为每年 0.4/10 万。20～40 岁的年轻人最常受到影响，男性略多于女性。经典 HL（cHL）占所有 HL 病例的 95%，结节性淋巴细胞为主 HL（NLPHL）占所有 HL 病例的 5%，在组织学上，这两类疾病有显著差异。

根据淋巴瘤的临床特点，可归属于中医学"瘰疬"的范畴。

一、临 床 表 现

本病一般以青年患者多见，儿童少见。60%～80%的患者常以无痛性颈部或锁骨上淋巴结进行性肿大为首发症状，腋下淋巴结肿大者次之。肿大的淋巴结可活动、可粘连成块。少数患者因深部淋巴结肿大压迫或肿瘤细胞浸润器官组织而出现吞咽困难、胸闷、腹痛、肝大及肾盂积水等相应症状。大多数患者具有发热、盗汗、瘙痒及消瘦等全身症状，30%～40%的老年男性患者以不明原因的发热为首发症状，局部及全身皮肤瘙痒以年轻女性多见。5%～16%的患者可发生带状疱疹。

二、实验室和影像学检查

（一）血象

患者常有轻至中度贫血，部分患者嗜酸性粒细胞可升高。血细胞减少见于脾亢或骨髓被广泛浸润时。

（二）骨髓象

骨髓涂片发现 R-S 细胞（即巨大双核和多核细胞，核仁巨大而明显，直径为 20～30μm 的肿瘤细胞）可证明骨髓被肿瘤细胞浸润，活检可有效提高阳性率。

（三）病理学检查

选取较大的淋巴结，完整地取出，避免挤压，切开后在玻片上作淋巴结印片，然后置固定液中。淋巴结印片瑞特染色后做细胞病理形态学检查，固定的淋巴结经切片和 HE 染色后做组织病理学检查。深部淋巴结可依靠 B 超或 CT 引导下穿刺活检，做细胞病理形态学检查。对切片进行免疫组化染色及 FISH 检测可进一步确定淋巴瘤亚型。

（四）其他相关检查

浅表淋巴结彩超、肝脾彩超、腹股沟淋巴结彩超及盆腔 CT 有助于检出肿大淋巴结，发现体检时触诊的遗漏。PET-CT 是一种根据生化影像来进行肿瘤定性定位的诊断方法，可以显示淋巴瘤病灶及部位，并且对于移植的患者具有重要的预测作用。

三、诊　　断

（一）诊断方法

进行性、无痛性淋巴结肿大者，应做淋巴结印片及病理切片或淋巴结穿刺物涂片检查。怀疑皮肤淋巴瘤时可做皮肤活检及印片。伴有血细胞数量异常、血清碱性磷酸酶增高或有骨骼病变时，可做骨髓活检和涂片寻找 R-S 细胞或 NHL 细胞，了解骨髓受累的情况。

（二）分型（WHO，2016 年）

1. NLPHL

95% 以上为结节性，镜下以单一小淋巴细胞增生为主，其内散在大瘤细胞（呈爆米花样）。免疫学表型为大量 CD20$^+$的小 B 细胞，形成结节或结节样结构。结节中有 CD20$^+$的肿瘤性大 B 细胞称作淋巴和组织细胞（L/H 型 R-S 细胞），几乎所有病例中 L/H 细胞呈 CD20/CD79a/bcl6/CD45/CD75$^+$，约一半病例上皮细胞膜抗原阳性（EMA+），免疫球蛋白轻链和重链常呈阳性，不表达 CD15 和 CD30。

2. CHL

（1）结节硬化型：20%～40%的 R-S 细胞通常表达 CD20、CD15 和 CD30。光镜下具有双折光胶原纤维束分隔，病变组织呈结节状和"腔隙型"R-S 细胞三大特点。

（2）富于淋巴细胞型：大量成熟淋巴细胞，R-S 细胞少见。

（3）混合细胞型：可见嗜酸性粒细胞、淋巴细胞、浆细胞、原纤维细胞等，在多种细胞成分中出现多个 R-S 细胞伴坏死。免疫组化瘤细胞 CD30、CD15、PAX-5 呈阳性，可有 IgH 或 *TCR* 基因重排。

（4）淋巴细胞消减型：淋巴细胞显著减少，大量 R-S 细胞，可有弥漫性纤维化及坏死灶。

（三）临床分期

Ⅰ期：单个淋巴结区域（Ⅰ）或局灶性单个结外器官（ⅠE）受侵犯。

Ⅱ期：在膈肌同侧的两组或多组淋巴结受侵犯（Ⅱ）或局灶性单个结外器官及其区域淋巴结受侵犯，伴或不伴横膈同侧其他淋巴结区域受侵犯（ⅡE）。

Ⅲ期：横膈上下淋巴结区域同时受侵犯（Ⅲ），可伴有局灶性相关结外器官（ⅢE）、脾受侵犯（ⅢS）或两者均有（ⅢE+S）。

Ⅳ期：弥漫性（多灶性）单个或多个结外器官受侵犯，伴或不伴相关淋巴结肿大，或孤立性结外器官受侵犯伴远处（非区域性）淋巴结肿大。如肝或骨髓受累，即使局限也属Ⅳ期。

（四）分组

全身症状分组：分为 A、B 两组。凡无以下症状者为 A 组，有以下症状之一者为 B 组。

（1）不明原因发热，体温大于 38℃。

（2）盗汗。

（3）半年内体重下降 10%以上。

四、西 医 治 疗

本病是一种相对少见但治愈率较高的恶性肿瘤，化疗联合放疗的综合治疗模式依然是本病的最佳治疗方式，HL 的主要化疗方案见表 5-4。ABVD 方案的缓解率和 5 年无病生存率均优于 MOPP 方案，故目前 ABVD 已成为 HL 的首选化疗方案，放疗趋向于降低放疗的总剂量，目前有受累野放疗（IFRT）及受累部位放疗（ISRT）两种方案，其中前者是更被广泛接受的放疗方案，欧洲多家研究中心的数据认为不接受局部放疗的患者 1～2 年无进展生存（PFS）率低于放疗患者。

对于临床Ⅰ～Ⅱ期无症状的患者，但伴有其他 1 个及以上不良预后因素或 CS ⅡB 伴有不良预后因素的患者，推荐 ABVD×4 周期+ISRT；对于年轻、一般状况好的患者，也可以选择增强型丙卡巴肼和长春新碱（BEACOPPesc）×2 周期+ABVD×2 周期+ISRT，放疗推荐剂量为 30Gy。对于Ⅲ～Ⅳ期及ⅡB 期的患者，经 BEACOPPesc×6 周期或 ABVD×6 周期化疗后 PET-CT 阳性的患者，可以行残留病灶局部放疗，推荐剂量为 30Gy，放射野推荐 ISRT。

对于复发难治患者，首程放疗后复发可采取常规化疗，化疗抵抗或不能耐受化疗，再分期为临床 I 、 II 期行放疗。二线化疗或高剂量化疗联合自体造血干细胞移植的治疗方法也可取得较好疗效；对于初次复发的患者，约 50%可通过二线化疗或高剂量化疗联合自体造血干细胞移植的治疗方法而得到完全治愈；对于自体造血干细胞移植后复发的患者，也可以选择布妥昔单抗、含吉西他滨的挽救方案甚至 allo-HSCT 治疗。

（一）CHL 的治疗

对于局限期患者，应用简短的化疗（ChT）联合常规放疗（RT），其治疗效果优于单独应用 RT。进行 2 个或 3 个周期的 ABVD，然后进行分割 RT 是局限期 HL 的标准方案。患者应用 2 个或 4 个周期的 ABVD 后，进行 20Gy 或 30Gy 的 IFRT，无治疗失败生存（FFTF）和总体生存率并无差异。因此，由 2 个周期的 ABVD 联合 20Gy IFRT 组成的毒性最小的方案似乎足以满足局限期的 HL。对于中期 HL，通常采用放疗化疗结合的方案。4 个周期的 ABVD，然后应用剂量为 30Gy 的常规分割 RT 中期 HL 标准方案。进展期 HL 通常单独用 ChT 处理，RT 仅限于 ChT 后仍存在残留病灶的患者。≤60 岁的进展期患者可接受 6 个周期 ABVD 或 4～6 个周期 BEACOPPesc 治疗，然后选择局部 RT。对于大多数难治性或复发的 HL 患者，应用高剂量 ChT（HDCT），随后进行 ASCT，高危患者可受益于 ASCT。在 HDCT 和 ASCT 后，对于存在至少以下一个危险因素的患者：原发疾病进展、在一线治疗结束后 12 个月内早期疾病复发和复发时出现结外疾病，应用抗体-药物结合物利妥昔单抗巩固治疗可改善患者预后。采用地塞米松/高剂量阿糖胞苷/顺铂（DHAP）、异环磷酰胺/吉西他滨/长春瑞滨（IGEV）或异环磷酰胺/卡铂/依托泊苷（ICE）等挽救方案，可应用于 HDCT 和 ASCT 之前以减轻肿瘤负担，动员干细胞。在一些患者中，利妥昔单抗可使 PET 阴性，因此也可作为 HDCT 和 ASCT 前的挽救治疗。在 HDCT 和 ASCT 之前出现完全的代谢反应可改善临床结果，因此，无论应用何种方案，实现 PET 阴性应该是挽救治疗的目标。利妥昔单抗是 ASCT 治疗失败患者的一种治疗选择。针对程序性细胞死亡蛋白 1（PD-1）的抗体是多次复发患者的另一种新的治疗方案。同种异体干细胞移植是 HDCT 和 ASCT 失败患者的一种潜在的治疗方案，对一般状况良好的年轻化疗敏感患者可考虑这种方法。在没有其他治疗选择的多次复发患者中，应用吉西他滨为基础的姑息性 ChT 和（或）区域 RT 可能使患者获得可接受的缓解率、满意的生存质量和长期的生存。一般来说，多次复发的患者应该参加临床试验，尽可能评估新的药物。

（二）NLPHL 的治疗

剂量为 30Gy 的 ISRT 是无临床危险因素的 I A 分期 NLPHL 患者的标准治疗方案。虽然目前仅有 IFRT 的前瞻性研究的数据，但 ILROG 指南建议使用 ISRT。对于进展期 NLPHL，除了没有临床风险因素的 I A 期患者，其所接受的治疗与 CHL 相同。然而，由于 NLPHL 的恶性 LP 细胞始终表达 CD20，添加抗 CD20 抗体可能提高治疗效果，但这一推论尚有待证实。对于复发的 NLPHL，在开始挽救治疗之前，应该对疑似 NLPHL 复发的患者进行新的活检，因为必须排除转化为侵袭性 NHL 的可能性。局部 NLPHL 复发可用抗 CD20 抗体治疗，如利妥昔单抗或奥法木单抗。复发类型如侵袭性更强或具有其他的不良风险特征，这类患者可能需要更积极的 ChT，并与抗 CD20 抗体联合应用。

表 5-4 霍奇金淋巴瘤的主要化疗方案

方案	药物	用法	备注
MOPP	（M）氮芥	4mg/（m² · d）静脉注射，第 1 天及第 8 天	如氮芥改为环磷酰胺 600mg/m² 静脉注射，即为 COPP 方案
	（O）长春新碱	1～2mg 静脉注射，第 1 天及第 8 天	疗程间休息 2 周
	（P）丙卡巴肼	70mg/（m² · d）口服，第 1～14 天	
	（P）泼尼松	40mg/d 口服，第 1～14 天	
ABVD	（A）多柔比星	25mg/m²	4 种药均在第 1 天及第 15 天静脉注射 1 次，疗程间休息 2 周
	（B）博来霉素	10mg/m²	
	（V）长春地辛	6mg/m²	
	（D）达卡巴嗪	375mg/m²	

（三）反应评估

如果不对患者进行 PET 指导下的治疗，则应在局限期和中期进行 RT 之前、4 个周期 ChT 之后及晚期进行 RT 之前进行对比增强的 CT 扫描。如果进行 PET 扫描，则所有阶段的接受 ABVD 的患者，都应在 2 个周期的 ChT 后进行 PET-CT。接受 ABVD 治疗的进展期 HL 患者，在 ChT 结束后也应该进行 PET-CT。接受 BEACOPP 增强方案的进展期 HL 患者，应在 2 个周期的 ChT 结束后进行 PET-CT 扫描。体格检查、实验室检查和对比增强 CT 是必要检查项目。

（四）随访

对于随访期患者，不推荐常规影像学随访，症状、体格检查和血液学检查是发现复发更重要的手段；关注随访患者的远期副作用是随访的重要内容，如心肺功能损伤、继发性肿瘤等；对于年轻患者，应关注生殖功能；对于接受颈部放疗的患者，需注意甲状腺功能变化。

五、中医辨证论治

（一）辨证要点

本病需辨明寒热虚实，且痰湿、瘀血是关键的致病因素。若颈部痰核不红不痛，质较硬，胸胁胀痛，则属气滞痰凝。若颈部多个痰结，腹部有积块，口唇青紫，则属痰瘀互结。

（二）证治分型

1. 气滞痰凝证

临床表现：颈部痰核不红不痛，质较硬，易怒，胸胁胀痛，舌红，苔黄，脉弦或滑。

治法：疏肝理气，化痰散结。

方药：柴胡疏肝散加减。柴胡疏肝散出自《证治准绳》，由陈皮、柴胡、川芎、枳壳、芍药、甘草、香附组成。柴胡、香附、川芎疏肝理气止痛；陈皮、枳壳行气和胃；芍药柔肝缓急止痛。加减：加牡蛎、半夏、厚朴、夏枯草软坚散结。易怒者加龙胆草、木香。

2. 痰瘀互结证

临床表现：颈部多个痰结，腹部有积块，口唇青紫，舌有瘀点或瘀斑，脉滑或涩。

治法：活血化瘀，消痰散结。

方药：瓜蒌薤白半夏汤加减。瓜蒌薤白半夏汤出自《金匮要略》，由瓜蒌、薤白、半夏、白酒组成。方中瓜蒌导痰浊下行，消痰散结；薤白通阳散结，理气止痛；半夏燥湿化痰。加减：可加蒲黄、五灵脂以活血化瘀。若瘀血重者，加三棱、莪术。若出血，可加三七。

六、康复治疗

（一）饮食及生活指导

在化疗、放疗期间，要卧床休息，避免营养失调，多吃高热量、高蛋白、高维生素、无刺激性饮食，适当限制食盐，补充足量水分，减轻肾脏负担。发热和多汗的患者，要给予物理降温，可以使用冰袋、酒精擦浴和药物降温。出汗后宜用干毛巾擦，保持皮肤干燥和清洁。使用化疗药物时，密切观察患者的病情变化，加强周围环境卫生，保持腋下、会阴部及腹股沟的个人卫生，防止体癣和股癣的发生。应保持充分休息和睡眠，适当锻炼，加强营养，增强体质，注意个人卫生，避免受凉感冒。针对治疗有效果但仍复发的患者，将积极进行新药物、造血干细胞移植治疗。恶性淋巴瘤的病型也有所不同，一般来说，对于恶性淋巴瘤复发，建议从自身的骨髓中提取作为血液来源的细胞的造血干细胞，实施大量化学疗法后进行移植的自体造血干细胞移植。

（二）失用综合征

患者由于长期卧床而机体活动量下降导致出现失用综合征，为防止失用综合征引起的肌力低下和关节挛缩等症状发生，要进行可动范围内的活动关节、伸展肌肉及肌力训练。失用综合征包括精神障碍和全身各个部位发生的二次障碍。由于不活动废弃而引起的病态表现，使机体肌肉力量低下、关节挛缩、骨质疏松、心率增加、运动耐力低下、肺淤血、直立性低血压、尿道结石、褥疮、神经衰弱、肠道蠕动亢进、认知低下等多方面的临床症状，重要的是注意预防，需要进行适当的康复训练。

（1）肌肉力量低下：静养程度不同肌力下降程度也不同，为了预防肌力低下，要避免卧床不起，需要进行一定程度的肌肉收缩。每个人要保持最大肌力的 20%～35%的肌肉收缩才能维持肌力，若不能持续20%的肌肉收缩，肌力就无法维持，为了防止肌力下降需要进行肌力训练。

（2）关节挛缩：是指皮肤、肌肉、关节和韧带的变化引起关节活动度受限、挛缩或产生强直。为了预防和改善关节挛缩，在床上进行可动范围内的关节活动训练，做热敷和拉伸肌肉等。关节挛缩的保守治疗效果不理想可以考虑手术治疗。

（3）运动耐力低下：由于卧床时间长，静养时、运动时心脏排血量减少，心率增加，肌肉耗氧量降低，其结果是最大氧气摄取量逐渐降低，因此运动耐力也下降。运动耐力与运动的频率、强度、持续时间密切相关，为了防止运动耐力低下，要进行适当的运动训练。运动量是身体活动的总消耗能量，健康人一周要消耗相当于 1000kcal 的运动量，患者的运动耐力低下时，从低负荷、短时间的步行开始进行锻炼，例如以每分钟 100 步的速度步行 30 分钟，每周进行 5 次。

（4）肺功能低下：患者卧床时，腹部的脏器向上移动，因此横膈膜也上升，下侧肺区域出现肺功能障碍而容易引起肺炎。另外，呼吸肌的肌肉力量下降，胸腔的可动区域受限制，肺活量和最大换气量就会降低，咳嗽力量也下降，喘气和咳痰困难，因此肺炎加重。为了避免静养卧床时间过长，让患者尽早离床，主动进行从坐位到站立的康复训练，早晨锻炼身体使肺泡通气量增加，有助于改善换气和血流不畅，防止肺炎加重。若患者不能独立进行体位变换时，积极实施排痰、体位排水等措施，防止肺部感染加重情况。

（5）直立性低血压：静养时间过长，影响下肢交感神经引起末梢血管收缩反应不良等功能障碍，站立时血液滞留于下肢，静脉回流量减少，导致血压降低和脑血流量减少而引起直立性低血压。为了调节血液循环和促进静脉回流，可以做踝关节背屈运动、脚尖交叉站立、前屈躯干、单膝站立、蹲踞等活动，训练下肢肌肉、腹肌、臀肌。发现直立性低血压时，多饮水，穿戴弹性长筒袜或使用腰带，从床上运动开始，从短时间到缓慢增加锻炼时间，并注意观察血压和自觉症状。

（6）疲劳感：疲劳感产生的原因尚不明确，但潜在的因素是贫血，炎症导致的炎症诱发物、长期放疗和化疗、失眠、焦虑、营养不良、疼痛、药物有害反应、脏器障碍、肌力下降和活动量减少等因素可导致患者疲劳感。

在美国 NCCN 上，疲劳感是一种主观意义上的患者自身感受，与病情轻重和并发症的程度有关，受对疾病复发的不安、社会活动减少、精神负担等影响。尤其是疼痛、抑郁、呕吐带来的负面情绪，身体功能下降导致的低工作效率、认知功能下降、社会交流活动各个方面出现的负面影响。建议正确认识和指导疲劳感，调节能量管理，积极参与康复训练，充分补充营养和睡眠，从药物、心理和社会活动层面等多方面调节以改善疲劳感。

（三）心理指导

本病患者常常多思多虑，饮食不佳，精神萎靡，体重减轻。家属、亲朋好友和医护人员应鼓励患者正确面对疾病，多加关心和照料，使其精神振奋，消除顾虑，保持良好心态，积极配合治疗。

参 考 文 献

李冀，连建伟. 2016. 方剂学. 北京：中国中医药出版社：182，185.

宋玉琴，朱军. 2014. 2014ESMO 霍奇金淋巴瘤指南解读. 临床肿瘤学论坛，11（47）：1-6.

孙伟正，孙凤，孙岸弢. 2017. 中医血液病学. 北京：人民卫生出版社：390-407.

吴勉华，王新月. 2012. 中医内科学. 北京：中国中医药出版社：15-46.

周晋. 2018. 内科学. 第 9 版. 北京：人民卫生出版社：583-585.

Eichenauer DA. 2018. Hodgkin lymphoma: ESMO Clinical Practice Guidelines for diagnosis, treatment and follow-up. Annals of Oncology，0 （Supplement 0）：iv1-iv11.

Francesco F. 2019. Effects of physical exercise intervention on psychological and physical fitness in lymphoma patients. Medicina（Kaunas），55（7）：379.

（刘东哲）

第四节　非霍奇金淋巴瘤

　　非霍奇金淋巴瘤（non-Hodgkin lymphoma，NHL）是一种起源于淋巴结和淋巴组织的，由免疫系统细胞引起的恶性疾病，主要表现为淋巴结肿大或实体肿瘤。非霍奇金淋巴瘤的分类复杂且不断演变，WHO 最新分类中列出了 50 多种不同的亚型。按疾病的自然过程和管理方案，可分为低级别（惰性）或高级别（侵袭性）淋巴瘤。

　　NHL 是英国第六常见的恶性肿瘤，每年约诊断 13 000 例新病例。据国际癌症研究机构报告，2012 年全球确诊 39 万例 NHL。最常见的惰性淋巴瘤是滤泡性淋巴瘤，而最常见的侵袭性淋巴瘤是弥漫性大 B 细胞淋巴瘤（DLBCL）。个别亚型的发病率存在地理差异，滤泡性淋巴瘤在西方国家更常见，T 细胞淋巴瘤在亚洲更常见，EB 病毒相关（地方性）伯基特（Burkitt）淋巴瘤在非洲更常见。

　　大多数 NHL 来源于成熟的 B 淋巴细胞，少数来源于 T 淋巴细胞或 NK 细胞。淋巴瘤的发展是由于 DNA 改变的渐进获得的，包括基因突变、扩增或缺失和染色体易位。淋巴瘤的特殊亚型与特定的获得性遗传异常有关，如滤泡性淋巴瘤中 BCL2 癌基因的易位或 Burkitt 淋巴瘤中 MYC 癌基因的易位。NHL 的某些亚型与感染有关，包括 EB 病毒、幽门螺杆菌和丙型肝炎病毒。NHL 更常见于免疫抑制患者，如艾滋病患者或器官移植受者。虽然吸烟可能与某些淋巴瘤亚型有关，但它并不是 NHL 的一个公认的危险因素。NHL 患者家庭成员的患病风险略高，但 NHL 一般不被认为是遗传性的。对于大多数患者来说，没有明确的病因。

一、临床表现

　　本病男性患病率高于女性，且随年龄增长发病率增高，一般病情发展迅速。本病的特征性表现为无痛性进行性的淋巴结肿大或局部肿块。因淋巴结和淋巴组织遍布全身并与单核吞噬细胞系统及血液系统相互沟通，因此淋巴瘤可发生在全身各部位，以淋巴结、扁桃体、脾及骨髓最为常见。

　　本病的肿瘤细胞对各器官的压迫和浸润较 HL 多见，常以高热或各器官、系统症状为主要临床表现，如鼻塞、鼻出血、吞咽困难、颌下淋巴结肿大、咳嗽、胸闷、气促、肺不张、腹痛、腹泻、腹部包块、肾肿大、高血压、肾功能不全及肾病综合征等，晚期患者出现肝大、黄疸。

　　绝大多数患者伴有发热、盗汗、瘙痒及消瘦等全身症状。约 20% 的患者晚期累及骨髓而发展为淋巴细胞白血病。累及皮肤时，表现为皮肤肿块、皮下结节、浸润性斑块、溃疡等。累及骨骼时，表现为骨痛，以腰椎或胸椎破坏多见。

二、诊　　断

（一）诊断方法

进行性、无痛性淋巴结肿大者，应做淋巴结印片及病理切片或淋巴结穿刺物涂片检查。怀疑皮肤淋巴瘤时可做皮肤活检及印片。伴有血细胞数量异常、血清碱性磷酸酶增高或有骨骼病变时，可做骨髓活检和涂片寻找 R-S 细胞或 NHL 细胞，以了解骨髓受累的情况。

（二）分型（WHO，2016 年）

（1）DLBCL：是 NHL 中最常见的一种类型，占 35%~40%。多数为原发 DLBCL，也可以由惰性淋巴瘤进展或转化而来。2016 年版 WHO 分型根据细胞起源，把 DLBCL 进一步分为生发中心型与活化细胞型。

（2）边缘区淋巴瘤（marginal zone lymphoma，MZL）：边缘区指淋巴滤泡及滤泡外套之间的结构，从此部位发生的淋巴瘤系 B 细胞来源，属于"惰性淋巴瘤"的范畴。按累及部位不同，可分为 3 种亚型：①结外黏膜相关淋巴组织边缘区淋巴瘤（MALT）：是发生在结外淋巴组织边缘区的淋巴瘤，可有（t11；18），进一步可分为胃 MALT 和非胃 MALT 淋巴瘤；②脾 B 细胞边缘区淋巴瘤：临床表现为贫血和脾大，淋巴细胞增多，伴或不伴绒毛状淋巴细胞；③淋巴结边缘区淋巴瘤：是发生在淋巴结边缘区的淋巴瘤，由于其细胞形态类似单核细胞，亦称为"单核细胞样 B 细胞淋巴瘤"。

（3）滤泡性淋巴瘤（follicular lymphoma，FL）：系生发中心淋巴瘤，为 B 细胞来源，$CD10^+$，$bcl-6^+$，$bcl-2^+$，伴（t14；18）。多见于老年人，常有脾和骨髓累及，属于"惰性淋巴瘤"，化疗反应好，但不能治愈，病程长，反复复发或转成侵袭性。

（4）套细胞淋巴瘤（mantle cell lymphoma，MCL）：来源于滤泡外套 $CD5^+$ 的 B 细胞，其特征性标志是细胞遗传学（t11；14）（q13；q32）异常导致 Cyclin D1 核内高表达。临床上老年男性多见，占 NHL 的 6%~8%。本型发展迅速，中位存活期 2~3 年，属侵袭性淋巴瘤，化疗完全缓解率较低。

（5）Burkitt 淋巴瘤/白血病（Burkitt lymphoma/leukemia，BL）：由形态一致的小无裂细胞组成。细胞大小介于大淋巴细胞和小淋巴细胞，胞浆有空泡，核仁圆，侵犯血液和骨髓时即为 ALL 13 型。$CD20^+$，$CD22^+$，$CD5^-$。（t8；14）与 MYC 基因重排有诊断意义，细胞增生极快，是严重的侵袭性 NHL。在流行区儿童多见，颌骨累及是其特点；在非流行区，病变主要累及回肠末端和腹部脏器。2016 年版 WHO 指出，Burkitt 淋巴瘤新增加"伴 11q 异常的 Burkitt 样淋巴瘤"这一变型。Burkitt 淋巴瘤几乎所有的病例均有基因重排。而这一变型无 MYC 重排并且有 11q 异常，过表达 PAFAH1B2。该变型主要发生于儿童及年轻成年人，主要表现为结内病变，形态学及免疫表型与经典 Burkitt 淋巴瘤类似。

（6）血管免疫母细胞性 T 细胞淋巴瘤（angioimmunoblastic T cell lymphoma，AITL）：是一种侵袭性 T 细胞淋巴瘤，占 NHL 的 2%。好发于老年人，临床表现为发热，淋巴结肿大，Coombs 试验阳性，伴多株高免疫球蛋白血症。预后较差，传统化疗和大剂量化疗加 HSCT 等治疗方法对于 AITL 预后改善的价值有限。

（7）间变性大细胞淋巴瘤（anaplastic large cell lymphoma，ALCL）：属于侵袭性 NHL，占 NHL 的 2%～7%，好发于儿童。瘤细胞形态大小不一，可类似 R-S 细胞，有时可与 HL 混淆。细胞呈 CD30+，常有（t2；5）染色体异常，*ALK* 基因阳性。免疫表型可为 T 细胞型，临床发展迅速。

（8）外周 T 细胞淋巴瘤（非特指型）（peripheral T-cell lymphoma，PTCL）：是指起源于成熟的（胸腺后）T 细胞和 NK 细胞的一组异质性较大的恶性肿瘤。在中国，PTCL 发病例数占 NHL 的 25%～30%，显著高于欧美国家的 10%～15%。呈侵袭性，预后不良。

（9）蕈样肉芽肿/塞扎里综合征（mycosis fungoides/Sezary syndrome，MF/SS）：常见为蕈样肉芽肿，侵及末梢血液者称为塞扎里综合征。临床属惰性淋巴瘤类型。增生的细胞为成熟的辅助性 T 细胞，呈 CD3\CD4$^+$、CD8$^-$。

（三）临床分期

Ⅰ期：单个淋巴结区域（Ⅰ）或局灶性单个结外器官（ⅠE）受侵犯。

Ⅱ期：在膈肌同侧的两组或多组淋巴结受侵犯（Ⅱ）或局灶性单个结外器官及其区域淋巴结受侵犯，伴或不伴横膈同侧其他淋巴结区域受侵犯（ⅡE）。

Ⅲ期：横膈上下淋巴结区域同时受侵犯（Ⅲ），可伴有局灶性相关结外器官（ⅢE）、脾受侵犯（ⅢS）或两者均有（ⅢE+S）。

Ⅳ期：弥漫性（多灶性）单个或多个结外器官受侵犯，伴或不伴相关淋巴结肿大，或孤立性结外器官受侵犯伴远处（非区域性）淋巴结肿大。如肝或骨髓受累，即使局限也属Ⅳ期。

（四）分组

全身症状分组：分为 A、B 两组。凡无以下症状者为 A 组，有以下症状之一者为 B 组。

（1）不明原因发热，体温大于 38℃。

（2）盗汗。

（3）半年内体重下降 10%以上。

三、实验室和影像学检查

（一）血象

WBC 多正常，淋巴细胞可绝对或相对增多。

（二）骨髓象

部分患者在骨髓涂片中可发现淋巴瘤细胞。发生淋巴瘤细胞白血病时，可呈现白血病样血象和骨髓象。

（三）影像学检查

B 超、CT、MRI 等方式有助于发现浅表肿大淋巴结，腹腔、盆腔肿大淋巴结及纵隔、肺门淋巴结，了解纵隔增宽、肺门增大、胸腔积液及肺部病灶等情况，确定肝、脾受累情况。

PET-CT 根据生化影像来进行肿瘤定性定位，可以显示淋巴瘤病灶及部位。

（四）病理学检查

选取较大的淋巴结，完整地取出，避免挤压，切开后在玻片上作淋巴结印片，然后置固定液中。淋巴结印片 Wright 染色后做细胞病理形态学检查，固定的淋巴结经切片和 HE 染色后做组织病理学检查。深部淋巴结可依靠 B 超或 CT 引导下穿刺活检，做细胞病理形态学检查。免疫组化染色、FISH 检测、免疫酶标和流式细胞仪测定对本病有诊断意义。

（五）其他相关检查

血沉增速，血清 LDH 升高，血清碱性磷酸酶活性增加，血钙增加，抗人球蛋白试验阳性或阴性，脑脊液中蛋白升高。

四、诊　　断

同 HL。

五、西 医 治 疗

（一）侵袭性 NHL

本型进展迅速，需要紧急治疗。典型的治疗方法是联合化疗，常见化疗方案见表 5-5，联合化疗，可用 COP 方案或 CHOP 方案。对 B 细胞肿瘤，可在化疗前加用抗 B 细胞特异性表面抗原 CD20 的单克隆抗体利妥昔单抗（$375mg/m^2$），即 R-CHOP 方案，可获得更好的疗效，该方案是 DLBCL 治疗的经典方案。CHOP 方案每 2～3 周为一疗程，4 个疗程不能缓解者，应改变化疗方案。完全缓解后巩固 2 个疗程，但不应少于 6 个疗程。长期维持治疗并无益处。在完成免疫化疗后，对化疗残留肿块、局部巨大肿块或中枢神经系统累及者，可行局部放疗扩大照射（25Gy）作为化疗的补充。55 岁以下、重要脏器功能正常、缓解期短、难治易复发的侵袭性淋巴瘤、4 个 CHOP 方案能使淋巴结缩小超过 3/4 者，可行大剂量联合化疗后进行自体或 allo-HSCT，以期最大限度地杀灭肿瘤细胞，取得较长期缓解和无病存活。

（二）惰性淋巴瘤

传统的治疗不能治愈惰性淋巴瘤。少数患有惰性淋巴瘤者出现局部淋巴结肿大，可以通过手术切除或放疗治愈。早期治疗无症状的患者化疗尚未显示可增加预期寿命。利妥昔单抗治疗无症状滤泡性淋巴瘤可能会延迟需要化疗的时间，但没有证据表明它改变了疾病的长期进展。大多数无症状、惰性疾病的患者都是需"等待和观察"，可能永远不需要治疗，若病情有所进展，可用苯丁酸氮芥或环磷酰胺口服单药治疗。开始治疗的适应证包括全身症状、淋巴结肿大、进行性脾肿大和生命器官功能受损。治疗包括门诊免疫化疗 4～6 个月。利妥昔单抗可改善滤泡性淋巴瘤患者合并化疗的整体生存率。典型的一线药物方案包括 R-CHOP 和 R-苯丁酸氮芥。化疗完成后，患者通常遵循复发缓解过程，缓解持续数年。患者可能在一生中需要多次治疗。利妥昔单抗在最初的免疫化疗后，每两年给药两个月，可增加缓解的时间，但目前没有证据表明可使存活时间延长。在滤泡性淋巴瘤中，第一次缓解的时间是决定预后的主要因素；第一次缓解超过 2 年的患者有良好的结果。一部分低级别淋巴瘤可能转化为高级别疾病。

表 5-5　NHL 常用联合化疗方案

COPP 方案 2～3 周为一疗程	环磷酰胺	750mg/m², 静脉滴注，第 1 天
	多柔比星	50mg/m², 静脉滴注，第 1 天
	长春新碱	1.4mg/m², 静脉滴注，第 1 天（最大剂量：每次 2mg）
	泼尼松	100mg/d，口服，第 1～5 天
R-CHOP 2 周或 3 周为一疗程	利妥昔单抗	375mg/m², 静脉滴注，第 1 天
	环磷酰胺	750mg/m², 静脉滴注，第 2 天
	多柔比星	50mg/m², 静脉滴注，第 2 天
	长春新碱	1.4mg/m², 静脉滴注，第 1 天（最大剂量：每次 2mg）
	泼尼松	100mg/d，口服，第 2～6 天
EPOCH 2～3 周为一疗程	依托泊苷	50mg/m², 持续静脉滴注，第 1～4 天
	多柔比星	10mg/m², 持续静脉滴注，第 1～4 天
	长春新碱	0.4mg/m², 持续静脉滴注，第 1～4 天
	泼尼松	60mg/m², 每日 2 次口服，第 1～5 天
	环磷酰胺	750mg/m², 静脉滴注，第 5 天
ESHAP 3 周为一疗程 用于复发淋巴瘤	依托泊苷	40mg/m², 静脉滴注 2 小时，第 1～4 天
	甲泼尼龙	500mg/m², 静脉滴注，第 1～4 天
	顺铂	25mg/m², 静脉滴注，第 1～4 天
	阿糖胞苷	2g/m², 静脉滴注 3 小时，第 5 天

（三）新药

组蛋白去乙酰化酶（HDAC）抑制剂，是一全新作用机制的综合靶向抗肿瘤药物，其首个适应证为复发及难治性外周 T 细胞淋巴瘤，患者临床获益率 50% 以上，生存期明显延长。HDAC抑制剂已成为肿瘤靶向治疗的研究新热点，已证实对肿瘤细胞迁移、侵袭、转移具有抑制作用和抗肿瘤血管生成作用。近年来，免疫调节剂来那度胺、西达本胺、伊布替尼等新药，对本病的治疗有所帮助。

（四）化疗副作用

1. 短期副作用　包括暂时性脱发、味觉改变和食欲不振。止吐药一般能很好地控制恶心。许多接受化疗的患者经历了疲劳，有些人需要几个月才能康复。大多数化疗方案可引起骨髓抑制，包括贫血、DLT 减少和中性粒细胞减少。

2. 长期副作用　包括周围神经病变，偶尔会致残。心肌病是 R-CHOP 中蒽环类成分的特异性并发症。在使用利妥昔单抗治疗后，通常会出现低丙种球蛋白血症；这很少与症状性感染有关。肾毒性化疗可导致肾损害及肿瘤溶解综合征，可能使一些高级别淋巴瘤的治疗复杂化。

生育能力可能会降低。化疗和放疗都可能增加继发性恶性肿瘤的风险。

六、中医辨证论治

同 HL。

七、康 复 治 疗

同 HL。

参 考 文 献

苗雨青，徐浩，李建勇，等. 2014. 2015 年第 2 版美国国立综合癌症网络（NCCN）非霍奇金淋巴瘤诊疗指南 Castleman 病. 中华医学杂志，10（24）：628-631.

周晋. 2018. 内科学. 第 9 版. 北京：人民卫生出版社：586-591.

（刘述川）

第五节　多发性骨髓瘤

多发性骨髓瘤（multiple myeloma，MM）是一种单克隆浆细胞的血液系统肿瘤，在骨髓中积累并产生 M 蛋白（也称为单克隆免疫球蛋白或副蛋白），合并器官功能障碍：高钙血症、肾功能不全、贫血和骨破坏（称为 CRAB 标准）。临床症状由肿瘤压迫，或骨髓瘤细胞、骨髓基质细胞或骨细胞释放细胞因子造成的影响，以及骨髓瘤蛋白沉积在靶器官引起。

多发性骨髓瘤占肿瘤疾病的 1%，是高收入国家第二常见的血液恶性肿瘤，发病率为每年每 10 万例 4.5～6 例，中位确诊年龄约为 70 岁。西欧、北美和澳大利亚的发病率高于亚洲和撒哈拉以南非洲地区，这可能是由于诊断的差异造成的。从 1990 年到 2016 年，由于人口增长、世界人口老龄化和特定年龄的发病率增加，全球多发性骨髓瘤的发病率增加了 126%。多发性骨髓瘤的危险因素包括肥胖、慢性炎症和接触农药、有机溶剂或辐射。遗传变异也加剧了多发性骨髓瘤的进展。2020 年发表的一份报告指出，遗传和社会影响造成了多发性骨髓瘤和前体疾病的发病率、结果方面存在种族、族裔差异。

在年轻患者中使用新的药物（如蛋白酶体抑制剂、免疫调节药物和靶向细胞表面分子的抗体），提高药物剂量治疗和 ASCT，显著改善了多发性骨髓瘤患者的预后。符合 ASCT 条件的患者的中位总生存期估计约为 10 年，而不符合移植条件的患者为 4～5 年。大多数多发性骨髓瘤患者经历了多次疾病复发。每一次复发后的缓解时间都越来越短，最终患者将死于疾病本身或与治疗相关的并发症。

本病属于中医学"骨痹""骨蚀""骨瘤""虚劳""血证""癥瘕"等范畴，中医学将其命名为"骨髓瘤"。

本病多发于中、老年人，男性多于女性，我国发病率为 2/10 万左右，低于西方国家（约

5/10 万）。

一、临 床 表 现

本病常见的症状包括骨髓瘤相关器官功能损伤的表现，即"CRAB"症状［血钙增高（calcium elevation），肾功能损害（renal insufficiency），贫血（anemia），骨病（bone disease）］及继发淀粉样变性等相关表现。

（1）血钙增高者表现为食欲缺乏、呕吐、乏力、意识模糊、多尿或便秘等，主要由广泛的溶骨性改变和肾功能不全所致。

（2）肾功能损害表现为蛋白尿、血尿、管型尿和急、慢性肾衰竭。引起肾衰竭的原因包括本周蛋白沉积使肾小管细胞变性，功能受损；高血钙引起肾小管和集合管损害；尿酸过多，导致尿酸性肾病；肾脏淀粉样变性，高黏滞综合征和骨髓瘤细胞浸润等。

（3）贫血多为轻、中度贫血，主要为红细胞生成减少所致，与骨髓瘤细胞浸润抑制造血、肾功能不全等有关。

（4）骨病以骨痛为主要症状，以腰骶部最多见，其次是胸部和下肢。活动或扭伤后剧痛者有病理性骨折的可能。MM 骨病的发生主要是由于破骨细胞和成骨细胞活性失衡所致。

（5）淀粉样变性常见舌体、腮腺肿大，心肌肥厚、心脏扩大，腹泻或便秘，皮肤苔藓样变，外周神经病变及肝、肾功能损害等。心肌淀粉样变性严重时可猝死。

二、实验室检查

（一）血象

多为正常细胞正色素性贫血。血涂片中红细胞呈缗钱状排列。WBC 正常或减少。晚期可见大量浆细胞。PLT 多数正常，有时可减少。

（二）骨髓象

骨髓中浆细胞异常增生，并伴有质的改变。骨髓瘤细胞大小、形态不一，成堆出现，核内可见核仁 1～4 个，并可见双核或多核浆细胞。

（三）尿液检查

尿常规及尿沉渣流式分析可出现蛋白尿、血尿和管型尿。应检测 24 小时尿轻链、尿免疫固定电泳，24h 尿总蛋白及白蛋白定量；尿蛋白电泳有助于判断蛋白尿的组成、尿 M 蛋白测定及肾脏损伤程度。

（四）血液学检查

因骨质破坏和溶骨性改变，可出现血钙和血清碱性磷酸酶增高；血清β_2 微球蛋白水平与全身骨髓瘤细胞负荷显著相关，在肾功能不全患者β_2 微球蛋白增高更加显著；约 95%的患者血清总蛋白超过正常，球蛋白增多，白蛋白减少与预后密切相关；C 反应蛋白（CRP）可反映疾病的严重程度，LDH 可反映肿瘤负荷。

（五）流式细胞免疫表型分析

流式细胞免疫表型分析有助于判断骨髓中出现的浆细胞是否为克隆性浆细胞。浆细胞表型应该以 $CD45^{-/dim}CD38^+$ 细胞设门，同时应该包括 CD138、CD56、CD19、CD27、CD20、CD81、CD117 及胞质κ和λ。

（六）细胞遗传学检测

FISH 最为常用，应该先行 CD138 富集后检测，至少应该包括 lq21 扩增、17p 缺失、（t4；14）、（t11；14）、（t14；16），有条件者可以加做 1p 缺失、（t6；14）、（t14；20）。

（七）骨病的检查

常规 X 线检查主要用于四肢长骨、头颅及骨盆骨病变；CT 检查适用于肋骨病变；MRI 检查适用于颈椎、胸椎、腰椎及骨盆骨病变，并可发现浆细胞瘤及脊髓病变；PET-CT 有助于了解全身骨病变及是否有浆细胞瘤，同时可以用于治疗后的疗效监测；ECT 主要检查成骨性病变。

三、诊　断

（一）诊断标准

1. 冒烟型（无症状性）骨髓瘤（SMM）

（1）骨髓克隆性浆细胞＞10%。
（2）血单克隆 IgG 或 IgA＞30g/L 或 24h 轻链 2500mg。
（3）无 SLiMCRAB[①]。
须满足第（3）条及第（1）～（2）条中 1 或 2 条。

2. 活动性（症状性）多发性骨髓瘤

（1）骨髓克隆性浆细胞 210% 或活检证实为浆细胞瘤。
（2）骨髓中克隆性骨髓浆细胞＞60%（S）。
（3）血清游离轻链比值 2100（Li）。
（4）MRI 显示 1 处以上局灶性病变（M）。
（5）高钙血症（C）：血钙超过正常值上限＞0.25mmol/L 或 10mg/L；或者血钙＞2.75mmol/L 或 110mg/L。
（6）肾功能不全（R）：肌酐清除率＜40ml/min 或血肌酐＞177μmol/L 或 20mg/L。
（7）贫血（A）：Hb 低于正常值下线 20g/L 或者＜100g/L。
（8）骨病（B）：通过 X 线、CT 或 PET-CT 检查发现一处或多次溶骨性骨损害。
以上简称 SLiMCRAB，需满足第（1）条及第（2）～（8）条中的 1 条或多条。

---

① SLiMCRAB 指 2 中的（1）～（8）的缩写。

（二）分型

将异常增殖的免疫球蛋白类型分为 IgG 型、IgA 型、IgD 型、IgM 型、IgE 型、轻链型、双克隆型及不分泌型。每一种又根据轻链类型分为κ型和λ型。

（三）分期（表 5-6、表 5-7）

按照传统的 Durie-Salmon（DS）分期系统和修订的国际分期系统（revised international staging system，R-ISS）对本病进行分期。

表 5-6　Durie-Salmon 分期系统标准

分期	标准
Ⅰ 期	满足以下所有条件： （1）Hb＞100g/L （2）血清钙≤2.65mmol/L（115mg/L） （3）骨骼 X 线片：骨骼结构正常或孤立性骨浆细胞瘤 （4）血清或尿骨髓瘤蛋白产生率低：①IgG＜50g/L；②IgA＜30g/L；③本周蛋白＜4g/24h
Ⅱ 期	不符合 Ⅰ 和Ⅲ期的所有患者
Ⅲ 期	满足以下 1 个或多个条件： （1）Hb＜85g/L （2）血清钙＞2.65mmol/L（115mg/L） （3）骨骼检查中溶骨病变大于 3 处 （4）血清或尿骨髓瘤蛋白产生率高：①IgG＞70g/L；②IgA＞50g/L；③本周蛋白＞12g/24h
亚型	
A 亚型	肾功能正常［肌酐清除率＞40ml/min 或血清肌酐水平＜177μmol/L（20mg/L）］
B 亚型	肾功能不全［肌酐清除率≤40ml/min 或血清肌酐水平≥177μmol/L（20mg/L）］

表 5-7　国际分期系统（ISS）及修订的国际分期系统（R-ISS）标准

分期	ISS 的标准	R-ISS 的标准
Ⅰ 期	β2-MG＜3.5mg/L 和白蛋白≥35g/L	ISS Ⅰ 期和非细胞遗传学高危患者，同时 LDH 正常水平
Ⅱ 期	不符合 Ⅰ 和Ⅲ期的所有患者	不符合 R-ISS Ⅰ 和Ⅲ期的所有患者
Ⅲ 期	β2-MG≥5.5mg/L	ISS Ⅲ期，同时细胞遗传学高危患者[a]或者 LDH 高于正常水平

a：细胞遗传学高危指间期荧光原位杂交检出 del（17p）、（t4；14）、（t14；16）。

四、西 医 治 疗

本病的主要治疗药物包括蛋白酶体抑制剂、免疫调节药物和类固醇（以地塞米松或泼尼松龙的形式），CD38 靶向抗体正在成为复发和一线治疗的关键药物。

（一）新诊断患者的治疗

无症状骨髓瘤暂不推荐治疗，高危冒烟型骨髓瘤可根据患者意愿进行综合考虑或进入临床试验。孤立性浆细胞瘤首选对受累野进行放疗（≥45Gy），如有必要则行手术治疗，疾病进展至多发性骨髓瘤者按多发性骨髓瘤治疗。

多发性骨髓瘤患者如有 CRAB 或 SLiM 表现，需要启动治疗。ASCT 是年龄≤65 岁，体能状况好，或虽>65 岁但全身体能状态评分良好的多发性骨髓瘤患者的首选治疗方案。拟行 ASCT 的患者的诱导治疗方案避免选择对造血干细胞有毒性的药物，多以蛋白酶体抑制剂联合免疫调节剂及地塞米松的三药联合方案为主，三药联合优于两药联合方案。诱导后主张早期序贯 ASCT，干细胞动员方案可用大剂量环磷酰胺联合粒细胞集落刺激因子或 CXCR4 的拮抗剂，每次 ASCT 所需 $CD34^+$ 细胞数建议≥$2×10^6$/kg。预处理常用方案为美法仑 140～200mg/m^2。对于高危的多发性骨髓瘤患者，可考虑在第 1 次移植后 6 个月内行第 2 次移植。对于年轻的具有高危预后因素且有合适供者的患者，可考虑 all-HSCT。不适合接受 ASCT 的患者，如诱导方案有效，建议继续使用有效方案至最大疗效，随后进入维持阶段治疗。维持治疗可选择来那度胺、硼替佐米、伊沙佐米、沙利度胺等，对于有高危因素的患者，主张用含蛋白酶体抑制剂的方案进行维持治疗 2 年或以上。高危患者建议两药联用，不可单独使用沙利度胺。

（二）复发多发性骨髓瘤的治疗

对于许多患者来说，复发是不可避免的，多发性骨髓瘤患者无临床症状而出现 M 蛋白或轻链的上升，称为生化复发。如果出现多发性骨髓瘤相关症状（CRAB 特征）或出现快速 M 蛋白增加（即 2 个月内加倍），应开始治疗。治疗的选择取决于以下几个因素：患者特征（年龄、虚弱、骨髓储备、共患病、表现状况）、疾病特征（细胞遗传学风险、M 蛋白的快速增加）、患者偏好（口服或静脉）、先前的治疗因素（反应、毒性）。

1. 首次复发

治疗目标是获得最大程度的缓解，延长 PFS。在患者可以耐受的情况下，选用含蛋白酶体抑制剂、免疫调节剂或达雷木单抗的 3～4 药联合化疗。有条件者，可行序贯 ASCT。治疗方案应该考虑患者复发的时间，如 6 个月以内复发，应尽量换用与复发前作用机制不同的药物组成的方案。

2. 再次复发

以提高患者的生存质量为主要治疗目标，在此基础上尽可能获得最大程度缓解。许多患者反复复发，更换药物类别可再次获得缓解。因此，药物选择在很大程度上是由先前治疗的类型和反应的持续时间决定的。对来那度胺和硼替佐米双重难治的患者预后不良，可能受益于含有泊马度胺、达雷木单抗或卡菲佐米的方案。泊马度胺-地塞米松对约 30% 的双重难治性患者有疗效，当与第三种抗多发骨髓瘤药物联合使用时，反应通常可得到改善。免疫调节药物、蛋白酶体抑制剂和 CD38 靶向抗体三药难治的患者的总体生存率仅为几个月。塞利尼索（一种口服选择性出口蛋白 1 抑制剂）加地塞米松对约四分之一的三药难治性患者有效，并已获得 FDA 批准。这些患者也可能受益于贝兰他单抗莫福汀（Belantamab Mafodotin，一种抗体-药物结合物，针对 BCMA，已获 FDA 和 EMA 批准），其总反应率为 30%，角膜病变和 PLT 减少是最常见的不良事件。

（三）孤立性浆细胞瘤和浆细胞白血病的治疗

1. 孤立性浆细胞瘤

通常出现在有或没有鞘外延伸的骨髓骨（肋骨、椎骨、骨盆、股骨）。孤立性髓外浆细胞瘤不累及骨，最常见于头部和颈部、胃肠道和肺部。大约 50%的孤立性浆细胞瘤和 30% 的孤立性髓外浆细胞瘤，将在 10 年内发展为多发性骨髓瘤。目前的标准方案仍是局部根治性放疗，然后是警惕地等待。

2. 浆细胞白血病

髓外受累在新诊断的多发性骨髓瘤中很少见，但在多发性复发患者中更常见且预后差，其特点是骨外部位（如皮肤、淋巴结或大脑）、胸腔积液或软脑膜疾病中存在软组织肿块。浆细胞白血病可被认为是髓外多发性骨髓瘤最具侵袭性的变异，其特征是外周血存在大于 $2×10^9$/L 多发性骨髓瘤细胞，或浆细胞增多占 WBC 的 20%以上。原发性浆细胞白血病在没有先前存在的多发性骨髓瘤证据的情况下出现，而继发性浆细胞白血病是终末期多发性骨髓瘤的白血病转化。原发性浆细胞白血病具有侵袭性的临床表现和不良的预后，由于疾病相关的并发症，早期病死率很高。虽然原发性浆细胞白血病的预后由于 ASCT 的引入和新药物的联合治疗而有所改善，但生存率仍低于新诊断的多发性骨髓瘤。

（四）原发耐药 MM 的治疗

换用未用过的新方案，如能获得 PR 及以上疗效，条件合适者应尽快行 ASCT；符合临床试验条件者，进入临床试验，尤其是 CAR-T 临床试验。

（五）干细胞移植

肾功能不全及老年患者可行 auto-HSCT，相比于晚期移植，早期移植者无事件生存期更长。轻、高危、复发难治患者可考虑 allo-HSCT。

（六）巩固治疗

巩固治疗指自体干细胞移植后采用与诱导治疗强度相似的化疗，适用于移植后没有获得 CR 的患者，一般使用 2～4 个疗程的化疗。推荐的巩固治疗方案为 BRD、BTD 及 IRD。

（七）维持治疗

常用硼替佐米、伊沙佐米、来那度胺、沙利度胺单药或联合地塞米松维持治疗；硼替佐米（伊沙佐米）联合来那度胺或沙利度胺维持治疗推荐用于伴有高危细胞遗传学异常的患者。维持治疗的时间至少 2 年；建议维持治疗至疾病复发、进展。

（八）支持治疗

骨髓瘤患者有相当大的疾病和治疗负担，导致发病率和病死率较高。疾病并发症（如感染、骨病和胃肠道不适），导致治疗延迟或停止，降低了患有此类并发症者的无病生存率。感染、心血管疾病和肾衰竭是多发性骨髓瘤患者早期死亡的主要原因。

（1）贫血：有效的化疗是纠正贫血的关键。如果疾病得到有效控制仍伴有中、重度贫血，可考虑加用促红细胞生成素。

（2）骨病：水化、利尿及大剂量糖皮质激素是治疗高钙血症的最有效手段。双膦酸盐（包括氯膦酸、帕米膦酸和唑来膦酸）主要用于多发性骨髓瘤骨病的预防，颌骨坏死是双膦酸盐的一种公认的毒性，应避免在出现肾功能损害时使用，伊班膦酸对预防多发性骨髓瘤骨病无效。

局部放疗可以帮助治疗疼痛的骨病变，发生长骨骨折需要外科手术治疗。脊柱骨折往往不需要手术治疗，除非有神经压迫症状。椎体增强术（球囊后凸成形术、椎体成形术）可减轻症状性椎体骨折患者的疼痛。应该鼓励患者积极下地活动、少卧床，脊柱骨折患者一般不会发生截瘫。

（3）肾病：诊断多发性骨髓瘤时即出现肾衰竭者生存期较短，可能与疾病晚期、抗多发性骨髓瘤治疗开始剂量较低或药物中断有关。逆转肾功能障碍与改善预后相关。对于患有急性肾损伤者，应立即开始抗多发性骨髓瘤治疗，以迅速降低肾上的轻链负荷。水化及利尿，硼替佐米的药代动力学不受肾衰竭的影响，故优选含硼替佐米的化疗；需要透析的患者应该积极透析。

（4）感染：不建议预防性使用抗细菌或真菌治疗。发生感染后可以根据需要适当选择抗菌药物。使用含蛋白酶体抑制剂化疗，建议加用抗病毒治疗，以预防带状疱疹。化疗期间预防接种往往无效，不建议使用。

（5）血栓栓塞和心血管疾病：使用免疫调节药物和有血栓风险的患者应接受低分子量肝素或华法林预防性抗凝治疗。如果患者有血栓栓塞事件，应开始抗凝治疗。心血管疾病可能与潜在的浆细胞紊乱（淀粉样轻链淀粉样变、贫血和肾功能不全）或治疗有关。心脏毒性在75岁以上的患者或先前存在心血管疾病的患者中更常见。蒽环类药物可降低心肌收缩力，免疫调节药物可引起心律失常。

（6）周围神经病变：治疗相关的周围神经病变通常有刺痛、疼痛或手脚麻木的症状。免疫调节剂和蛋白酶体抑制剂（沙利度胺和硼替佐米）可引起这类病变，并可引起感觉运动和自主神经病变，应及时识别，并停止或调节治疗，以防止永久性的损伤。硼替佐米从静脉注射改为皮下注射，从每周2次改为每周1次，可降低神经病变发病率。对神经病变的药理干预措施包括神经过敏药物、抗抑郁药、抗癫痫药物或局部止痛药。

（九）随访监测

（1）无症状骨髓瘤：每3个月复查相关指标。包括血肌酐、白蛋白、乳酸脱氢酶、血清钙、β_2 微球蛋白、血清免疫球蛋白定量、血清蛋白电泳及血免疫固定电泳、24h尿总蛋白、尿蛋白电泳及尿免疫固定电泳。血清FLC有助于判断疾病进展。骨骼检查每年进行1次或在有临床症状时进行。

（2）孤立性浆细胞瘤：分为骨型及骨外型，需排除多发性骨髓瘤。随访和监测开始时每4周进行1次；若浆细胞瘤治疗后M蛋白完全消失，则每3～6个月进行1次，或在有临床症状时进行相关检查；若M蛋白持续存在，则继续每4周1次的监测。每6～12个月进行1次影像学检查。

（3）有症状骨髓瘤：诱导治疗期间每2～3个疗程进行1次疗效评估；巩固及维持治疗期间每3个月进行1次疗效评估；不分泌型骨髓瘤的疗效评估需进行骨髓检查；血清FLC有助于疗效评估，尤其是不分泌型骨髓瘤的疗效评估；骨骼检查每6个月进行1次，或根据临床症状进行。

五、中医辨证论治

（一）辨证要点

在多发性骨髓瘤的治疗过程中，首先应辨虚实。本病多发于老年人，因年老体虚，正气不足，肝肾亏虚，加之饮食不节，或情志不调，或劳倦过度等，致使邪毒侵犯，邪毒内蕴，气血运行不畅，或气血推动无力，日久可生痰浊、瘀血等。本病为虚实夹杂之证，以肾虚为本，血瘀、痰浊为标，病程中或以虚为主，或以邪毒为主，或虚实错杂，当分清孰轻孰重，细辨而治。

（二）证治分型

1. 邪毒蕴结证

临床表现：骨痛剧烈，大热口渴，咳嗽，狂躁，神昏谵语，或发斑，或衄血，舌淡红，苔黄燥，脉虚大而数。

治法：清热解毒，佐以扶正。

方药：清瘟败毒饮加减。清瘟败毒饮出自《疫疹一得》，由生石膏、小生地、犀角、真川连、栀子、桔梗、黄芩、知母、赤芍、玄参、连翘、丹皮、鲜竹叶、甘草组成。方中生石膏、知母、甘草，可清阳明经热而保津；配以黄芩、真川连、栀子以泻三焦之火；犀角（现以水牛角代）、小生地、赤芍、丹皮，凉血解毒，使气血两清；连翘、鲜竹叶以助清气分热，玄参有清热凉血之功，桔梗可载药上行。

2. 气滞血瘀证

临床表现：胸胁胀痛，腰痛，急躁易怒，舌质紫暗或有瘀斑，脉涩或弦细。

治法：活血化瘀。

方药：血府逐瘀汤加减。血府逐瘀汤出自王清任所创《医林改错》，由桃仁、红花、当归、生地黄、川芎、赤芍、牛膝、桔梗、柴胡、枳壳、甘草组成。方中桃仁破血行滞而润燥，红花活血祛瘀以止痛，共为君药。川芎、赤芍助君药活血祛瘀；牛膝活血通经，引瘀血下行，共为臣。生地黄、当归，滋阴养血，清热活血；桔梗、枳壳一升一降，宽胸行气，载药上行；柴胡疏肝解郁，以上共为佐药。甘草调和诸药为使。

3. 肝肾阴虚证

临床表现：腰膝酸软，骨痛绵绵，头晕耳鸣，潮热盗汗，五心烦热，舌绛红，少苔，脉弦细数。

治法：滋补肝肾。

方药：六味地黄丸。六味地黄丸出自《小儿药证直诀》，由熟地黄、山萸肉、山药、泽泻、丹皮、茯苓组成。方中熟地黄，填精益髓，滋阴补肾；山萸肉补益肝肾，又能够涩精；山药补脾益肾。泽泻利水泻浊；丹皮清泄相火；茯苓健脾利湿。

4. 气血两虚证

临床表现：筋骨疼痛，头晕耳鸣，心悸气短，面色少华，食少纳呆，脘腹胀满，大便溏薄，舌质淡，苔薄白，脉细弱。

治法：益气养血，补肾填精。

方药：当归补血汤合六味地黄丸加减。当归补血汤出自《内外伤辨惑论》，由黄芪、当归组成。黄芪补气生血，配以少量当归养血和营。加减：气虚甚者，加白术、党参。血虚甚者，加阿胶。

六、康复治疗

（一）日常生活中注意点

多发性骨髓瘤是骨髓中异常浆细胞增殖性疾病，好发于胸骨、肋骨、锁骨、脊柱、颅骨和肢骨等。临床中常见骨骼破坏、骨质疏松、病理性骨折，以及肝、脾、淋巴结和神经浸润和肾损害。骨质疏松是骨髓瘤中最常见的症状之一，骨髓瘤细胞会激活、破坏骨细胞，抑制再生骨细胞而使骨质变得脆弱。自觉症状多为骨痛，X线检查显示骨的部分脱落的黑影，临床上常见脊椎骨变形或压缩性骨折。另外，骨的主要成分钙在血液中溶解，血钙值也会变高，高钙血症和高黏稠血症也为本病的特点。

对骨痛的患者，应做影像学检查，以确定病变的部位、范围和病损的程度。要求患者卧床休息，可在床上适当活动，协助患者定时变换体位，避免剧烈活动，防止跌倒、创伤和骨折。

若发生病理性骨折，骨折部位需要固定，截瘫患者保持肢体于功能位，鼓励患者深呼吸训练。患者出现食欲不振、恶心、呕吐、多尿、便秘、软弱和精神萎靡等症状，多提示有高钙血症，此时应检查血钙和血磷。确诊为高血钙者，要多饮水，在静脉补液后，使用利尿剂，以增加钙盐的排出，降低血钙的浓度，缓解临床症状。为减轻骨骼脱钙需要进行适当活动，但注意避免发生骨折。

若患者出现尿量减少、浮肿、血压增高、不明原因的尿蛋白，应及时化验血尿素氮、肌酐和尿酸，若确定有肾功能损害或肾衰竭，应注意记录每天的出入水量，限制钠盐和钾盐的摄入，必要时应配合医生做腹膜透析或血液透析，并按肾衰竭做好自我保健，以在积极进行多发性骨髓瘤治疗的同时，改善肾衰竭。

在接受化疗期间，由于抗癌剂的影响，血液中的 WBC、RBC、PLT 会暂时减少。WBC减少期间容易引起肺炎等，所以勤漱口和洗手是很重要的。在体温 38℃ 以上时，难以进行外来治疗的情况下，因使用抗菌药物等而需要住院治疗。注意均衡饮食。尽量避免在治疗期间重劳动和长途旅行。

（二）预防骨质病变的指导

长期使用化学药物如肾上腺皮质类固醇易引起骨质疏松症，出现压缩性骨折等并发症，降低患者的日常生活能力和生存质量。对于骨质疏松症和骨折风险高的患者，积极预防和缓解骨质疏松以避免发生骨折。

文献报道，放疗和化疗的同时进行康复训练，可以缓解疼痛、改善日常生活能力和生存质量，预防各种功能的退化。如肢体运动训练、呼吸训练、排便和排尿护理及营养摄取等多方面的结合治疗能缓解疼痛和患者抑郁等心理问题。康复训练介入时指导患者进行缓慢动作，避免旋转等复杂运动，使用辅助用具和设定患者周围环境等措施进行运动训练。

为了避免骨骼相关风险应卧床静养。本病患者的日常生活能力和生存质量持续降低，甚至引起失用综合征而产生褥疮、尿道结石、肠梗阻、深部静脉血栓、肺炎等引起的呼吸功能不全或败血症等临床症状。因此，应维持和提高患者的日常生活能力和生存质量，在医师监督下进行以下简单的运动训练。

（1）为了减轻翻身、起身时腰部的疼痛，进行腰部的拉伸运动以增强肌肉的柔韧性。

（2）调整脊椎骨的位置，保持良好的姿势和功能位，锻炼腹部和背部的肌肉力量。

（3）为了减轻穿脱衣服、做家务时的疼痛，进行上肢训练，以提高活动范围。

（4）为了防止跌倒，应加强下肢肌力，进行等长收缩的肌力训练。

对身体活动困难的、骨病恶化的、骨折风险较大的患者的疼痛，以缓解疼痛为主要的治疗方针。

在康复治疗师的指导下翻身、坐位、转移到轮椅，若有骨折部位的制动，应减少冲击活动，主要以床上缓慢活动为主。骨质病变的患者需要治疗师判断是否进行康复训练并指导适当活动。

药物疗法对控制疼痛很有效，需与康复训练相结合，在康复治疗师的指导下可以使用步行辅助用具并调整运动负荷量，对缓解疼痛和维持机体功能而提高日常生活能力有效。对于长期使用激素的患者除关注患者的肌力降低以外，需要注意发生骨坏死的情况，需要定期检查。

在进行康复训练时，确认血液数据是很重要的。血癌患者停止康复训练的判断标准为 WBC 3.0×10^9/L 以下、Hb 75g/L 以下、PLT 50×10^9/L 以下，但很多患者在治疗过程中骨髓抑制期间血象低于上述血液数据值，此时判断是否可以实施康复训练是根据患者的具体情况来决定的，应多方面评估有关康复训练运动疗法的安全性，与治疗师沟通后决定是否进行康复训练。治疗过程中出现乏力和发热等不适症状停止训练。

化疗和放疗可导致骨髓抑制，因此应定期检查血象，有关研究报道血小板在 30×10^9/L 以上，不必限制运动，PLT（10～20）$\times 10^9$/L 以有氧运动为主，不适合进行抗阻力运动，PLT 10×10^9/L 以下不应该进行积极的运动训练。

此外，Hb 低于 100g/L 时注意观察运动前后的脉搏数、心率、呼吸。WBC 减少易感染，尤其是中性粒细胞在 0.5×10^9/L 以下时感染的风险更高，药物治疗、清洁室管理等预防感染的对策是有必要的。

关于骨质病变并发症的患者以保守治疗为主，应尽早掌握骨折状态，避免日常生活训练中发生骨折，股骨和肱骨转移会引起病理性骨折，骨折后患者的 QOL 显著下降，需要时手术治疗。

康复训练前评估有无全身骨转移、病态骨折、神经障碍，以及骨折的风险度，与专科医师进行沟通后制定训练方案，尤其是长管骨和脊椎骨转移者，活动时注意使用转移部冲击，避免负载过重、大力扭转、滚动力的使用等。进行康复训练前，与家属交代患者病理性骨折的风险。

被诊断为多发性骨髓瘤的情况下，有如之前所述骨头变脆的倾向，有骨折的风险，所以要避免持重，注意不要跌倒和受伤。

参 考 文 献

杜悦欣,袁婧,赵彩源,等. 2017. 中医辨证论治多发性骨髓瘤体会. 临床医药文献电子杂志,4(13):2400-2405.

何娅玲，刘松山，车虹. 2019. 浅谈中医对多发性骨髓瘤的认识. 世界最新医学信息文摘，19（20）：237，243.

黄晓军，侯健，李娟，等. 2020. 中国多发性骨髓瘤诊治指南. 中华内科杂志，59（5）：341-346.

江口清. 1996. 多発性骨髄腫. 臨床リハ，5：1020-1025.

李冀，连建伟. 2016. 方剂学. 北京：中国中医药出版社：81，131，137，200.

孙伟正，孙凤，孙岸弢. 2017. 中医血液病学. 北京：人民卫生出版社：408-419.

王丹，周英. 2018. 多发性骨髓瘤临床治疗及中医辨治策略探讨. 湖北中医杂志，40（8）：10-13.

吴勉华，王新月. 2012. 中医内科学. 北京：中国中医药出版社：358-372.

张振会. 2013. 多发性骨髓瘤的中医辨证论治. 江西中医药，44（12）：14-15.

周晋. 2018. 内科学. 第9版. 北京：人民卫生出版社：583-585.

Groeneveldt L，Mein G. 2013. A mixed exercise training programme is feasible and safe and may improve quality of life and muscle strength in multiple myeloma survivors. BMC Cancer，13：31-41.

Takeshi K，Toshihiro I. 2015. Clinical study of the physical therapy for the Multiple Myeloma patients in our hospital. Journal of the Aichi Physical Therapy Association，27（5）：60-64.

（朴红兰）

第六章

凝血障碍与血栓

第一节　过敏性紫癜

过敏性紫癜是一种常见的以小血管炎为主要病理改变的全身综合征,因某致敏物质使机体发生血管变态反应,而导致毛细血管通透性及脆性增加,产生紫癜及出血的表现,可伴有荨麻疹、皮肤水肿等其他过敏表现。

过敏性紫癜是现代医学病名,在中医古籍中未有"过敏性紫癜"的病名,根据其临床证候表现,将其归属于"肌衄""葡萄疫""紫斑"等范畴。《圣济总录》首次提出紫癜风概念,曰:"紫癜风之状,皮肤生紫点,搔之皮起而不痒痛是也"。现代中医学多数医家认为,过敏性紫癜的病因以外邪侵袭、情志失调、饮食失节、久病为主。当外邪侵袭机体或内伤后,使脉络受损,血溢脉外,从而产生瘀斑。

一、临床表现

本病发病以春季和秋季较多,青少年男性多见。呼吸道感染是最为常见的致病因素,主要致病菌为β溶血性链球菌。大多数患者发病前 1～3 周有出血、乏力、低热、呼吸道感染、全身不适等前驱症状,随后出现典型的紫癜表现。

非血小板减少性可触性皮肤紫癜是最常见的临床表现,常成批反复出现,主要表现为类似荨麻疹或红色丘疹的皮疹,局限于四肢,对称性分布,以伸侧为主,躯干及面部极少累及。紫癜大小不等,一般 7～14 天逐渐消退,由按之不褪色的深红色渐变成紫色、黄褐色、浅黄色。

累及消化道黏膜及腹膜脏层毛细血管的患者出现呕吐、腹痛、腹泻及胃肠出血等症状,少数患者可并发胆囊炎、胆囊积水、胰腺炎、肠套叠、肠梗阻、肠穿孔及出血性小肠炎等。

累及关节部位血管的患者出现关节肿胀、疼痛、压痛及功能障碍等症状,主要累及双下肢,尤其是膝、踝、肘、腕等大关节,具有反复性、游走性发作的特点,多数呈良性自限性过程,不遗留关节畸形。累及肾小球毛细血管的患者出现肾脏损害,多发生于紫癜出现后2～4周,表现为血尿、蛋白尿、管型尿、高血压等,严重者可出现急性肾衰竭。少数患者还可因病变累及生殖系统、眼部、中枢神经系统、呼吸系统而出现睾丸炎、虹膜炎、视网膜出血及水肿、头痛、抽搐、舞蹈症、昏迷、肺出血及间质性肺炎等表现。

二、实验室检查

（一）血象

WBC 可正常或增加，中性粒细胞和嗜酸性粒细胞可增高，PLT 多正常，合并贫血时 PLT 可增加。

（二）出、凝血功能检查

部分患者可能出血时间延长，凝血功能通常正常，抗凝血酶原Ⅲ可增高或降低，纤维蛋白原含量及 D-二聚体含量可增加。

（三）尿、便常规

患者可有血尿、蛋白尿及管型尿，重症患者可见肉眼血尿。便潜血可呈阳性。

（四）活检

对于临床皮疹不典型或疑诊患者可行皮肤活检以协助诊断。典型病理改变为白细胞碎裂性血管炎，血管周围有炎症变化，中性粒细胞和嗜酸性粒细胞浸润等情况。血管壁可有灶性坏死及血小板血栓形成，严重病例有坏死性小动脉炎、出血及水肿，胃肠道及关节等有类似的病理改变。免疫荧光检查可见 IgA、C3、纤维蛋白、IgM 沉积。

（五）其他相关检查

红细胞沉降率可正常或增快，C-反应蛋白升高，血尿素氮升高，内生肌酐清除率下降，少数患者谷丙转氨酶、谷草转氨酶可升高，血白蛋白可降低，血清 IgA、IgE 多增高。

三、诊　　断

①发病前 1～3 周常有低热、咽痛、全身乏力或上呼吸道感染史；②典型四肢皮肤紫癜，可伴腹痛、关节肿痛及血尿；③血小板计数、功能及凝血相关检查正常；④排除其他原因所致的血管炎及紫癜。

四、西 医 治 疗

本病为自限性疾病，一般 2 周左右可治愈，单纯皮疹通常不需要治疗。多数患者预后良好，少数患者可转为慢性肾炎或肾病综合征。

（1）患者应脱离致病因素，防治感染，清除局部病灶，避免食用可能致敏的药物或食物等。急性期患者应卧床休息，消化道出血者应禁食并胃肠外营养支持治疗，出血严重时需行内镜进一步检查。

（2）急性期呼吸道及胃肠道等感染可适当给予抗感染治疗，注意急性期感染控制后，抗感染治疗对本病的发生并无治疗和预防作用。

（3）抗组胺药如盐酸异丙嗪、氯苯那敏、西咪替丁、氯雷他定，静脉注射钙剂及改善血管通透性的药物如卡巴克络、垂体后叶素、维生素C、曲克芦丁等。

（4）糖皮质激素可降低关节炎患者关节疼痛程度及缩短疼痛持续时间，有腹痛症状者可口服泼尼松治疗，顿服或分次口服，1～2mg/kg（最大剂量60mg），1～2周后减量。持续腹痛、肠出血、肠系膜血管炎、胰腺炎等胃肠道症状较重而不能口服的患者，以及关节炎、血管神经性水肿及其他器官的急性血管炎病情较重者推荐静脉使用糖皮质激素：推荐使用短效糖皮质激素氢化可的松琥珀酸钠，5～10mg/kg，根据病情可间断4～8小时重复使用，也可使用中长效糖皮质激素甲泼尼龙，5～10mg/（kg·d），急性器官血管炎病情严重者冲击治疗剂量可达15～30mg/（kg·d），最大剂量1000mg/d，连用3天，必要时1～2周后重复冲击3天或地塞米松0.3mg/（kg·d），严重症状控制后应改口服糖皮质激素，并逐渐减量，疗程不宜过长，一般不超过30天。

（5）血浆置换适用于合并肺肾综合征或反复肺出血等伴有严重合并症者，单独血浆置换治疗可以明显提高肾小球滤过率，改善急进性紫癜性肾炎预后并可缓解患者神经系统症状。阿托品和山莨菪碱可用于腹痛严重者，止痛药可用于关节痛者，奥美拉唑等质子泵抑制剂可用于胃肠道出血者。肾病患者可用肝素钠及华法林进行抗凝治疗。

（6）免疫抑制剂如环孢素、环磷酰胺、替麦考酚酯、硫唑嘌呤及咪唑立宾等用于糖皮质激素治疗不佳及依赖者，或近期反复发作者。可改善腹痛和肠出血等胃肠道症状、关节炎症状及皮疹反复发作等情况。合并颅内血管炎、颅内出血、肺泡出血的患者可采用静脉用甲泼尼龙和环磷酰胺冲击治疗。

（7）静脉注射丙种球蛋白可用于症状严重且常规糖皮质激素治疗无效的患者，能明显改善坏死性皮疹，腹痛、肠出血、肠梗阻等严重胃肠道症状，以及抽搐、颅内出血等脑血管炎的症状。常用剂量为1g/（kg·d）连用2天，或2g/（kg·d）用1天，或400mg/（kg·d）连用4天。

五、中医辨证论治

（一）辨证要点

本病发病原因、机制复杂，但其临床表现都有瘀斑，在辨证时首先要辨明虚实。若起病急，表现为发热、口渴、皮肤瘀斑，则属实证。若表现为潮热盗汗、心烦失眠、皮肤瘀斑，属虚证。若病程较长，表现为心悸气短、神疲乏力，属虚证。若表现为皮肤紫斑色深，舌暗红，有瘀斑或瘀点，脉涩，多为瘀血证。

（二）证治分型

1. 血热妄行证

临床表现：起病急，皮肤瘀斑色鲜红或紫红，发热，口渴，咽痛或便血，腹痛，舌红，苔黄，脉滑数。

治法：清热解毒，凉血散瘀。

方药：犀角地黄汤加减。犀角地黄汤出自《外台秘要》，由芍药、生地黄、丹皮、犀角组成。犀角（现用水牛角代替）清热、凉血、解毒；生地黄滋阴、清热、凉血；芍药、丹皮凉血、活血、散瘀。加减：瘀阻甚者，加三七、丹参、当归；热甚者，加生石膏、知母、栀子；发斑者，加玄参、紫草。

2. 阴虚火旺证

临床表现：皮肤瘀斑、瘀点呈青紫色，散在分布，时发时止，五心烦热，潮热盗汗，失眠，或关节痛，舌红，少苔，脉细数。

治法：滋阴清热。

方药：知柏地黄丸加减。知柏地黄丸出自《医方考》，由熟地黄、山萸肉、山药、泽泻、丹皮、茯苓、知母、黄柏组成，滋阴降火之力较强。加减：出血者，加墨旱莲、紫草、阿胶；阴虚甚者，加女贞子、枸杞子。

3. 风热伤络证

临床表现：起病较急，紫斑多发于下肢，色较红，略高于皮肤，或皮肤瘙痒，起风团；发热，口渴，烦躁，舌红，苔薄黄，脉浮数。

治法：辛凉透表，清热解毒。

方药：银翘散加减。银翘散出自《温病条辨》，由连翘、金银花、桔梗、薄荷、竹叶、甘草、荆芥穗、淡豆豉、牛蒡子组成。金银花、连翘相配，可疏散风热，清热解毒，避晦化浊，共为君。薄荷、牛蒡子疏散风热，清利头目；荆芥穗、淡豆豉解表散邪，共为臣。竹叶清热生津；桔梗、牛蒡子开宣肺气，共为佐药。甘草调和诸药，保护胃气，为佐使。

4. 气不摄血证

临床表现：病程较长，皮肤紫斑反复发作，色暗或乌青，神疲乏力，心悸气短，头晕目眩，舌淡，苔薄白，脉细弱。

治法：补气健脾。

方药：归脾汤加减。归脾汤出自《济生方》，由白术、当归、茯苓、黄芪、远志、龙眼肉、酸枣仁、人参、木香、甘草组成。人参、黄芪、白术、甘草益气健脾；当归、龙眼肉补血养心；茯苓、远志、酸枣仁宁心安神；木香行气健脾。加减：血虚重者，加阿胶、大枣、白芍；阴虚者，加女贞子、黄精。

5. 瘀血阻络证

临床表现：皮肤瘀斑色紫，反复发作，或发热，腹痛，关节痛，舌红有瘀斑，脉弦。

治法：养血活血。

方药：桃红四物汤加减。桃红四物汤出自《医垒元戎》，即四物汤加桃仁、红花，偏于活血化瘀。加减：气虚者，加黄芪、白术、党参；血瘀者，加川牛膝、丹参。

6. 湿热内阻证

临床表现：皮肤瘀斑色红或紫暗，头身困重，恶心，腹痛，食少便溏，舌红，苔黄腻，脉滑数。

治法：宣畅气机，清热利湿。

方药：三仁汤加减。三仁汤出自《温病条辨》，由杏仁、滑石、通草、白蔻仁、竹叶、厚朴、薏苡仁、半夏组成。杏仁开宣肺气；白蔻仁行气化湿；薏苡仁健脾渗湿，三者共为君。滑石、通草、竹叶清热利湿，共为臣。半夏、厚朴行气燥湿，为佐。加减：湿重者，加茯苓、车前子；出血者，加三七、白茅根。

六、康 复 治 疗

（一）饮食指导

饮食生活中要控制新的过敏反应，并使患者摄取充足和全面的营养饮食。对于普通紫癜患者，首先要禁食各种容易导致过敏的食物。一般来说，植物性饮食比较安全，而许多食物中的异体蛋白质尤其是动物蛋白可引起过敏性紫癜，这些食物主要有鱼、虾、蟹及其他海产品，以及肉类、蛋类、奶制品等。避免接触辛辣、刺激性食物，忌烟酒。

过敏性紫癜患者要注意补充营养，适当增加营养丰富的植物性食品，也要适当增加本地常见的各种水果和蔬菜。多摄取含有维生素 C 和维生素 K 的食物，富含维生素 C 的水果类和各种绿色蔬菜类，以及富含维生素 K 的菠菜和纳豆等食品，维生素 C 有减低毛细血管通透性和脆性的作用，维生素 K 有利于凝血和止血，对过敏性紫癜患者病情恢复有帮助。

饮食宜清淡，主食以大米、面食、各种粥类饮食为主。不要进食饮料、小食品等方便食品。这些食品中可能会含有很多添加剂，有可能导致新的过敏。

（二）预防疾病指导

注意休息，避免劳累，避免情绪波动及精神刺激。注意保暖，防止感冒。控制和预防感染，在有明确的感染或感染灶时选用敏感的抗生素，但应避免盲目地预防性使用抗生素。防止昆虫叮咬。去除可能的过敏原。为防止复发，患者治愈后应坚持巩固治疗一疗程。

皮肤紫癜有时伴有微痒，紫癜中央部有血疱或坏死，不要用手抓痒，以避免损伤皮肤引起感染，感染可加重病情。关节肿痛者，要卧床休息，减少关节活动，急性期不要热敷而需冷敷，可以止痛；慢性期过后，疼痛缓解，需热湿敷，以帮助关节腔内渗出液的吸收。观察紫癜有无减退，有无新发出血、腹痛或关节痛、肾功能等病情变化，需要时及时就医。

参 考 文 献

侯明. 2018. 内科学. 第 9 版. 北京：人民卫生出版社：612-614.

李冀，连建伟. 2016. 方剂学. 北京：中国中医药出版社：34，76，137.

孙伟正，孙凤，孙岸弢. 2017. 中医血液病学. 北京：人民卫生出版社：285-300.

吴勉华，王新月. 2012. 中医内科学. 北京：中国中医药出版社：21-26.

吴小川，唐雪梅. 2013. 儿童过敏性紫癜循证诊治建议. 中华儿科杂志，51（7）：502-507.

（李春磊）

第二节 原发性免疫性血小板减少症

原发性免疫性血小板减少症（primary immune thrombocytopenia），又称特发性血小板减少性紫癜（ITP），是由于患者对自身血小板抗原免疫失耐受导致免疫介导的血小板破坏增多和血小板产生不足等多种机制共同参与的获得性自身免疫性出血性疾病。

根据原发性免疫性血小板减少症的临床特点，可归属于中医学"肌衄""血证""葡萄疫"的范畴。

一、临 床 表 现

本病约占出血性疾病总数的 1/3，男性与女性发病率相近，育龄期女性的发病率高于同年龄组男性，60 岁以上老年人是本病的高发群体。＞60 岁的老年患者及合并感染、血小板功能异常及凝血功能障碍的患者，出血风险增加。

本病一般起病隐匿，具有出血倾向，以皮肤、黏膜出血最为常见，多表现为瘀点、瘀斑、紫癜及外伤后出血不止等，身体的任何部位均可出现，以四肢远侧端多见；鼻出血及牙龈出血亦很常见，出现口腔黏膜血疱的患者应警惕颅内出血的可能。尿道和胃肠道出血相对少见。感染等原因可使患者病情加重而出现严重、广泛的皮肤黏膜出血及内脏出血。部分患者可因长期出血过多及月经过多而出现失血性贫血的相关表现。

乏力是本病患者的常见临床表现，部分病例伴有明显的乏力症状。本病一般无肝、脾及淋巴结肿大，仅有不到 3% 的患者因病情反复发作而出现轻度的脾脏肿大。

二、实验室检查

（一）血象

血细胞形态无异常，血小板计数减少、大小不均，平均血小板体积和血小板分布宽度增大。可伴有程度不等的正常细胞性贫血或小细胞低色素性贫血。

（二）骨髓象

红系、粒系及单核系正常。巨核细胞计数正常或增加，伴有成熟障碍即体积小、胞质内颗粒少，幼稚巨核细胞数目增加，产板型巨核细胞计数显著减少。

（三）血清学检查

血浆血小板生成素水平正常或轻度升高。超过 70% 的患者抗血小板自身抗体阳性，部分患者抗心磷脂抗体和抗核抗体呈阳性。库姆斯（Coombs）试验阳性、血清胆红素水平升高的患者多合并自身免疫性溶血性贫血。

（四）其他相关检查

血小板功能多正常。出血时间延长，凝血功能正常，血块收缩不良，束臂试验阳性。

三、诊　　断

（一）诊断要点

①至少 2 次检查 PLT 减少，血细胞形态无异常；②体检脾脏一般不增大；③骨髓检查巨核细胞数正常或增多，有成熟障碍；④排除其他继发性血小板减少症，如自身免疫性疾病、甲状腺疾病、骨髓增生异常、恶性血液病及药物诱导的 PLT 减少等。

（二）分型与分期

（1）新诊断的 ITP 指确诊后 3 个月以内的 ITP。

（2）持续性 ITP 指确诊后 3～12 个月血小板持续减少的 ITP。

（3）慢性 ITP 指血小板减少持续超过 12 个月的 ITP。

（4）重症 ITP 指 PLT<10×10^9/L，且就诊时存在需要治疗的出血症状或常规治疗中发生新的出血症状，需要采用其他升高 PLT 的药物治疗或增加现有治疗的药物剂量。

（5）难治性 ITP 需满足以下 3 个条件：①脾切除后无效或者复发；②仍需要治疗以降低出血的危险；③除外其他原因引起的血小板减少症，确诊为 ITP。

四、西医治疗

ITP 目前尚无根治的方法，治疗的主要目的是提高 PLT，降低病死率。合理使用药物有助于 PLT 水平的提高，但应密切监测 PLT 的变化。

PLT>30×10^9/L，无出血表现，无手术、创伤，且不从事增加出血危险工作或活动的患者，发生出血的风险较小，可观察和随访，一般不需治疗。PLT<20×10^9/L，出血严重者应注意休息，严格卧床，避免外伤，伴有出血或者其他内脏出血者，可给予输注单采血小板治疗。止血药物如卡巴克络、曲克芦丁、维生素 K、氨基己酸、氨甲苯酸、去氨加压素、凝血酶、巴曲酶及吸收性明胶海绵等可应用。

糖皮质激素和静脉输注丙种球蛋白是 ITP 的一线治疗方法。一般糖皮质激素为首选治疗，其近期有效率约为 80%，使用激素过程中应监测血压、血糖的变化并使用胃黏膜保护剂及预防感染。如口服大剂量地塞米松（40mg/d×4 天），不需要进行减量和维持，无效者可在半个月后重复一个疗程。如使用泼尼松［起始剂量为 1.0mg/（kg·d）］，在病情稳定后需快速减至最小维持量（<15mg/d），治疗 4 周仍无反应，说明泼尼松治疗无效，应迅速减量至停用。长期应用糖皮质激素治疗的部分患者可出现骨质疏松、股骨头坏死、高血压、糖尿病、急性胃黏膜病变等不良反应。静脉输注丙种球蛋白主要用于：①ITP 的紧急治疗；②不能耐受糖皮质激素治疗；③脾切除术前准备；④妊娠或分娩前；⑤部分慢作用药物发挥疗效之前。IgA 缺乏、糖尿病和肾功能不全的患者慎用。

一线治疗无效或需要较大剂量糖皮质激素（>15mg/d）的患者，可给予艾曲波帕、罗米司亭、利妥昔单抗、硫唑嘌呤、环孢素 A、达那唑及长春碱类药物。此类药物起效快，一般 1~2 周即可起效，但停药后疗效不能维持，应进行个体化的维持治疗。重组人血小板生成素（rhTPO）可用 1.0μg/（kg·d）×14 天，至 PLT≥100×10⁹/L 时停药。应用 14 天 PLT 不升者，则视为无效，应停药。艾曲波帕可用 25mg/d 顿服，根据 PLT 调整剂量，维持 PLT≥50×10⁹/L，当 PLT≥100×10⁹/L 时应减量，当 PLT≥200×10⁹/L 时停药，最大剂量 75mg/d，用药过程中需要监测肝功能。首次应用罗米司亭，应从 1μg/kg 每周 1 次皮下注射开始，若 PLT<50×10⁹/L 则每周增加 1μg/kg，最大剂量 10μg/kg，若持续 2 周 PLT≥100×10⁹/L，开始每周减量 1μg/kg，当 PLT≥200×10⁹/L 时停药，如果以最大剂量应用 4 周 PLT 不升者视为无效，应停药。硫唑嘌呤的常用剂量为 100~150mg/d，可分 2~3 次口服，根据患者 WBC 调整剂量，其不良反应为骨髓抑制、肝肾毒性。环孢素 A 的常用剂量为 5mg/（kg·d），可分 2 次口服，根据血药浓度调整剂量，肝肾损害、齿龈增生、毛发增多、高血压、癫痫等为其不良反应，故用药期间应监测肝、肾功能。达那唑的常用剂量为 400~800mg/d，可分 2~3 次口服，但起效慢，需持续使用 3~6 个月，可与糖皮质激素联合以减少糖皮质激素用量。肝功能损害、月经减少为其主要不良反应，停药后可恢复，对月经过多者尤为适用。长春新碱的常剂量为 1.4mg/m²（最大剂量为 2mg/m²）或长春地辛 4mg，每周 1 次，共 4 次，其不良反应主要有周围神经炎、脱发、便秘和 WBC 减少等。

行脾切除治疗者，近期有效率可达 70%左右。可用于糖皮质激素正规治疗无效，病程迁延 6 个月以上者；泼尼松治疗有效，但维持量大于 30mg/d；糖皮质激素禁忌者。

脾切除无效者对糖皮质激素的需要量亦减少。

五、中医辨证论治

（一）辨证要点

本病多因外感，或饮食失节，或劳倦过度，或情志不畅，或久病等使血不循经，溢于脉外所致。本病为虚实夹杂之证。肝肾阴虚、气血亏虚为虚证；火热毒邪、瘀血为实证。辨证时在分清虚实后，也要考虑疾病的缓急之分。对于发病急、病程短、发热、出血者属急性；对于出血日久且反复发作经久不愈、病程长、气短、乏力者属慢性。治法当急则治其标，缓则治其本。

（二）证治分型

1. 血热妄行证

临床表现：发热，皮肤有瘀斑，或伴有衄血，舌红，苔黄，脉数。

治法：清热解毒，凉血止血。

方药：清营汤加减。清营汤出自《温病条辨》，由犀角、生地黄、玄参、竹叶心、麦冬、丹参、黄连、金银花、连翘组成，具有清营解毒，透热养阴之功。犀角（现用水牛角代替）清热解毒；生地黄、麦冬、玄参滋阴清热生津，又可助犀角清解热毒；金银花、连翘清热解毒；竹叶心清心除烦；丹参凉血活血。加减：热重者，加石膏、知母。若便血，酌加大蓟、小蓟、地榆、槐花、紫草。

2. 阴虚火旺证

临床表现：潮热盗汗，五心烦热，心烦失眠，腰膝酸软，舌红，少苔，脉细数。

治法：滋阴降火。

方药：大补阴丸加减。大补阴丸出自《丹溪心法》，由黄柏、知母、熟地黄、龟板组成。方中君以熟地黄、龟板，滋阴填精益髓。黄柏入肾经，泻相火；知母滋阴润燥。加减：出血者，加茜草、紫草、侧柏叶、阿胶。阴虚重者，加女贞子、墨旱莲。

3. 瘀血阻滞证

临床表现：皮肤有瘀斑，口唇青紫，面色晦暗，舌有瘀点或瘀斑，脉涩。

治法：活血化瘀。

方药：桃红四物汤加减。桃红四物汤出自《医垒元戎》，由四君子汤加桃仁、红花组成，具有养血活血之功。加减：兼见气滞者，可加柴胡、枳壳、桔梗、牛膝。若瘀血重者，加水蛭、三棱、鸡血藤。

六、康 复 治 疗

（一）饮食及日常生活指导

注意合理饮食，不吃生冷和粗硬食物，防止诱发口腔和胃肠出血。注意个人卫生，勤洗手、勤洗澡等，保证皮肤清洁，避免一些皮肤病。同时，还要注意常剪指甲，尽量减少对皮肤的抓挠，以免引发感染。口腔出血时要注意口腔卫生，防止黏膜糜烂、感染。发现洗肉水样小便或柏油样大便，提示尿路或胃肠出血，要报告医生及时做出诊断和治疗。洗澡时防止受凉、感冒，不要用力搓擦皮肤，更换的内衣要柔软、宽松、舒适。鼻出血要填塞止血，不用手挖血痂；若有头痛、呕吐、反应迟钝和神志改变，提示颅内出血，要保持头部平静，切勿乱摇乱动，及时送医院抢救。

（二）预防疾病指导

预防感染，避免外伤。由于患者血液中的 PLT 降低，容易外伤后血流不止，注意外伤和挫伤。指导孩子鼻出血等的应急治疗。学龄前儿童急性发作，出血重时，患儿必须卧床休息，严防外伤。血小板减少症引起典型的出血部位较常见于小腿,胃肠道大量出血会危及患者生命，因此应该提高警惕。此外，特别要注意头部挫伤等。长期、连续使用糖皮质激素的患者，如果减量过快或突然停药，会导致原发病复发或加重，还可引起许多不良反应。所以要严格按医生要求按时按量用药。

感冒而急速 PLT 减少，出现鼻出血、口腔内出血等现象，应尽早就诊。PLT 减少的情况下，避免激烈运动。根据止痛药的种类，若有降低血小板的功能而致出血倾向恶化的，需在医生的监督下服药。同时，伴随出血的牙科治疗、胃镜检查、肠镜检查、手术治疗，应事先与患者及家属沟通出血风险。

急性发作大多数情况下 8 周内就能治愈。慢性型，长期使用类固醇会有胃十二指肠溃疡、骨质疏松症、糖尿病、白内障、脸变圆等副作用，不能减量类固醇的情况下，可通过手术摘除损坏的脾脏。

参 考 文 献

白晓川，陈方平. 2016. 成人原发免疫性血小板减少性紫癜诊断与治疗中国专家共识（2016年版）. 中华血液学杂志，37（2）：89-93.

侯明. 2018. 内科学. 第9版. 北京：人民卫生出版社：614-616.

李冀，连建伟. 2016. 方剂学. 北京：中国中医药出版社：75，130，139.

孙伟正，孙凤，孙岸弢. 2017. 中医血液病学. 北京：人民卫生出版社：267-284.

王平，王建祥. 2020. 中国成人血小板减少症诊疗专家共识. 中华内科杂志，59（7）：498-510.

吴勉华，王新月. 2012. 中医内科学. 北京：中国中医药出版社：358-372.

（刘志强）

第三节　血栓性血小板减少性紫癜

血栓性血小板减少性紫癜（thrombotic thrombocytopenic purpura，TTP）是一组较少见的严重的弥散性微血管血栓出血综合征，其典型的五联征表现为微血管病性溶血、血小板减少性紫癜、神经精神症状、发热及伴有不同程度的肾脏损害。

血栓性血小板减少性紫癜根据其证候表现可归属于中医学"血证"的范畴。本病与心、肝、脾功能失调有密切关系，根据中医理论可知，心主血脉、肝主疏泄藏血、脾主统血，若心、肝、脾功能受损，可致机体气血功能失调，血行不畅则成瘀血，血溢脉外可见出血。本病病因为外感或内伤、邪毒内侵、先天禀赋不足、劳倦过度、久病等，均可导致脏腑功能失调，使瘀血阻络，甚至血溢脉外见皮肤瘀斑、衄血。

一、临 床 表 现

本病可发生于任何年龄，以15～50岁的女性多见，但并非所有患者五种表现均具有。出血及神经精神症状为最常见的临床表现。出血以皮肤、黏膜及视网膜为主，内脏及颅内出血者病情较严重。神经精神症状的特点为发作性、多变性，表现为意识紊乱、失语、惊厥、淡漠、视力障碍、偏瘫及局灶性感觉或运动障碍等。约半数的患者伴发热。微血管病性溶血性贫血多为轻中度贫血伴黄疸，表现为皮肤、巩膜黄染，尿色加深、乏力、气短，心悸等，脾大见于溶血反复发作者。本病患者伴有不同程度的肾脏损害，可出现蛋白尿、血尿、管型尿，血尿素氮及肌酐升高，严重者可发生急性肾衰竭。

二、实验室检查

（一）血象

可见不同程度的贫血，外周血涂片可见破碎红细胞＞2%，网织红细胞计数大多升高，PLT

显著降低，50%以上的患者 PLT<20×10^9/L。

（二）出凝血检查

出血时间延长，APTT、PT 及纤维蛋白原检测多正常，偶尔可见纤维蛋白降解产物轻度升高。vWF 多聚体分析发现 UL-vWF。

（三）血生化检查

血清间接胆红素和血清游离血红蛋白升高，血清结合珠蛋白下降，血清乳酸脱氢酶明显升高，尿胆原阳性，可见不同程度的血尿素氮及肌酐升高。心肌受损者可见肌钙蛋白 T 水平升高。

（四）其他相关检查

Coombs 试验阴性。遗传性 TTP 患者 ADAMTS13 活性<5%，部分获得性 TTP 患者的 ADAMTS13 活性显著降低且抑制物阳性。继发性 TTP 患者 ADAMTS13 活性多无明显变化。

三、诊　　断

诊断要点：①主要根据 TTP 临床表现，如微血管病性溶血性贫血、血小板减少性紫癜、神经精神症状"三联征"或具备"五联征"。若患者 PLT 减少伴神经精神症状应高度怀疑本病。②典型的血细胞计数变化和血生化改变。贫血、PLT 显著降低，尤其是外周血涂片中红细胞碎片明显增多；血清游离血红蛋白增高，血清乳酸脱氢酶明显升高。凝血功能检查基本正常。③血浆 ADAMTS13 活性显著降低，在特发性 TTP 患者中常检出 ADAMTS13 抑制物。部分患者此项检查正常。④排除溶血尿毒综合征（HUS）、弥散性血管内凝血（DIC）、伊文思（Evans）综合征、溶血肝功能异常血小板减少综合征，简称 HELLP 综合征、子痫等疾病。

四、西医治疗

本病病情较为凶险，病死率高，临床上需仔细分析病情，对高度疑似和确诊病例，不论轻型或重型，力争早期发现与治疗。

血浆置换为本病的首选治疗，对于诊断明确或高度怀疑本病者，应立刻开始血浆置换并应保证液体量的平衡。血浆置换量推荐为每次 2000ml（或为 40~60ml／kg），每日 1~2 次，直至症状缓解、PLT 及 LDH 恢复正常，以后可逐渐延长置换间隔。但对于继发性 TTP 患者血浆置换疗法常无效。对暂时无条件行血浆置换治疗或遗传性 TTP 患者可输注新鲜血浆或新鲜冰冻血浆。对于严重肾衰竭者，可与血液透析联合应用。血浆置换无效或多次复发的患者可静脉滴注免疫球蛋白，但效果不及血浆置换。

抗 CD20 单抗及免疫抑制剂如长春新碱、环孢素、环磷酰胺、糖皮质激素等可减少自身抗体产生，对获得性 TTP 可能有效。发作期 TTP 患者可辅助使用甲泼尼龙（200mg／d）或地塞米松（10~15mg／d）静脉输注 3~5 天，后过渡至泼尼松［1mg/（kg·d）］，病情缓解后可减量至停用。伴抑制物的特发性 TTP 患者也可加用长春新碱或其他免疫抑制剂，以减少自身抗体的产生。复发和难治性（或高滴度抑制物）特发性 TTP 患者也可加用抗 CD20 单克隆抗体，以清除患者体内抗 ADAMTS13 自身抗体，减少复发。推荐剂量为抗 CD20 单抗每周 375mg/m^2，连续应用 4 周。贫血症状严重者可以输注浓缩红细胞。病情稳定后可用抗血小板药物如双嘧达莫和（或）阿司匹林。应谨慎输注血小板，在严重出血危及生命时才考虑使用。

五、中医辨证论治

（一）辨证要点

本病的辨证首先应辨明虚实，瘀血阻滞贯穿本病的始终。若火热毒邪所致血行不畅，有壮热、口渴、皮肤瘀斑的表现，属实证。若气血亏虚致瘀，有气短乏力、少气懒言、唇甲色淡、皮肤瘀斑、衄血的表现，属虚实夹杂证。若肝肾阴亏，有腰膝酸软、潮热盗汗、心烦失眠、皮肤瘀斑、鼻衄、齿衄的表现，属虚实夹杂证。

（二）证治分型

1. 热毒炽盛夹瘀证

临床表现：发热，口渴欲饮，皮肤有瘀斑，伴有鼻衄、齿衄，心烦失眠，甚则神昏谵语，舌红绛，有瘀斑，苔黄，脉数。

治法：清热解毒，活血化瘀。

方药：清瘟败毒饮加减。清瘟败毒饮出自《疫疹一得》，由生石膏、生地黄、乌犀角、真川连、栀子、桔梗、黄芩、知母、赤芍、玄参、连翘、竹叶、甘草、丹皮组成。加减：加大蓟、小蓟、茜草根、三七、丹参等可凉血、活血又止血；若神昏谵语，可加服安宫牛黄丸以清热解毒，豁痰开窍。

2. 气血亏虚夹瘀证

临床表现：神疲乏力，少气懒言，心悸气短，唇甲色淡，皮肤有瘀斑，或伴有少量出血，舌淡，苔白，脉细涩。

治法：补气养血，活血化瘀。

方药：八珍汤加减。八珍汤出自《瑞竹堂经验方》，由四君子汤合四物汤组成，有气血并补之功。加减：加当归、川芎等养血活血。若气虚重者，加黄芪；若血虚重者，加阿胶、枸杞子。若出血者，加三七、蒲黄等。

3. 肝肾阴虚夹瘀证

临床表现：腰膝酸软，头晕耳鸣，潮热盗汗，五心烦热，皮肤瘀斑，伴有衄血，舌红，少苔，脉细数。

治法：滋补肝肾，活血化瘀。

方药：一贯煎加减。一贯煎出自《续名医类案》，由北沙参、麦冬、当归身、生地黄、枸杞子、川楝子组成。方中生地黄，滋阴清热，为君。枸杞子、当归滋养肝肾；北沙参、麦冬涵养肝木。川楝子疏肝行气，为佐药。加减：加桃仁、红花、赤芍、川芎以活血化瘀。若阴虚症状重者，加龟板、知母、黄柏等。

参 考 文 献

侯明. 2018. 内科学. 第9版. 北京：人民卫生出版社：616-617.

李冀，连建伟. 2016. 方剂学. 北京：中国中医药出版社：81，133，140.

阮长耿，余自强. 2012. 血栓性血小板减少性紫癜诊断与治疗中国专家共识（2012年版）. 中华血液学杂志，33：（11）1-9.

孙伟正，孙凤，孙岸弢. 2017. 中医血液病学. 北京：人民卫生出版社：309-316.

吴勉华，王新月. 2012. 中医内科学. 北京：中国中医药出版社：358-372.

（张立芬）

第四节 弥散性血管内凝血

弥散性血管内凝血（disseminated intravascular coagulation，DIC）是在各种疾病的基础上，致病因素损伤微血管体系，进而涉及凝血、抗凝、纤溶等多个系统的临床综合征，常导致出血及微循环衰竭。

中医学根据DIC的临床表现，将其归属于"血瘀证""血证"的范畴。血瘀证是指瘀血内停，血行不畅，以出血，肿块，刺痛且痛有定处，固定不移等为主要表现。同时气血相互影响，互为因果，可单独或同时致病，《内经》中就提到了"血气不和，百病乃变化而生"的观点。

一、临 床 表 现

DIC并非一个独立的疾病，而是许多疾病复杂病理过程的中间环节之一，其临床表现有相应基础疾病的表现及DIC各期的特征性表现，故其临床表现复杂且差异很大。原发病为细菌、病毒、立克次体等严重感染，急性早幼粒细胞白血病、胰腺癌、淋巴瘤等恶性肿瘤，羊水栓塞、感染性流产、子宫破裂、胎盘早剥、前置胎盘等病理产科，大面积烧伤、严重挤压伤、骨折等创伤，毒蛇咬伤、输血反应、移植排斥等严重中毒或免疫反应，手术等。

自发性、多发性的出血倾向是本病的典型临床表现之一，出血部位可遍布全身，以皮肤、黏膜、伤口及穿刺部位较为常见，部分患者出现内脏出血的临床表现，严重者可发生颅内出血，进而危及生命。

微血栓形成是DIC的基本和特异性病理变化，主要为纤维蛋白血栓及纤维蛋白-血小板血栓，其发生部位广泛，可累及浅层的皮肤、消化道黏膜的微血管等部位，但较少有患者出现局部坏死和溃疡。深部器官因微血管栓塞而导致的器官衰竭在临床上更为常见，可表现为顽固性休克、呼吸衰竭、意识障碍、颅内高压及多器官功能衰竭，其中呼吸循环衰竭是导致患者死亡的常见原因。

休克或微循环衰竭表现为一过性或持续性的血压下降，休克不能用原发病解释，顽固且不易纠正，肾、肺、脑等器官功能不全的表现早期即可出现，表现为肢体湿冷、少尿、呼吸困难、发绀及神志改变等，是 DIC 病情严重、预后不良的征兆。休克程度与出血量常不成比例。

微血管病性溶血较少发生，表现为进行性贫血且贫血程度与出血量不成比例，皮肤及巩膜黄染偶尔可见。

二、实验室检查

PLT 下降，多种凝血因子水平低下，PT、APTT 显著延长，纤维蛋白原浓度下降，D-二聚体水平升高或阳性，血浆鱼精蛋白副凝固试验（3P 试验）阳性。

三、诊　　断

1. 临床表现

（1）存在易引起 DIC 的基础疾病。

（2）有下列一项以上临床表现：①多发性出血倾向；②不易用原发病解释的微循环衰竭或休克；③多发性微血管栓塞的症状、体征，如皮肤、皮下、黏膜栓塞性坏死及早期出现的肺、肾、脑等脏器衰竭。

2. 实验检查指标

同时有下列 3 项以上异常：①PLT＜$100×10^9$/L 或进行性下降，肝病、白血病患者 PLT＜$50×10^9$/L。②血浆纤维蛋白原含量＜1.5g/L 或进行性下降，或＞4g/L，白血病及其他恶性肿瘤时＜1.8g/L，肝病时＜1.0g/L。③3P 试验阳性或血浆 FDP＞20mg/L，肝病、白血病时 FDP＞60mg/L，或 D-二聚体水平升高或阳性。④PT 缩短或延长 3 秒以上，肝病、白血病时延长 5 秒以上，或 APTT 缩短或延长 10 秒以上。

四、西 医 治 疗

（一）治疗引发 DIC 的基础病以消除诱因

积极消除诱因，治疗基础疾病是终止 DIC 最关键和根本的治疗措施，如治疗肿瘤，控制感染，纠正缺血、缺氧及酸中毒，治疗肿瘤及外伤等。对于败血症，应选择使用对病原菌敏感且释放内毒素最低的抗生素，以避免因抗生素的使用加速 DIC 发展，抗生素使用可参照表 6-1。

表 6-1　诱导内毒素释放的抗生素

强度	类别	名称
最强	β内酰胺类	氨苄西林、头孢类抗生素、氨曲南等
次强	氨基糖苷类	庆大霉素、丁胺卡那
较弱	喹诺酮类	妥布霉素、环丙沙星、氧氟沙星
最弱	碳青霉烯类	

（二）替代治疗

已进行病因及抗凝治疗，DIC 未能得到良好控制，当患者出血或需进行有创操作而有高度出血的危险时，均应立刻进行血产品补充。

1. 补充血小板或凝血因子的阈值标准

①PLT≤50×10^9/L；②Fbg≤1.5g/L；③PT、APTT≥正常 1.5 倍。

2. 输注量

（1）PLT 减少者，输浓缩血小板 1～2 袋。

（2）Fbg 减少者，输 Fbg 浓缩品 3g 或冷沉淀。

（3）已有出血时，输注冰冻血浆，如无容量限制可以输入 15～30ml/kg。

（三）抗凝治疗

抗凝治疗是减轻器官损伤，重建凝血-抗凝平衡的重要措施之一。DIC 高凝期，血小板及凝血因子进行性下降者、微血管栓塞表现明显者需进行抗凝治疗。

（1）肝素：肝素类药物是治疗 DIC，尤其是败血症时预防 DIC 发生的常用抗凝药物，低分子量肝素（LMWH）优于普通肝素（UFH）。APTT 是普通肝素常用的血液学监测指标，普通肝素的合适剂量是使 APTT 延长为正常值的 1.5～2.0 倍时的剂量。鱼精蛋白用于普通肝素过量时。低分子量肝素常规剂量下无须严格血液学监测。

（2）抗凝血酶（AT）：对凝血酶、FⅩa、FⅨa 与 FⅪa、FⅫa 均具有灭活作用，亦有明显抗炎效应。

（3）组织因子途径抑制物（TFPI）：首先与 K2 结合并灭活 FⅩa，而后与 K1 结合并灭活 TF/Ⅶa，通过 TF/Ⅶa-TFPI-Ⅹa 四聚体形成而阻遏外在凝血途径启动。

（4）酶原型蛋白 C（PC）：因 PC 活化后，与蛋白 S 结合形成 APC/PS 复合物能够灭活 FⅤa 和 FⅧa，具有很强的抗凝作用。

（四）抗纤溶治疗

DIC 的基础病因及诱发因素已经去除或控制，并伴有明显纤溶亢进的患者可使用纤溶抑制药物，如氨基己酸（EACA）、氨甲苯酸（PAMBA）等。

五、中医辨证论治

（一）辨证要点

导致 DIC 的病因多与外伤、六淫、情志、久病等相关。温热毒邪侵袭人体，灼伤津血，或动血，致血热妄行，使血液瘀阻脉络。寒性收引，血遇寒则凝。外伤使机体脉络受损，致使血液瘀滞。久病者，正气受损，脏腑虚衰，气血运行不畅，而形成瘀血。因此，辨证时要分清疾病的寒热虚实，辨其病性的气血阴阳，明确瘀血贯穿疾病始终。

（二）证治分型

1. 热盛血瘀证

临床表现：壮热，烦躁，口渴欲饮，病重者可出现神昏谵语，皮肤有紫斑，或有吐血、衄血，小便黄赤，大便秘结，舌红绛或紫暗，苔黄，脉弦数。

治法：清热凉血，活血化瘀。

方药：桃红四物汤合清瘟败毒饮加减。桃红四物汤出自《医垒元戎》，由桃仁、红花、熟地黄、芍药、当归、川芎组成。清瘟败毒饮出自《疫疹一得》，由生石膏、生地黄、乌犀角、真川连、栀子、桔梗、黄芩、知母、赤芍、玄参、连翘、竹叶、甘草、丹皮组成。

2. 气虚血瘀证

临床表现：神疲乏力，少气懒言，心悸气短，皮肤有紫斑，或衄血、吐血，舌质淡，苔白，脉弱或涩。

治法：补气活血。

方药：补阳还五汤加减。补阳还五汤出自《医林改错》，由黄芪、当归尾、赤芍、地龙、川芎、红花、桃仁组成。本方重用黄芪，大补元气，使气旺血行，为君药。当归尾，活血通络而不伤血，为臣。赤芍、川芎、桃仁、红花活血化瘀，共为佐药。地龙通经活络，为佐使。

3. 阴虚血瘀证

临床表现：形体消瘦，五心烦热，潮热盗汗，口燥咽干，心烦少寐，皮肤有紫斑，或衄血、吐血，舌红少津，少苔，脉细数。

治法：滋阴养血，活血化瘀。

方药：通幽汤加减。通幽汤出自《脾胃论》，由桃仁、红花、生地黄、熟地黄、当归身、炙甘草、升麻组成。生地黄清热凉血，养阴生津；熟地黄滋阴补血，填精益髓，共为君。当归身养血活血；升麻清热解毒，升举阳气；炙甘草益气和胃，共为臣。桃仁、红花活血化瘀，为佐。

4. 阳虚血瘀证

临床表现：畏寒肢冷，口淡不渴，面色，皮肤有紫斑，或吐血、衄血，舌淡胖或紫暗，苔白，脉沉细或微细。

治法：益气回阳，活血化瘀。

方药：参附汤合桃仁四物汤。参附汤出自《正体类要》，由人参、附子组成。人参可大补元气，复脉固脱，生津养血。附子为辛甘大热之品，有回阳救逆，补火助阳之力。

参 考 文 献

冯靖涵，李沐涵. 2011. 中医药治疗弥漫性血管内凝血研究进展. 辽宁中医药大学学报，13（5）：266-268.

胡豫. 2018. 内科学. 第9版. 北京：人民卫生出版社：623-627.

李冀，连建伟. 2016. 方剂学. 北京：中国中医药出版社：81，109，129，202.

刘泽霖. 2020. 播散性血管内凝血-近廿年研究之进展（2）. 血栓与止血学，26（4）：541-543，548.

孙伟正，孙凤，孙岸弢. 2017. 中医血液病学. 北京：人民卫生出版社：337-347.

吴勉华，王新月. 2012. 中医内科学. 北京：中国中医药出版社：358-372.

徐茂强. 2017. 弥散性血管内凝血中国专家共识（2017 年版）. 中华血液学杂志，5（38）：361-363.

（万　琪）

第五节　血　友　病

　　血友病（hemophilia）是一组 X 染色体连锁的遗传性凝血活酶生成障碍引起的出血性疾病，分为凝血因子Ⅷ（FⅧ）缺乏导致的血友病 A 和凝血因子Ⅸ（FⅨ）缺乏导致的血友病 B，其中血友病 A 相对更为常见。

　　根据血友病的临床表现，可归属于中医学"血证"的范畴。

一、临　床　表　现

　　血友病的发病率不存在种族和地区的差异。幼年发病、阳性家族史、外伤或手术后延迟性出血、自发或轻度外伤后出血不止、血肿形成及关节出血是本病的特征性表现。血友病 A 和血友病 B 的临床表现相同。

　　本病患者常伴出血表现，出血的轻重取决于血友病类型及相关因子缺乏程度，血友病 A 出血较血友病 B 重。主要表现为关节、肌肉和深部组织出血，胃肠道、泌尿道、中枢神经系统等部位出血也较常见，出血多是与生俱来并伴随终生的，且表现为自发性或轻度外伤、小手术后（如拔牙、扁桃体切除）出血不止。膝、踝关节等负重关节反复出血，最终可导致关节肿胀僵硬、畸形和（或）假肿瘤形成，可伴骨质疏松、关节骨化及相应肌肉萎缩，严重者危及生命。

　　另一常见临床表现为血肿压迫的症状和体征。局部疼痛、麻木及肌肉萎缩多为血肿压迫周围神经所致，压迫血管导致相应供血部位瘀血水肿甚至缺血坏死，口腔底部、咽后壁、喉及颈部出血可致呼吸困难甚至窒息，腹膜后出血可引起麻痹性肠梗阻。

二、实验室检查

（一）出凝血检查

　　出血时间、凝血酶时间、凝血酶原时间正常，纤维蛋白原定量正常，血小板计数正常且聚集功能良好，血块回缩试验正常。轻型患者 APTT 正常或轻度延长，APTT 延长见于重型患者。

（二）临床确诊试验

　　测定 FⅧ活性（FⅧ：C）、FⅨ活性（FⅨ：C）及血管性血友病因子抗原（vWF：Ag）有助于血友病的确诊，也可根据测定结果对血友病进行临床分型。血友病 A 患者 FⅧ：C 减低或缺乏，vWF：Ag 正常，FⅧ：C/vWF：Ag 明显降低。血友病 B 患者 FⅨ：C 减低或缺乏。

（三）基因诊断

对患者进行基因检测可以确定致病基因、为产前诊断提供依据及判定患者产生抑制的风险。

三、诊　断

（一）血友病 A

（1）临床表现：①男性患者，有或无家族史，有家族史者符合 X 连锁隐性遗传规律；②关节、肌肉、深部组织出血，可呈自发性，或发生于轻度损伤、小型手术后，易引起血肿及关节畸形。

（2）实验室检查：①出血时间、PLT 及 PT 正常；②APTT 延长；③FⅧ：C 水平明显低下；④vWF：Ag 正常。

（二）血友病 B

（1）临床表现：基本同血友病 A，但程度较轻。

（2）实验室检查：①出血时间、PLT 及 PT 正常；②APTT 重型延长，轻型可正常；③FIX 抗原及活性减低或缺乏。

四、西 医 治 疗

以替代治疗为主的综合治疗是血友病的治疗原则。此外，需要预防出血，避免肌内注射和外伤，加强自我保护，及时有效地处理出血，避免使用阿司匹林等药物。定期接受综合性血友病诊治中心的随访和家庭治疗是治疗的关键。早期治疗可以显著减少疼痛、功能障碍及残疾的发生，并极大地减少因并发症而导致的住院。

（一）替代治疗

1. 替代治疗的药物选择和给药方法

（1）血液制品：血友病 A 首选基因重组 FⅧ制剂或病毒灭活的血源性 FⅧ制剂，无上述条件时可选用冷沉淀或新鲜冰冻血浆等。血友病 B 的替代治疗首选基因重组 FIX 制剂或病毒灭活的血源性凝血酶原复合物（PCC），无上述条件时可选用新鲜冰冻血浆等。FⅧ半衰期为 8～12 小时，需连续静脉滴注或每日 2 次；FIX 半衰期为 18～24 小时，故每日 1 次即可。

每千克体重输注 1U FⅧ能使体内 FⅧ：C 水平提高 2%；每千克体重输注 1U FIX 能使体内 FIX：C 水平提高 1%。最低止血要求 FⅧ：C 或 FIX 水平达 20%以上，出血严重或欲行中型以上手术者，应使 FⅧ：C 或 FIX 活性水平达 40%以上。

凝血因子的补充一般可采取下列公式计算：

$$FⅧ剂量（U）=体重（kg）×所需提高的活性水平（\%）÷2$$

$$FIX剂量（U）=体重（kg）×所需提高的活性水平（\%）$$

（2）艾美赛珠单抗：是一种双特异性单克隆抗体，可模拟FⅧa的辅因子功能，并同时桥接FIXa和FX，使FX在没有FⅧ的情况下得以继续激活，重新恢复天然的凝血通路。该药在美国内已获批用于血友病A合并FⅧ抑制物患者的常规预防治疗。推荐的给药方案为前4周给予负荷剂量3mg/kg每周1次皮下注射，以快速达到目标血药浓度，第5周起给予维持剂量1.5mg/kg每周1次皮下注射。

（3）抑制物的处理：部分患者因反复输注血液制品而产生FⅧ或FIX抑制物，患者血浆中可以检测到FⅧ或FIX的抑制物。抑制物的处理包括控制出血和清除抑制物。

出血包括急性出血、诱导免疫耐受治疗（ITI）中或失败后的出血及艾美赛珠单抗治疗中的突破性出血。对于低滴度抑制物（≤5BU/ml）和非高反应型抑制物（再次输注FⅧ/FIX后抑制物滴度>5BU/ml）的患者，可使用大剂量FⅧ/FIX。按1BU/ml可中和20U/kg外源性FⅧ/FIX计算中和体内抗体所需的FⅧ/FIX剂量，再加上达到预期因子水平需额外增加的FⅧ/FIX剂量。对于高滴度抑制物（>5BU/ml）的患者或ITI失败或ITI治疗中出血的患者，可供选择的旁路途径药物，包括基因重组活化凝血因子Ⅶ（rFⅦa）及PCC。rFⅦa的使用方法为静脉注射90μg/kg，每2~4小时1次或270μg/kg单次给药。相比旁路制剂按需或预防治疗，艾美赛珠单抗预防治疗在控制出血、提高血友病患者生存质量上都有显著改善。用药方案与前述一致。

ITI是指抑制物阳性患者长期规律性频繁接受凝血因子制剂治疗，从而达到外周免疫耐受。ITI是目前清除血友病伴抑制物的主要治疗方案。

2. 不同情况下替代治疗的实施方案

（1）按需治疗和围术期替代治疗：按需治疗是指有明显出血时给予的替代治疗，目的在于及时止血。及时充分地按需治疗不仅可以及时止血止痛，更可阻止危及生命的严重出血的发展。围术期替代治疗是指手术前、手术中和手术后进行的替代治疗，目的在于保证血友病患者手术的顺利实施和手术后的顺利康复。

具体替代治疗方案见表6-2。

表6-2　替代治疗方案

出血类型	血友病 A		血友病 B	
	预期水平（IU/dl）	疗程（天）	预期水平（IU/dl）	疗程（天）
关节	40~60	1~2（若反应不充分可以延长）	40~60	1~2（若反应不充分可以延长）
表层肌/无血管神经损害（除外髂腰肌）	40~60	2~3（若反应不充分可以延长）	40~60	2~3（若反应不充分可以延长）
起始	80~100	1~2	60~80	1~2
维持	30~60	3~5（作为物理治疗期间的预防，可以延长）	30~60	3~5（作为物理治疗期间的预防，可以延长）
中枢神经系统/头部				
起始	80~100	1~7	60~80	1~7
维持	50	8~21	30	8~21

续表

出血类型	血友病 A		血友病 B	
	预期水平（IU/dl）	疗程（天）	预期水平（IU/dl）	疗程（天）
咽喉和颈部				
起始	80～100	1～7	60～80	1～7
维持	50	8～14	30	8～14
胃肠				
起始	80～100	7～14	60～80	7～14
维持	50		30	
肾脏	50	3～5	40	3～5
深部裂伤	50	5～7	40	5～7
手术（大）				
术前	80～100		60～80	
术后	60～80	1～3	40～60	1～3
	40～60	4～6	30～50	4～6
	30～50	7～14	20～40	7～14
手术（小）				
术前	50～80		50～80	
术后	30～80	1～5（取决于手术类型）	30～80	1～5（取决于手术类型）

（2）预防治疗：是指为了防止出血而定期给予的规律性替代治疗，是以维持正常关节和肌肉功能为目标的治疗，我国目前普遍采用的是以下低剂量方案：血友病 A，FⅧ制剂 10IU/kg 体重每周 2～3 次；血友病 B，FIX制剂 20IU/kg 体重每周 1 次。

（二）其他药物治疗

积极使用止血药物，如卡巴克络、曲克芦丁、垂体后叶素、维生素 C、糖皮质激素、维生素 K、氨基己酸、氨甲苯酸、去氨加压素、凝血酶、巴曲酶及吸收性明胶海绵等。局部加压包扎、固定及手术结扎局部血管等方法也可有效止血。抗纤溶药物如氨甲环酸、6-氨基己酸、氨甲苯酸等，但不可与凝血酶原复合物同时使用，且泌尿系统出血时禁用。

（三）血友病性关节病的处理

血友病性关节病是指由于反复关节出血导致关节功能受损或关节畸形。关节出血者可在行替代治疗的同时加以固定及理疗，有关节强直及畸形的患者，可在补充足量 FⅧ或 FIX 的前提下，行关节成形或人工关节置换术，考虑到现实情况，除非患者及其家庭经济能够承受，不宜积极推广关节置换等矫形手术。慢性关节滑膜炎伴反复关节出血的患者可以采用放射性核素滑膜切除。

（四）血友病性假肿瘤的处理

血友病性假肿瘤是血友病一种少见但致命的并发症，其本质是发生在肌肉或骨骼的一种囊性包裹的血肿，通常是发生出血后凝血因子替代治疗不充分而长期慢性出血的结果。

血友病性假肿瘤的治疗目标应该是彻底清除假肿瘤，尽可能重建正常解剖结构。清除假肿瘤最理想的方法是完整切除。为了减少重要脏器的损伤，可以将邻近重要器官的囊壁保留。并由血液科医师进行评估，需要检测凝血因子抑制物及回收率。围术期及术后需要综合关怀团队合作，以防止并发症的发生和假肿瘤复发。

五、中医辨证论治

（一）辨证要点

本病多以外邪入侵、先天禀赋不足、劳倦过度、久病等因素，使血不循经而溢脉外，造成出血。辨清虚实当为其辨证要点。若起病急，发热，出血鲜红，则为实证。若病程较长，出血量少而淡，伴有面色苍白，倦怠乏力，唇甲色淡，则为虚证。若腰膝酸软，头晕耳鸣，出血量较多、色红，伴有心悸、盗汗，则为阴虚证。

（二）证治分型

1. 血热炽盛证

临床表现：起病急，发热，出血鲜红，伴有咽干口渴，小便黄赤，大便秘结，舌红绛，苔黄，脉数。

治法：清热解毒，凉血止血。

方药：黄连解毒汤加减。黄连解毒汤出自《外台秘要》，由黄连、黄芩、黄柏、栀子组成，有泻火解毒之功。可配伍茜草根、大蓟、小蓟、白茅根、侧柏叶等凉血止血。

2. 肾精亏虚证

临床表现：腰膝酸软，头晕耳鸣，出血量较多、色红，伴有心悸、盗汗，舌红，少苔，脉细数。

治法：补肾填精，滋阴降火。

方药：六味地黄丸合大补阴丸。六味地黄丸出自《小儿药证直诀》，方中熟地黄、山萸肉、山药，谓之"三补"；泽泻、茯苓、丹皮，谓之"三泻"。"三补""三泻"并用，补泻兼顾，共奏补肾填精且降相火之力。大补阴丸出自《丹溪心法》，由黄柏、知母、熟地黄、龟板组成，有滋阴降火之功。方中熟地黄滋阴填精益髓；龟板滋阴潜阳，二者共为君。黄柏泻相火，知母滋阴清热，共为臣。

3. 气血两亏证

临床表现：病程较长，出血量少而淡，伴有面色苍白，倦怠乏力，唇甲色淡，舌淡，苔白，脉细弱。

治法：益气养血。

方药：八珍汤加减。加减：若心神失养，心烦失眠，加远志。若气虚重，可酌加黄芪。若血虚重，可酌加阿胶、枸杞子、何首乌等。

六、康复治疗

血友病有关节腔、肌肉群和内脏器官出血的临床特点。关节腔和肌肉群出血会引起疼痛，反复出血可导致关节畸形。在血友病的综合治疗中，康复训练治疗在预防关节功能障碍及提高日常生活能力方面起着重要作用。

血友病患者可以选择的运动训练有多种，为了防止出血需要运动前注射凝血因子，根据身体状况及关节病变程度进行运动训练，训练过程中可以使用护具如护膝、护踝等。血友病患者的凝血因子若达不到保护水平，不要轻易尝试过度运动或危险度较高的运动。

（一）关节腔内出血

在血友病患者的出血中，关节腔内出血较常见，关节腔内出血引起肿胀、疼痛、不能或不愿负重而影响患者的日常生存质量。关节腔内出血明显会引起关节活动度的改变、关节僵硬，出血后的康复训练不及时，会造成关节畸形，适当的康复训练会增加肌肉的力量，保护和促进关节功能的恢复。康复治疗中首先应关注血友病性关节病引起的肌力下降，要进行防止肌力下降的康复训练。另外，血友病患者往往出现关节腔内出血导致的肘、膝、踝等关节活动度受限，康复治疗师进行关节活动功能障碍的评估并制订方案。血友病患者是否存在关节功能障碍，可以在康复科门诊评估关节功能，选择适当的时期进行康复治疗。治疗原则为防止肌力下降，改善和恢复关节的活动度，减轻关节肿胀和疼痛。

补充缺乏的凝血因子是终止出血的必要措施，血友病患者进行康复训练前和训练中要注射相关缺乏因子，防止活动关节时引起出血。血友病的因子替代治疗使患者的止血功能恢复到正常，达到控制出血发作、预防出血发生的目的，患者的日常生活活动不受限制。对于有关节功能障碍的中老年血友病患者也需要康复训练，老年人除了关节功能障碍以外合并内科疾病或并发症，此类患者以维持关节功能和防止失用综合征为目的，要适当地屈伸关节，从小的运动量开始，逐渐增加训练强度，动作应缓慢、适度，肌力训练和关节活动度训练应在无痛范围内进行，适当地加大关节活动度。另外，必要时可佩戴辅助性工具。

根据 X 线检查受累关节情况和关节活动度评价并讨论是否可行运动训练。关节无异常的情况下，要注射凝血因子，定期检查，评估关节状况并指导康复训练。另外，凝血因子的定期补充疗法使肘和膝关节不易出血，但踝关节较易出血，会引起炎症等。若发现炎症要减轻肌力训练，保护踝关节。

普及使用注射凝血因子以来，血友病患者关节腔和肌肉群出血导致关节功能障碍和严重肌力下降明显降低，因此使用注射凝血因子替代疗法的同时建议积极进行运动训练。

有关节功能障碍和肌力下降、关节肿痛等症状的患者可以进行物理治疗。物理治疗期间关节或肌肉出血，患者需要卧床休息，停止训练和活动，必要时使用夹板固定关节和冷敷出血部位，避免因活动而加重出血和疼痛。

无法保持静息时，为防止关节活动不稳定可佩戴支具。

过度静息会导致肌力下降，固定关节情况下进行肌肉的等长收缩可以防止肌力下降，此运动在有疼痛和炎症的时候可以进行。

活动关节和肌肉时的注意事项如下：

（1）应鼓励患者进行机体活动，注重肌肉力量的强化、协调性。

（2）血友病患者的骨密度可能会降低，在不影响关节健康的情况下进行负重运动，可促进形成和保持良好的骨密度。

（3）应鼓励患者进行非对抗性的运动，如游泳、散步、打高尔夫球、打羽毛球、射箭、骑自行车、赛艇、帆船、打乒乓球。

（4）最好避免身体强烈对抗和碰撞的运动，如足球、曲棍球、橄榄球、拳击、摔跤及高速运动。

（5）在进行机体活动之前，患者应请专业治疗师评估是否可以活动，指导护具选择、预防治疗（因子和其他措施）及需要的身体技能。

（6）在活动中，尤其是在不能提供凝血因子的地方，可用支具或夹板保护关节。

（7）出血后应逐步地开始恢复活动，最大限度地减少再次出血的可能。

（二）关节腔内出血时应急措施

关节腔内出血有关节疼痛或某种异常感觉、关节部位皮肤明显肿胀和发热，出血量大时，关节活动明显受限，此时，应立即足量输注凝血因子，同时遵循RICE原则，即患肢休息制动（rest）、冰敷（ice）、局部压迫（compression）、抬高患肢（elevation）。

关节腔内出血早期关节部位发热加剧，活动时感到不适，后期静止时感到疼痛、肿胀、有触痛，运动能力丧失。关节腔内出血后，关节处于弯曲状态通常是最舒服的体位，改变这种体位会使疼痛加重。当患者长期不活动时出现关节僵硬。

急性关节血肿要尽快止血，给予适当剂量的凝血因子，以提高凝血因子水平。避免负重、受压，抬高关节，考虑用夹板固定关节，关节周围敷以冰块或冰袋。如果继续出血，考虑二次输注凝血因子。

病情稳定后，积极参与康复训练。

（1）若疼痛和肿胀减弱，应该鼓励患者将患病关节从舒适的位置改变为功能位置，并逐渐减轻关节的弯曲状态，努力做到完全伸展。

（2）康复训练从轻微的被动活动逐渐转为主动运动，但如果出现肌肉紧张现象，需加以小心。

（3）鼓励患者尽早实施主动运动，尽可能防止肌肉萎缩，并防止慢性关节功能障碍。

（4）继续进行主动运动和本体感觉训练，直至达到出血前的关节活动范围及炎症消失。

（5）如果锻炼方案恰当，在锻炼之前无须进行因子替代治疗。

（三）肌肉出血

肌肉出血由直接打击或突然牵拉而引起，伴随疼痛和肿胀及功能障碍，如由腓肠肌出血引起的跛行。肌肉出血的并发症有缺血性挛缩、跟腱短缩、神经损伤、假肿瘤等，因此肌肉出血的早期诊断和适当治疗非常重要，可防止肌肉挛缩、再出血和假肿瘤形成。处理原则基本与关节出血相似，但凝血因子的注射量需要调整。四肢深部屈肌群出血涉及神经血管损害，出血发生于浅表的肌肉，如肱二头肌、小腿三头肌、腓肠肌、四头肌和臀肌，制动受伤部位，并抬高肢体，用夹板将肌肉固定于一个舒适的位置，并调整到疼痛允许的功能位置。为了减轻疼痛，可每4～6小时在受伤肌肉周围用冰块或冰袋冷敷15～20分钟。若疼痛消失，可以进行物理治疗，而且应该辅以逐渐增加运动量，以完全恢复肌肉长度、力量及功能。在这个过程中应使用因子保护性治疗，与物理治疗和血友病因子注射治疗同时进行，并坚持使用石膏或夹板固定。若有神经损伤，将需要支具固定。如果在物理治疗期间疼痛加重，说明有再次出血的可能性，应定期进行评估，密切观察病情变化。

（四）血友病性骨关节炎

反复的关节腔内出血导致关节病变，血友病性骨关节病以滑膜增生和关节软骨破坏为临床特征。康复的主要目标是减轻骨关节病引起的疼痛、改善关节活动度、增强肌力。疼痛是关节腔和肌肉群出血的必然症状，没有采用凝血因子进行充分治疗的患者因关节腔内出血，血液对关节软骨的直接影响使病情发展导致关节软骨发生不可逆转性损害，从而引起慢性血友病性关节病。随着晚期软骨消失，出现退行性关节病，关节失去活动能力和负重会引起剧痛。治疗目的是改善关节功能和减轻疼痛，帮助患者恢复正常的日常活动。治疗方式包括物理治疗及关节活动度的训练、耐力训练等。非甾体类消炎止痛药对出血引起的疼痛效果不佳应避免使用，含阿司匹林成分的止痛药因有抑制血小板功能的作用应禁止使用。当疾病导致残疾时，可能需要进行骨科手术。康复训练应该在有血友病治疗经验的物理治疗师指导下实施。对血友病患者，必须进行较缓慢的康复，进行适度的锻炼和活动。

（五）宣传健康教育

绝大多数血友病患者及其家属对疾病本身缺乏基本的认识和了解。对他们进行健康教育是血友病综合治疗方案的重要组成部分。健康教育的目的是让患者具备基本的疾病相关知识和自我防护能力。其内容包括疾病相关知识，关节肌肉出血的处理原则和措施，家庭护理和自我注射，如何获得专业人员的支持，安全的运动和家庭训练等。康复治疗不是针对疾病，而是对疾病所导致的各种功能障碍进行治疗。康复训练医师需要对疾病产生的所有功能障碍进行评估，在护士、理学治疗师、作业治疗师、临床心理师、医疗社会健康工作者等专业人员指导下，患者通过佩戴支具、冷热疗法、运动疗法等适当的治疗来促进关节功能恢复，防止失用综合征的发生，在日常生活和社会活动中得到全面的指导、支援。

参 考 文 献

胡豫. 2018. 内科学. 第9版. 北京：人民卫生出版社：618-620.

李冀，连建伟. 2016. 方剂学. 北京：中国中医药出版社：77，133，137.

孙伟正，孙凤，孙岸弢. 2017. 中医血液病学. 北京：人民卫生出版社：317-324.

王平，王建祥. 2020. 血友病治疗中国指南（2020版）. 中华血液学杂志，41（4）：265-271.

吴勉华，王新月. 2012. 中医内科学. 北京：中国中医药出版社：358-372.

徐茂强. 2017. 血友病诊断与治疗中国专家共识（2017版）. 中华血液学杂志，37（5）：364-370.

Buzzard BM. 1997. Physiotherapy for prevention and treatment of choronic hemophilic synovitis. Chin Othop relat，

343：42-46.

Gomis M. 2009. Exercise and sport in the treatment of haemophilic patients: a systematic review. Haemonilia, 15 (1): 43-54.

Greene WB. 1983. A modified isokinetic strengthening program for patients with severe hemophilia. Dev Med Child Neurol, 25 (2): 189-196.

Tiktinsky R. 2002. The effect of resistance training on the frequency bleeding in haemophilia patients a pilot study. Haemophilia, 8 (1): 22-27.

（刘　伟）

第六节　血管性血友病

血管性血友病（von Willebrand disease，vWD）是因 von Willebrand 因子（von Wille-brand factor，vWF）基因突变进而导致血浆 vWF 数量减少或质量异常的一种常染色体遗传性出血性疾病。

血管性血友病是西医病名，在中医学归属于"血证"范畴，临床以出血为主要表现。本病因外感邪毒、久病、劳倦过度、先天禀赋不足等致脏腑功能失调，脉道受损，使血不循经而溢出脉外。《诸病源候论》曰："时气衄血者，五脏热结所为。"《诸病源候论·热病诸候梦》曰："邪热与血气并，故衄。"以上论述强调了火热的致病作用。而脏腑功能失调所致者可表现为中焦脾胃气虚、肾精亏损。因脾胃为后天之本、气血生化之源，若脾气虚弱，脾不统血，可致出血。肾精亏损，肾阴不足，致相火妄动，损伤脉络而出血，或虚火上炎，可见鼻衄、齿衄。

一、临床表现

本病的突出表现是出血倾向。多为自幼发病，以皮肤黏膜出血为主，表现为皮肤瘀点瘀斑、月经过多、鼻出血、牙龈出血，外伤或拔牙等小手术后的过度出血也较常见，严重的患者可出现内脏出血，自发性关节、肌肉出血相对少见。出血程度上有较大的个体差异。

本病发病无性别差异，青春期女性可有月经过多及分娩后大出血的表现。妊娠期妇女可正常妊娠，但妊娠期前 3 个月出血、流产的发生率增高。随着年龄增长，vWF 活性增高，出血可减轻。患者可有出血表现家族史，符合常染色体显性或隐性遗传规律，部分患者无家族史。获得性血管性血友病可在多种疾病的基础上发生，少数患者也可无基础疾病。

二、实验室检查

（一）出血筛选检查

全血细胞计数正常，APTT/PT 及血浆纤维蛋白原测定结果多正常，出血时间延长，部分患者可仅有 APTT 延长但可被正常血浆纠正。

（二）诊断试验

（1）血浆 vWF 抗原（vWF：Ag）缺乏或结构异常。
（2）血浆 vWF 瑞斯托霉素辅因子活性（vWF：RCo）降低。
（3）血浆 FⅧ凝血活性（FⅧ：C）降低。

（三）分型试验

（1）血浆 vWF 多聚体分析。
（2）瑞斯托霉素诱导的血小板聚集（RIPA）。
（3）血浆 vWF 胶原结合试验（vWF：CB）。
（4）血浆 vWF 因子Ⅷ结合活性（vWF：FⅧB）。

三、诊 断

（一）诊断要点

（1）有或无家族史，有家族史者多数符合常染色体显性或隐性遗传规律。
（2）有自发性出血或外伤、手术后出血增多史，并符合 vWD 临床表现特征。
（3）血浆 vWF：Ag<30%和（或）vWF：RCo<30%；FW：C<30%见于 2N 型和 3 型 vWD。
（4）排除血友病、获得性 vWD、血小板型 vWD、遗传性血小板病等。

（二）分型

vWD 常见分型见表 6-3。

表 6-3　vWD 常见分型

类型	特点
1 型	vWF 量的部分缺乏
2 型	vWF 质的异常
2A 型	缺乏高-中分子量 vWF 多聚体，导致血小板依赖性的药能减弱
2B 型	对血小板膜 GPⅠb 亲和性增加，使高分子量 vWF 多聚体缺乏
2M 型	vWF 依赖性血小板黏附能力降低，vWF 多聚体分析正常
2N 型	vWF 对因子Ⅷ亲和力明显降低
3 型	vWF 量的完全缺失

四、西 医 治 疗

提升血浆 vWF 水平加以其他止血药物可以在出血发作时或围术期发挥止血效果。反复严重关节及内脏出血的患者，可进行预防治疗。

（一）去氨加压素

去氨加压素（DDAVP）可以刺激血管内皮细胞，使其释放储备的 vWF，进而提升血浆 vWF 水平。对 1 型患者治疗效果较好，对部分 2A、2M、2N 型患者有效，对 3 型患者无效。推荐剂量：0.3μg/kg，稀释于 30～50ml 生理盐水中，缓慢静脉注射（至少 30 分钟）。间隔 12～24 小时可重复使用，但多次使用后疗效下降，且可发生水潴留和低钠血症，故使用 DDAVP 者需限制液体摄入，也应慎用于有心、脑血管疾病的老年患者。

（二）替代治疗

出血发作或围术期的各型患者及 DDAVP 治疗无效的患者可进行替代治疗，即选用血源性含 vWF 浓缩制剂或重组 vWF 制剂，冷沉淀物或新鲜血浆也可使用，但存在传播输血相关疾病的风险。

（三）抗纤溶药物

6-氨基己酸，静脉滴注，首剂 4～5g，后每小时 1g 至出血控制，24 小时总量≤24g；氨甲环酸，10mg/kg 静脉滴注，每 8 小时一次。部分患者使用抗纤溶药物后有形成血栓的风险，故禁用于有血尿的患者，牙龈出血时可局部使用。凝血酶或纤维蛋白凝胶的局部使用对皮肤及黏膜出血有辅助治疗的作用。

（四）女性 vWD 患者的治疗

月经增多的患者，排除与月经增多相关的其他妇科疾病后，在使用上述治疗的前提下，可使用含孕激素类药物以治疗月经增多；常规治疗无效的患者可进行子宫内膜切除术或子宫切除术。伴出血性卵巢囊肿或黄体破裂出血的患者，有急腹症的表现，应积极应用替代治疗、抗纤溶药物等治疗，重症患者需进行急诊手术，术后加以口服避孕药可预防复发。

五、中医辨证论治

（一）辨证要点

本病需辨明虚实。若表现为发病急，发热，口渴欲饮，皮肤瘀斑，舌红苔黄，脉数等，则为实证。但因出血日久，经久不愈，即可转为虚证，或先天禀赋不足也可为虚证，一般表现为气短乏力，少气懒言，反复出血等。若腰膝酸软、头晕耳鸣，多为肾精亏虚。若乏力、心悸、气短、舌有瘀斑，多为气虚血瘀。

（二）证治分型

1. 血热壅盛证

临床表现：起病急，发热，衄血，皮肤有紫斑，尿赤，便秘，舌红，苔黄，脉数。
治法：清热解毒，凉血止血。

方药：清营汤加减。清营汤出自《温病条辨》，由犀角、生地黄、玄参、竹叶心、麦冬、丹参、黄连、金银花、连翘组成。方中犀角（现用水牛角代替）清解热毒，为君药。生地黄滋阴凉血，麦冬清热养阴生津，玄参滋阴降火解毒，共为臣。金银花、连翘清热解毒，轻清透泄；竹叶心清心除烦，黄连清热解毒，丹参凉血活血，共为佐。

2. 气虚血瘀证

临床表现：神疲乏力，少气懒言，皮肤有瘀斑，伴有衄血，舌质淡有瘀斑，苔薄白，脉缓。

治法：补气活血通络。

方药：补阳还五汤加减。补阳还五汤出自《医林改错》，由黄芪、当归尾、赤芍、川芎、桃仁、红花、地龙组成。黄芪大补元气；当归尾活血又养血；赤芍、川芎行气活血；桃仁、红花活血化瘀；地龙活血通络。加减：气虚甚者，加党参、白术。出血者，加三七。

3. 肾精亏虚证

临床表现：腰膝酸软，头晕耳鸣，皮肤有瘀斑，鼻衄、齿衄，或潮热，盗汗，心烦失眠，舌红少苔，脉细数。

治法：补肾填精，滋阴降火。

方药：知柏地黄丸加减。知柏地黄丸出自《医方考》，由知母、黄柏加六味地黄丸组成。方用苦甘寒的知母，清热泻火，滋阴润燥；黄柏清热泻火，入肾经，泻相火，二药共与滋阴补肾填精之六味地黄丸相配。

参 考 文 献

胡豫.2018.内科学.第 9 版.北京：人民卫生出版社：620-622.

李冀，连建伟.2016.方剂学.北京：中国中医药出版社：75，138，202.

孙伟正，孙凤，孙岸弢.2017.中医血液病学.北京：人民卫生出版社：325-330.

吴勉华，王新月.2012.中医内科学.北京：中国中医药出版社：358-372.

中华医学会血液学分会血栓与止血学组.2012.血管性血友病诊断与治疗中国专家共识（2012 年版）.中华血液学杂志，33（11）：1-11.

（范俊宏）

第七章

脾功能亢进

脾功能亢进（hypersplenism）简称脾亢，是一种以脾大、一系或多系血细胞减少而骨髓造血细胞相应增生为特征的临床综合征，切除脾脏，可以基本恢复血象，缓解症状。脾亢可以分为原发性和继发性两种，后者病因明确，前者病因不明。

原发性脾亢少见。继发性脾亢多与以下血液系统疾病相关：溶血性贫血、各类急慢性白血病、淋巴瘤、淀粉样变性及骨髓增殖性肿瘤等。此外，还与感染性疾病、免疫性疾病、充血性疾病、充血性心力衰竭、缩窄性心包炎、巴德-基亚里（Budd-Chiari）综合征、肝硬化、门静脉或脾静脉血栓形成、其他恶性肿瘤转移、药物因素及髓外造血等相关。

巨脾的常见病因见表 7-1。

表 7-1　巨脾的常见病因

Ⅰ.骨髓增殖性疾病
  A.原发性骨髓纤维化
  B.慢性髓系白血病
Ⅱ.淋巴瘤
  A.毛细胞白血病
  B.慢性淋巴细胞白血病（幼淋变异型）
Ⅲ.感染
  A.疟疾
  B.利什曼病（黑热病）
Ⅳ.髓外造血
  重度珠蛋白生成障碍性贫血
Ⅴ.浸润
  Gaucher 病

根据脾功能亢进的临床特点，将其归属于中医学"积聚"的范畴。

一、临床表现

本病主要表现为脾大及增大明显时产生的腹部饱胀感、牵拉感及因胃肠受压而出现的消化系统症状；患者可出现红系、粒系、巨核细胞减少，从而表现为贫血、感染、出血；此外，患者亦会表现出原发病的症状。

二、实验室及影像学检查

（一）血象

可出现红系、粒系、巨核细胞减少，但细胞形态正常。

（二）骨髓象

由于脾亢导致外周血细胞大量破坏，被破坏的血细胞系在骨髓常呈显著的增生，部分患者可出现血细胞成熟障碍。

（三）影像学检查

超声、CT、MRI 及 PET-CT 均提示脾脏增大，并可明确脾脏大小。影像学检查还有助于门静脉高压的诊断，以及脾亢与脾囊肿、肿瘤和梗死的鉴别。

三、诊　　断

诊断标准：①脾大：绝大多数患者根据体检结果即可确定，少数体检未扪及或仅于肋下刚扪及的脾大者，还需经过超声和 CT 等确定。②外周血细胞减少：可一系减少或多系同时减少。③骨髓造血细胞增生：呈增生活跃或明显活跃，部分出现轻度成熟障碍。④脾切除后外周血象接近或恢复正常。⑤将 ^{51}Cr 标记的红细胞或血小板注入人体内后行体表放射性测定，脾区体表放射性为肝区的 2～3 倍。以前 4 条依据最重要。

四、西 医 治 疗

（一）原发性脾亢

原发性脾亢的治疗主要采用脾区照射、脾切除或部分脾切除、肝移植和药物治疗。

1. 脾区照射

脾区照射较少用于治疗脾大，因其可致严重血细胞减少，尤其是 PLT 减少（异位效应）。对脾脏切除术为绝对禁忌证，而对很可能因减小巨大脾脏而减轻症状的患者，可行脾区照射。

2. 脾切除

（1）全脾切除术：腹部创伤和部分脾破裂为急诊脾切除的指征。脾脏巨大或梗死致左上腹持续性疼痛或不适亦可行脾切除术。脾切除术已用于治疗严重的血细胞减少。在某些情况下，全脾切除患者术后数天至数周内血细胞计数迅速恢复至正常水平；然而唯一评估血细胞减少缓解的对照试验结果显示病情没有改善。绝大多数肝硬化患者行原位肝移植后可纠正血细胞减少。

遗传性球形红细胞增多症、免疫性血小板减少性紫癜和免疫性溶血性贫血为最常见的脾切除术适应证。对于免疫性血细胞减少症，脾切除术通过改善血细胞生存和减少自身抗体产生而发挥作用。有报道重型珠蛋白生成障碍性贫血患者脾切除术后贫血显著改善。对于这些病例，脾切除可改善输血效果。对于镰状细胞贫血患儿，如果自体脾切除在致脾萎缩前，反复出现血细胞减少危象伴腹痛，全脾切除术疗效较好。

巨脾（>1500g）患者，尤其是原发性骨髓纤维化导致者，脾切除术相关的发病率及病死率高于免疫性血小板减少症的脾切除。可能的术后并发症包括侧支血管广泛性粘连、肝静脉或门静脉栓塞、胰尾损伤、手术部位感染及膈肌下脓肿等。

有手术指征的血液病患者接受经验丰富的外科医生实施的腹腔镜脾切除术，腹部创伤与疼痛较少、住院时间较短及腹部伤疤较小。某些血液系统疾患如免疫性血小板减少性紫癜选择开腹脾切除的优势在于较易找到副脾。

脾切除后常见并发症包括血栓形成和栓塞、感染。

（2）脾脏部分切除术：可将脾切除术后由于完全失去脾脏功能而即刻发生 PLT 增多及严重败血症的风险降至最低。然而，术后 PLT 增多的严重程度随时间推移而逐渐降低。通过结扎部分脾动脉或动脉内输注明胶海绵颗粒栓塞动脉可以减少脾脏体积。上述操作可诱导大块脾梗死并减少有功能的脾组织，可经皮或经血管内进行脾动脉栓塞，但必须密切观察患者，以监测脾梗死腹腔内破裂的征兆。动脉栓塞的长期疗效令人鼓舞。脾动脉栓塞治疗复发性血小板减少症儿童，可使约 70%患儿 PLT 水平暂时改善。

3. 肝移植

肝衰竭使血小板生成素合成及分泌受损，肝移植可以纠正这一缺陷。然而，如果肝移植后脾大持续存在，则 PLT 减少也可能得不到纠正。

4. 药物治疗

（1）血小板生成素受体激动剂（TPO-RA）：血小板生成素克隆后，学者们又研发并测试了数种血小板生成素类似药物。一项Ⅱ期临床试验结果显示，口服的 TPO-RA 艾曲波帕可使丙肝病毒相关性肝硬化引起的血小板减少症患者的 PLT 水平升高。但应警惕发生不良血栓事件。

（2）红细胞生成素与粒细胞集落刺激因子：尚无数据表明促红细胞生成素或粒细胞生长因子可以使脾大和血细胞减少的患者受益。血清促红细胞生成素水平不成比例下降的肝硬化患者可能得益于外源性红细胞生成素治疗，但这可加重脾大。有研究发现，在肝移植之前及之后应用红细胞生成素可促进骨髓红系造血。

报道显示，晚期肝硬化时不用血制品亦可成功进行肝移植。有报道肝硬化和 WBC 减少的患者应用 G-CSF 后中性粒细胞计数升高。上述患者经皮下注射 G-CSF 7 天后，中性粒细胞绝对值均数由（1.3 ± 0.2）$\times10^9$/L 增至（4.1 ± 0.2）$\times10^9$/L。

（二）继发性脾亢

治疗原发病，若无效且原发病允许，可以考虑脾切除术或脾部分栓塞术。

五、中医辨证论治

（一）辨证要点

本病多由外感、情志、饮食、久病等因素，形成寒凝、气滞、痰饮或瘀血，导致脉络瘀阻，久之成积。若积块软，固定不移，脘腹胀满，舌有瘀点或瘀斑，为气滞血瘀型。若积块硬，面色无华，倦怠乏力，为气虚血瘀型。

（二）证治分型

1. 气滞血瘀证

临床表现：积块软，固定不移，脘腹胀满，舌有瘀点或瘀斑，脉弦涩。

治法：行气活血。

方药：失笑散加减。失笑散出自《太平惠民和剂局方》，由五灵脂、蒲黄组成，具有活血化瘀，散结止痛之功。加减：腹胀痛者，加桔梗、枳壳、柴胡。疼痛者，加乌药、香附、延胡索。

2. 气虚血瘀证

临床表现：积块硬，面色无华，倦怠乏力，舌淡，苔白，脉缓无力。

治法：补气活血。

方药：补阳还五汤加减。补阳还五汤出自《医林改错》，由黄芪、当归尾、赤芍、地龙、川芎、红花、桃仁组成。方中君以黄芪，大补元气。当归尾活血养血，为臣。赤芍、川芎、桃仁、红花活血化瘀为佐；地龙通经活络，为佐使。加减：若兼有出血，加茜草、紫草、侧柏叶。气虚重者，加党参、白术、茯苓。若积块变大，可外敷青黛散。

参 考 文 献

李冀，连建伟. 2016. 方剂学. 北京：中国中医药出版社：202，208.

孙伟正，孙凤，孙岸弢. 2017. 中医血液病学. 北京：人民卫生出版社：428-432.

吴勉华，王新月. 2012. 中医内科学. 北京：中国中医药出版社：259-265.

（杨洪彬）